The Metabolic Approach to Cancer

饿死癌细胞

阻止癌细胞生长和扩散的代谢疗法

〔美〕纳沙·温特斯 〔美〕杰丝·希金斯·凯利◎著   石汉平◎译

U0239885

北京科学技术出版社

郑重声明

癌症是人类共同的敌人。随着科学技术的进步，癌症治疗方法日新月异。本书提出的癌症代谢疗法是用治疗性饮食和无害的生活方式预防和抵御癌症的方法。癌症治疗具有综合性和复杂性，本书的内容仅供参考，本书提出的疗法不能替代正规医院的治疗。因本书相关内容造成的直接或间接的不良影响，作者和出版社概不负责。衷心希望每一位患者都获得康复。

THE METABOLIC APPROACH TO CANCER: INTEGRATING DEEP NUTRITION, THE KETOGENIC DIET AND NON-TOXIC BIO-INDIVIDUALIZED THERAPIES by DR. NASHA WINTERS AND JESS HIGGINS KELLEY

Copyright: © 2017 BY DR. NASHA WINTERS AND JESS HIGGINS KELLEY

This edition arranged with CHELSEA GREEN PUBLISHING COMPANY through BIG APPLE AGENCY, INC., LABUAN, MALAYSIA.

Simplified Chinese translation copyright © 2022 by Beijing Science and Technology Publishing Co., Ltd.

All rights reserved.

著作权合同登记号　图字：01-2022-2911

图书在版编目（CIP）数据

饿死癌细胞 /（美）纳沙·温特斯，（美）杰丝·希金斯·凯利著；石汉平译. —北京：北京科学技术出版社，2022.11（2024.7重印）

书名原文：The Metabolic Approach to Cancer

ISBN 978-7-5714-2124-3

Ⅰ.①饿… Ⅱ.①纳… ②杰… ③石… Ⅲ.①癌—防治 Ⅳ.① R73

中国版本图书馆 CIP 数据核字（2022）第 027083 号

策划编辑：崔晓燕	电　话：0086-10-66135495（总编室）	
责任编辑：崔晓燕	0086-10-66113227（发行部）	
文字编辑：代　艳	网　址：www.bkydw.cn	
图文制作：天露霖文化	印　刷：河北鑫兆源印刷有限公司	
责任印制：李　茗	开　本：710 mm×1000 mm　1/16	
出 版 人：曾庆宇	字　数：362千字	
出版发行：北京科学技术出版社	印　张：19.75	
社　　址：北京西直门南大街16号	版　次：2022年11月第1版	
邮政编码：100035	印　次：2024年7月第4次印刷	
ISBN 978-7-5714-2124-3		
定　价：89.00元		

译者序

————————

我的病房里收住了大量癌症患者，癌症在心理、生理、经济三方面给患者带来极大威胁。记得30多年前，似乎我们周围并没有多少癌症患者，而现在几乎每个家庭都有人因癌症而痛苦，难道这30年里人类的基因发生了改变？当然不是，只是人们的生活方式和环境发生了巨大的变化，这些变化使人体内环境的代谢活动渐渐发生了改变，于是人类的疾病谱也随之改变了，癌症的肆虐就是结果之一。

癌症这种疾病的本质是什么？对这个问题的认识，历史上有过反复。1924年，德国科学家奥托·瓦尔堡（Otto Warburg）观察到，癌细胞消耗的葡萄糖比正常细胞消耗的多200倍，两者表现出明显不同的代谢表型。癌细胞与正常细胞的代谢途径也不一样：癌细胞主要通过糖酵解来代谢葡萄糖，而正常细胞主要通过线粒体呼吸链来代谢葡萄糖。这就是著名的瓦尔堡效应。奥托·瓦尔堡也因此获得了1931年的诺贝尔生理学或医学奖。

基于奥托·瓦尔堡的影响，1950~1960年发明的抗癌药都称为抗代谢剂，1970年以前，癌症也被认为是一种代谢性疾病。但随着1970年奥托·瓦尔堡的逝世和1971年癌基因的发现，绝大多数研究人员开始转变观念，认为癌症是一种基因性疾病。

1970年以来，研究人员在癌基因方面做了大量研究，发现人类有1000种癌症相关基因，其中癌基因约250种，肿瘤抑制基因约700种，其中绝大多数在细胞代谢中发挥关键作用，主要涉及5条代谢通路：①糖酵解；②谷氨酰胺分解；③一碳代谢；④磷酸戊糖通路；⑤脂肪酸从头合成。近年来，随着代谢物组学及肿瘤代谢产物的研究发现，上述5条代谢通路使癌细胞由单纯的产生腺苷三磷酸转变为产生大量氨基酸、核苷酸、脂肪酸以及细胞快速生长与增殖需要的其他中间产物，这些代谢产物反过来服务于上述代谢通路，从而促进癌细胞生长、抑制癌细胞凋亡。因此，人们重新发现癌症是一种代谢性疾病。

癌细胞具有高度代谢异质性，不同的癌细胞对同一种营养素的代谢表现出显著的差异，当任何一条代谢通路遇到障碍时，癌细胞会自动切换或启用其他通路，从而逃避应激损害。癌细胞的这种代谢特点是本书介绍的癌症代谢疗法的基石——通过治疗性饮食剥夺癌细胞的能量，从根源上"饿死"癌细胞，增强治疗效果。

本书的价值在于作者纳沙医生提出了有助于预防和治疗癌症的10个体质要素，它们是需要平衡和优化的生理要素和情绪要素。只要解决这10个要素中任何一个存在的问题，都将改善患者的身体，增强其对治疗的敏感性和耐受性，减少传统治疗的副作用。

每个人都有独特的遗传密码，有不同的体质，有可能患不同的癌症。本书提供了个性化抗癌营养方案。通过本书介绍的个性化体质评估，患者可以发现自己的生活中存在哪些影响癌症发展的因素，从而提高防范意识并做出相应改变。

癌症代谢疗法的目的不仅是补充营养不足，还包括治疗营养不良、调节异常代谢、改善免疫功能、控制癌症、提高生活质量和延长生存时间。癌症代谢疗法可以有效抑制肿瘤的生长。我们是自己最好的医生，我们吃得好就会感觉好。让我们修正我们的饮食和生活方式，使其更适合我们的基因和代谢系统。

本书令西方癌症患者有了全新的认知，我也希望本书为国内癌症患者带来福音。抗癌之旅就像一场马拉松。希望患者不仅战胜癌症，而且比以前更健康。

首都医科大学附属北京世纪坛医院　石汉平

序　言

只需要同纳沙·温特斯（Nasha Winters）医生稍微聊一会儿，你就会发现她是整合医学的活百科全书。当我第一次见到她时，我最感兴趣的是她关于癌症完全缓解（也就是一个人克服重重困难治愈癌症的过程）的研究。5分钟后，我意识到她是一位出色的自然疗法专家，在整合肿瘤学方面有25年的临床经验，在她的指导下，几十名患者的癌症被治愈。我就知道我们会有很多话聊。

纳沙医生指出，关于癌症完全治愈，其实大家已经讨论了数十年，她表示癌症能否被治愈完全基于潜在条件。在本书中，这些潜在条件被称为"体质"（terrain）。要想理解这个概念，你可以把你的身体想象成一座花园。

如果花园里的植物不能茁壮成长，一个园艺新手可能只会简单地喷洒除草剂，然后期待最好的结果。然而，一位生态园艺师会考虑更多的因素，譬如：土壤中是否有适当的矿物质？土壤中是否渗入了对植物有害的毒素？植物是否得到了足够的阳光以及清洁而充足的水？这些种子健康吗？是否是环境因素（如大风）对植物造成了不适当的压力？这便是本书分析的深层次的东西：身体-心灵-精神系统。

如果说现代医学在过去50年里对癌症有所了解的话，那就是认识到癌症不是一种简单的疾病。事实上，癌症甚至不是一种单一的疾病，而是200多种不同疾病的集合——这些疾病的根源可能都是线粒体功能障碍。每个人的身体都与他人的有显著不同，这意味着没有两个人的毒素暴露、免疫系统、新陈代谢或内在微生物群是相同的——你就可以理解为什么高度个性化的癌症治疗方法是有意义的。

尽管癌症很复杂，但本书作者和我都同意一个简单的（也是诺贝尔奖得主提出的）理论，该理论是这样阐述癌症的：当细胞中的线粒体失效时，这个细胞就会癌变。

这是我在加利福尼亚大学伯克利分校攻读博士学位时，最初几年对激进缓解疗法进行研究的过程中一个重要的"顿悟"。我从来没有真正接受过这一流行理论，即癌细胞仅仅是因为某些位置因素而表现糟糕的健康细胞。相反，我相信世界上的一切都有解释，包括为什么健康细胞开始以癌细胞的方式活动。

癌症代谢理论是奥托·瓦尔堡（Otto Warburg）在20世纪20年代首次提出的，他因此获得了诺贝尔奖。他认为，细胞线粒体受到破坏是导致细胞癌变的原因。这个解释对我来说很有意义，因为我从基础生物学中知道，线粒体是细胞的"工厂"，负责（通过有氧呼吸）产生能量，并告诉细胞何时复制、何时凋亡。癌细胞则恰恰相反——它们在不应该复制的时候复制，在应该凋亡的时候忘记凋亡，通过分解葡萄糖获得能量，而不需要氧气。

如果线粒体衰竭导致癌症，那么下一个合乎逻辑的问题就是：是什么导致线粒体衰竭的？答案是：原因太多了。

现在的癌症研究人员经常感到沮丧，因为他们在寻找癌症病因时得到的结果往往相互矛盾。例如，一些研究人员证明了病毒可以导致癌症，比如人乳头瘤病毒（HPV）可以导致宫颈癌。另外一些研究人员则证明了细菌可以导致癌症，比如幽门螺杆菌可以导致胃癌。还有一些研究人员证明，毒素（如尼古丁）可能导致癌症，辐射（如切尔诺贝利核泄漏事故造成的辐射）可能导致癌症，其他因素（如基因突变、创伤或慢性压力等）也可能导致癌症。

那么谁正确呢？全都正确，因为这些因素中的任何一个都会导致线粒体衰竭。

这就是本书的价值，它填补了个性化癌症治疗领域的空白。为什么你（或你所爱的人）的线粒体会衰竭呢？你如何开始修复你的线粒体？正如你将在本书中学到的，你可以先通过评估过去和现在的生活方式来回答这些问题，然后可以找医生进行特定的血液和基因检测。在本书中，纳沙医生和杰丝·希金斯·凯利（Jess Higgins Kelley）将告诉你如何找到并纠正癌症的根本病因，而非仅仅试图杀死任何具有癌细胞特征的细胞。

等你做完关于体质十要素的问卷（你需要检查和评估身体和精神的10个方面），你就可以全面评估你的体质了，而本书提供了一个优雅的解决方案来让你的体质恢复平衡——通过食物。食物是药物中的药物！正如希波克拉底（Hippocrates）所说，"让食物成为你的药物，让药物成为你的食物"。我坚信这句话，但遗憾的是，现代医学几乎完全摒弃了这句话。而本书，以及其他功能医学和整合医学的同行们，正在努力修正这个惊人的错误。

其实道理很简单：我们的身体靠食物、水和能量运转。如果你给你的身体提供它所需要的有利健康的食物和水，同时在生活中让自己保持良好的情绪状态，使你身体中的能量充沛地流动，你就能获得健康。

当谈到食物时，本书提倡生酮饮食法，通过严格限制碳水化合物的摄入量，同时增加脂肪摄入量，迫使人体中的细胞从脂肪而非葡萄糖中获得能量（癌细胞则喜欢从葡萄糖中获得能量）。我的许多同事是素食者或纯素食者，他们可能不赞同生酮饮食法的某些方面，但我更倾向于关注这些不同饮食法的共同点，即提倡吃大量蔬菜，同时排除毒素。大家都同意从大量食用蔬菜开始，同时显著减少毒素的摄入。

在我看来，就本书介绍的饮食法而言，作者认为最重要的是，所有人都需要根据个人生理功能和特定的癌症来选择饮食。在作者眼里，没有哪种饮食适合所有人。我看过纳沙医生指导她的患者进行的一系列检测的结果，以及她通过分析这些检测结果告诉患者该吃什么或不该吃什么、此刻需要哪些营养补充剂、应该改变哪些生活方式——这些指导非常详细和充分，而再过6个月，这位患者可能需要一系列完全不同的建议。

有些营养疗法（比如禁食）只是暂时有效，而另一些可能对你的身体长期有效。我同意本书的观点：每个人都是不同的。因此，关键是把你的症状和实验室检测结果看作信使，它们试图告诉你，你的身体在哪些方面失衡以及是如何失衡的。

等你知道你的身体在哪些方面失衡，本书就能为你提供有效的方法来帮助你恢复健康。从吸引人的美食配方到具体的运动和减压建议，你将看到一份能有效改变生活方式的清单。在我看来，改变生活方式是一件好事，因为传统癌症治疗的最大问题之一就是它剥夺了患者的所有权利。

在本书中，作者鼓励你步入你的"花园"——你的身体-心灵-精神系统——成为合格的园丁，并开始问更深层次的问题：你在这个特定的时间给你的身体提供了合适的食物或者药物吗？你是否有情绪或身体上的症状？你可以做出哪些改变来减小压力、增加快乐呢？你可以做出哪些改变来让你的身体完全恢复平衡呢？

这些问题的答案就在这种独特的、基于代谢的癌症治疗方法中。这是一本珍贵的书。准备进入真正个性化医疗的世界吧，这是医疗保健的未来。

凯利·特纳博士

目　录

前　言

癌症危机

面对疾病，要习惯于两件事——救人，或者至少是不伤害。

——希波克拉底

我们发现，与我们的直觉相反的是，当你开始杀一个癌细胞时，它为了生存所做的事就是进一步扩散。

——陈颂雄，著名外科医生，科学家

癌症是历史上最难以捉摸、最狡猾、适应性最强的疾病，长期以来它一直在战胜我们。自从最早的癌症病例（大约发生在160万年前）被发现以来，人类一直致力于发现癌症的病因和最终治疗方法。关于癌症的第一个书面记录可以追溯到公元前3000年，当时人们沮丧地宣布："没有治愈的方法。"[1] 即使在几千年后的今天，仍然没有治愈的方法。事实上，现代医学界的看法距离"癌症是人体四种体液（血液、痰、黄胆汁和黑胆汁）之一的失衡引起的"这一陈旧观念只有一步之遥。当今西方医学盛行的（也是错误的）观点是，癌症是由基因突变引起和驱动的，或者只是因为患者运气不好。

体细胞突变学说（SMT）认为，当一个细胞的遗传物质——脱氧核糖核酸（DNA）——受到广泛损伤时，它的功能会发生改变，它最终会发生癌变。75年前，体细胞突变学说基于碳基生物的理论发展而来；自那以后，癌症研究和治疗的发展一直被局限在这一理论范围内。问题是，这种过时的突变研究并没有让我们更容易预防或治疗这种可怕的、代价高昂的、令人痛苦的疾病。我们距离战胜癌症还十分遥远，因此，我们必须采取一种新方法。当前西方医学治疗癌症的模式存在严重的问题，所以相比战胜癌症，赢一把俄罗斯转盘似乎容易得多。

在我们撰写本书时，癌症直接影响着近一半的美国人。以下数据令人震惊：在美国，今天一天就有大约1 600名癌症患者死亡。明天、后天同样如此。2015年，癌症新增病例超过150万（1 665 540）例，导致50余万（585 720）人死亡。在过去的150年里，癌症新增病例稳步增长。19世纪初，20个人中只有1个人被诊断患有癌症。20世纪40年代，这一比例上升到了1∶16。到了20世纪70年代，这一比例已升至1∶10。1960年，每20名女性中有1人患乳腺癌；而到了2016年，每8名女性中就有1人患乳腺癌。今天，在美国有一半的男性和超过⅓的女性会患上癌症。[2] 对1940年前出生的BRCA基因突变（一种会增大乳腺癌患病风险的基因突变）携带者来说，50岁之前乳腺癌的发病率为24%；但在1940年以后出生的人群中，也就是在杀虫剂问世之后，这一比例几乎增大了2倍，达到了67%。[3] 1973~1991年，前列腺癌的发病率上升了126%。在欧洲部分地区，癌症已经成为死亡的主要原因；在美国，预计到2020年（编者注：本书英文版2017年首次出版），癌症将超过心血管疾病，成为头号死亡原因。虽然癌症没有传染性，但它无疑是"今天的黑死病"。

癌症不是老年人专属的疾病。从20世纪80年代初到90年代初，美国10岁以下儿童的癌症发病率上升了37%。[4] 除意外事故以外，癌症是儿童死亡的第二大原因。2016年的一项研究发现，在美国15~19岁青少年因癌症死亡的病例中，患恶性脑瘤的比例最大。[5] 在过去的16年中，不仅儿童的癌症发病率以近40%的速度增高，继发性癌症的发病率也在激升，继发性癌症是与人的原发性癌症无关的新癌症。在美国，20世纪70年代近⅕的癌症新增病例涉及有癌症病史的人，而现在这一比例大约增大300%。

现代癌症治疗导致的并发症也越来越令人担忧。2016年3月发表在《肿瘤学》（Oncology）杂志上的一篇文章称，年轻癌症患者罹患心血管疾病的比例是没有癌症病史的人的2倍多。[6] 美国加利福尼亚大学洛杉矶分校2006年的一项研究发现，化疗会改变大脑的新陈代谢和血流量，这种变化在化疗后至少会持续10年（许多人将这种现象称为"化疗脑"）。如果癌症患者能在传统抗癌疗法过时且大部分无效的治疗中存活下来，与健康人相比，他们依然可能死得更早，其生活质量也更低。

目前主流的癌症治疗方法，如化疗和放疗，实际上是致癌的，也就是说它们确实会导致癌症。事实上，包括他莫昔芬（用于治疗乳腺癌）在内的几种抗癌药物被世界卫生组织国际癌症研究机构列为1级致癌物，即对人类为确定致癌物。然而，当你或你身边的人被诊断患有癌症时，手术、放射治疗（即放疗）或化学药物治疗（即化疗），或者这些方法的组合，将是主要治疗方法。用肿瘤学领域的术语来说，这些治疗将"切除、灼伤和毒害"癌细胞，以期杀死它们。（早期的化疗药物实际上是从芥子气中提取的，而芥子气是一种军用毒剂。）问题是，这些传统的治疗方法也会切除、灼伤和毒害人体中的健康细胞。不仅如此，它们还会进一步损伤免疫系统，危害DNA，根除肠道中的重要微生物，引起炎症和氧化应激——所有这些都是引发癌症的因素。但几乎没有其他治疗方法可供患者选择。但是，现在情况不同了。借助这本书，我们希望为癌症患者指明一条没有副作用的、系统的、无毒害的抗癌之路——改变饮食和生活方式。

目前传统的癌症治疗模式仅仅是通过具有侵略性的方法来对付肿瘤和癌细胞，这些方法能够治疗并且也确实减少了肿瘤，但是往往给患者带来巨大的负担。如果某人在患癌症之前没有自身免疫性疾病，那他可能在常规癌症治疗之后患上自身免疫性疾病，因为这些治疗方法会强烈抑制或过度刺激人体的免疫系统。这些治疗方法有着长期不良影响，包括造成肠道通透性增强、心血管健康受损、认知功能和神经功能受损、神经病变、免疫系统受损，甚至死亡。相反，饮食疗法是一种非常有效的癌症治疗方法，而且十分容易施行。

不管是使用传统的治疗方法，还是使用非传统的治疗方法，都没有所谓的灵丹妙药，或者只用单一方法就可以抗癌。研究表明，只有5%~10%的癌症是由基因突变引起的。而且只有当这些基因突变也改变线粒体功能时，这些突变才会导致癌症。剩下的90%~95%的癌症是由不良饮食和不健康的生活方式引起的，这些也会使线粒体功能受损。[7]我们认为癌症是与人的生理、心理和生存环境有关的线粒体疾病。检测突变基因本身并不能预防癌症。癌症不是基因性疾病，而是代谢性疾病，癌症是由我们喂养和治疗我们身体的方式，以及我们的基因组引起的。其实，人类现代的饮食和生活方式与人类的进化方向不一致。通过表观遗传学（详见第三章）我们知道，我们有能力通过饮食、生活方式和精神来影响基因表达和线粒体功能。

如果在这本书的每一页底部画一条线来代表人类存在的整条时间线，那么最后一页代表的是人类的基本饮食由野生动物和植物转变为谷物、豆类和乳制品的时期。而在最后一页时间线的最后一小段，我们将看到仅在过去250年里人类的饮食和环境就发生了巨大的变化：空调、飞机、抗生素、人工食用色素、人工甜味剂、汽车、手机、慢性压力、电脑、电灯、乳化剂、高果糖浆、转基因食品、互联网、杀虫剂、人工防腐剂、加工食品、防晒霜、合成脂肪、电视机、马桶、疫苗等陆续出现。对我们古老的基因组来说，外界变化相当大，而我们的基因组显然适应得不太好。虽然不能回到过去，重新在山洞里生活，但是我们可以开始致力于修正我们的饮食和生活方式，使其更符合我们的基因和代谢系统。

新陈代谢是什么？新陈代谢是物理和化学过程的结合，它在人体内产生维持生命所需的能量。简单地说，新陈代谢就是身体利用我们吃的食物来获得能量。因此，我们的癌症代谢疗法是以饮食为中心的。食物、空气、水和性是人类在过去260万年里赖以生存的东西，显然它们非常重要。如果食物是身体的汽油，那细胞内的线粒体就是负责将食物转化为能量供身体运行的微型引擎。因此，新陈代谢发生在线粒体内。100多年来，人们一直知道癌症发生的根本原因是线粒体受损，但这一点却被人们忽视了。你可以这样想：当你把糖倒入汽车引擎时，它就停止运转了。同样的道理也适用于人类。我们在本书中解释的是，虽然大多数现代饮食和生活方式是导致线粒体受损并最终导致癌症的主要原因，但深度营养、治疗性饮食（低糖饮食、禁食和生酮饮食）和无毒的生活方式有助于修复线粒体。

现在我们要理解，癌症是我们的身体和精神与环境相互作用的结果。这一点在现在比在以往任何时候都明显。今天我们看到的大多数癌症都是现代的、人为的疾病，癌症代谢疗法可以预防和中断癌症的发展进程。听起来是不是很简单？你可能觉得奇怪，为什么在过去的几百年里没有人开这种药方。为什么如此明显的治疗方法还没有付诸实施，这着实令人费解。一种解释是：没有资金投入食物研究，而且任何研究成果都不能申请专利。值得庆幸的是，单独的抗癌营养素可以获得专利（这意味着可以赚钱），而且已有大量研究证明，从某些食物中提取的化合物能够对抗癌症。然而，总的来说，营养疗法作为一种抗癌疗法——无论是单独使用还是与西方传统疗法一起使用——的作用在很大程度上被低估和忽视了。但现在情况不同了。不过，在我们深入介绍癌症代谢疗法的细节之前，让我们从最基本的开始。

◎ 癌症到底是什么？

虽然美国癌症协会断言，癌症是200多种不同疾病和代谢紊乱的集合，但最近的研究表明，癌症不是多种疾病，而是一种单一的能量代谢方面的疾病。就所有癌症而言，无论癌组织和癌细胞来源如何，癌细胞都通过无氧糖酵解产生能量，这与健康细胞产生能量的方式是不同的。这种能量产生缺陷是所有癌症中常见的缺陷，这就是为什么靶向疗法在某种程度上能针对所有癌症，这也是本书的基础。

更广泛地说，癌症的定义是不正常细胞的不受控制的分裂和这些细胞在全身的扩散。肿瘤是由这些异常或突变的细胞组成的肿块，每一个突变的细胞都表现出不规律和大规模的增殖。癌细胞就像青少年在狂欢中喝了酒一样失去控制，又引诱他们附近的人加入狂欢。随着细胞团块的生长和扩大，它们会影响周围的正常组织或器官（如肝脏或肠道）。

重要的是，大多数常见的癌症需要至少几个月甚至几年才能发展出可检测到的肿块。事实上，即使是健康的成年人每天也会产生500~1000个新的癌细胞。[8] 无论我们有多健康，几乎所有人的身体里都有癌细胞。我们在本书中详细介绍了10个因素，只要其中一个因素发挥作用，就可能把健康的细胞变成癌细胞。如果没有专门用来修复线粒体功能障碍、激活免疫系统、减少炎症、重新恢复内在微生物群、平衡激素和血糖的营养，癌细胞就会占据优势地位，进而发展成癌症肿块。

虽然目前已知的癌症有200多种，但所有的癌细胞都有10个特定的内在特征。这些特征其实是所有细胞内在固有的机制，这种机制是防御性的，细胞癌变的前提是打破这些防御机制。换句话说，健康细胞有10种不同的安全系统来防止癌细胞入侵和被癌细胞接管，这就是为什么我们难以发现还没有发展成肿块的癌细胞。2000年，道格拉斯·哈纳汉（Douglas Hanahan）和罗伯特·温伯格（Robert Weinberg）在《细胞》（Cell）杂志上发表了一篇具有开创性的综述性论文，在论文中他们确定了癌细胞的6个特征，并在2011年新增了另外4个特征。[9] 当然，也有一些人对此说法存疑，但总的来说，癌细胞的这10个特征在很大程度上为西方医学所接受。在本书中，我们从新陈代谢的角度对其中几个特征进行了回顾。我们的治疗方法与西方医学的不同之处在于：西方医学识别出了导致这些系统漏洞的基因突变或精确的机制，以便设计药物来应对它们。我们的方法从一开始就防止了系统漏洞的出现。如果真的出现系统漏洞，我们会用营养疗法或代谢疗法来应对。需要注意的是，这些生物安全系统或癌细胞特征中的每一个都非常复杂，在这里我们只简要地概括它们的机制，主要目的是让你了解癌症到底有多复杂。

癌细胞的十大特征

1. 持续增殖：癌细胞通过产生刺激其爆炸性生长的蛋白质而失控增殖。

2. 对抗生长信号不敏感：癌细胞对身体分泌的阻止不必要细胞分裂的信号分子不敏感。

3. 规避细胞凋亡（也称"细胞自杀"）：正常细胞在检测到不能修复的错误（突变）时就会自我毁灭，癌细胞却能在这些错误的情况下茁壮成长。

4. 具有无限的复制潜能：正常细胞分裂一定次数后会死亡；相反，癌细胞不会死亡。

5. 具有持续形成新血管的能力（从而获得持续的血液供应）：癌细胞能够通过精细调控来生成新血管，为自身提供生长所需的氧气和营养。

6. 具有侵袭和转移能力：癌细胞可以扩散到身体的其他部位以获得更充足的空间、氧气和营养。

7. 能量代谢重编程：癌细胞改变它们的能量产生方式并提高它们的代谢率以维持快速生长。

8. 避免免疫摧毁：癌细胞能够抑制关键免疫细胞——包括自然杀伤细胞（NK 细胞）——的功能，同时逃避人体免疫系统监控。

9. 引发炎症反应：肿瘤会激活炎症反应，从而获得生长因子和血液供应。

10. 基因组不稳定和突变：几乎所有的癌细胞都存在修复 DNA 的功能缺陷，这使突变细胞得以繁殖。

◎ 传统医学如何使用这些信息？

当然，了解癌症的多种作用方式是现代科学取得进步的一个生动的例子。但遗憾的是，当谈到基于这些特征开发有效的新疗法时，却没有多少成功案例。相反，我们已经看到，那些传统的、化学的和有针对性的治疗方法具有毁灭性的副作用。在过去的75年里，"抗癌之战"一直致力于发展靶向疗法，并通过绘制人类基因组来寻找癌症的基因线索。95%的与癌症相关的支出被分配给基因研究，而癌症预防只占支出的

5%左右。5%！[10] 更糟糕的是，我们的癌症预防以药物、疫苗接种和辐射筛查为主，包括乳房X线检查，而这也是导致癌症的风险因素。可悲的是，根据2015年4月《健康事务》（*Health Affairs*）杂志上的一项研究，40~59岁的女性每年因乳腺癌X线筛查结果假阳性和乳腺癌过度诊断花费的金额达40亿美元。[11]（编者注：当前美元兑人民币的汇率约为1∶6.7。）

癌症研究和药物开发已成为一项大生意。仅在2014年，全球抗癌药物市场规模达到1000亿美元。[12] 一些抗癌药物，如贝伐珠单抗（阿瓦斯汀），每月的治疗费用达8000美元。一位患者使用一种新型抗癌药物的年平均费用超过10万美元，与癌症相关的医疗费用使许多家庭陷入困境。据报告，2010年，大约有40%的癌症患者耗尽了积蓄，近30%的患者遭遇催账，54%的患者表示越来越难以承担治疗费用。[13] 因此，虽然癌症对药物市场来说可能是一大助力，但它对患者来说是既昂贵又致命的负担。

让我们更仔细地看看生物制剂贝伐珠单抗，它是用来抑制血管生成的，而生成血管是癌症的标志之一。贝伐珠单抗通过阻断一种名为血管内皮生长因子（VEGF）的蛋白质发挥作用，这种蛋白质由VEGF基因编码，能够促进新生血管的形成，从而帮助喂养癌细胞。基于这一机制，贝伐珠单抗于2008年2月被美国食品药品监督管理局纳入"加速批准计划"，提前被批准用于转移性（Ⅳ期）乳腺癌的治疗。该计划允许未经完全批准的药物提前用于临床治疗，让患者更早地获得有前途的新药，这些新药可能可以治疗严重或危及生命的疾病，而最终的验证性临床试验仍在进行中。[14] 一项名为"E2100"的贝伐珠单抗3期临床研究发现，与单独使用紫杉醇的患者相比，联合使用贝伐珠单抗和紫杉醇的患者的存活时间延长了6个月，且癌症没有继续恶化。这被认为是癌症治疗领域的巨大成功。不仅如此。VEGF仅仅是26条血管生成通路之一，而且它只是恰好被研究得最多的通路。这个例子说明了一个事实：我们发现了一种药物来作用于一条通路，然而还有其他25条通路有待我们研究——其中有些是与食物相关的。

2011年2月《美国医学协会杂志》（*Journal of the American Medical Association*）上的一篇综述文章称，对5608名给予贝伐珠单抗治疗的患者进行的16项验证性研究发现，与单独进行化疗相比，这些患者实际上因治疗相关不良事件死亡的风险增大了50%。当联合使用贝伐珠单抗和某些化疗药物（尤其是铂类和紫杉类药物）时，患者出现出血、血栓和肠穿孔等致命问题的风险增大了3倍以上。[15] 美国食品药品监督管理局不再批准贝伐珠单抗用于治疗乳腺癌，但它仍然可用于治疗其他癌症。这个故事最糟糕的部分是，贝伐珠单抗曾是数百万已死于癌症的女性唯一的希望。

这真的是传统肿瘤学所能提供的全部吗？实际上，外科手术、化疗和放疗只能去除花园里杂草外露的部分，而把根留在土壤里，它们会长出更强壮、更有活力的植株。当然，我们不否认，就不同的癌症病例而言，这些治疗方法中可能有一个在某个节点有效，但在设计综合的癌症治疗计划时，肿瘤学家并没有着眼于整个人。虽然我们对目前的常规疗法持批评态度，但我们在本书中并不简单地抨击西方医学。我们接受所有现有的方法，同时以食物作为治疗的基础。癌症治疗不一定是非此即彼的：协同使用癌症代谢疗法和常规疗法，可以改善常规疗法的效果。

比起我们现在所知道的，我们体内的癌症诱因要多得多。我们为你提供了一个治疗方案（和预防方案），它就在你面前。现在的传统肿瘤学常常忽视营养支持。当一位新确诊的癌症患者问肿瘤专家应该吃什么时，专家的回答通常是："没关系，吃你想吃的，只要不减体重就好。"要知道，在美国只有不到1/4的医学院会提供营养方面的课程，而且其中大部分是选修课。你的医生可能对基本营养所知甚少，更别提深度营养或综合营养了，因此根本没有资格在这个方面提供建议。不仅仅是现代医学培养的医生，一些自然疗法的医师在营养生物化学方面也没有跟上时代。在本书中，我们用科学的方法打破一些目前在自然医学中很突出的饮食教条。可喜的是，越来越多的肿瘤专家和其他医学专业人士认识到了营养疗法或代谢疗法对患者健康所起的作用，但这还远远不够。

美国癌症协会提出的营养建议是由一群接受过食物金字塔模型培训的营养师制订的。他们的企业赞助商是美国乳品协会、雅培营养公司和百事可乐公司。他们推荐给正在接受癌症治疗的患者的"快捷简单"零食包括天使蛋糕、饼干、甜甜圈、冰激凌和微波零食。[16] 这些建议对许多重要的研究视而不见，而这些研究已经证明糖会导致或者至少会刺激癌症发生。就连得克萨斯大学MD安德森癌症中心2016年的一项主流研究也得出结论，高糖饮食是某些癌症（尤其是乳腺癌）的"主要风险因素"。我们必须扭转态度，不再轻视饮食和生活方式在癌症预防或癌症发展中所起的作用。

基于新陈代谢、深度营养的无毒的方法是癌症预防和管理所需的。我们在本书中吹响战斗的号角——我们必须注意到，90%~95%的癌症是由标准的美式饮食和暴露于环境毒素引起的。当我们或我们所爱的人被确诊时，我们不能抱着无所谓的态度。如果一种新病毒开始导致美国1/4的人死亡，治疗方法肯定很快就能确定下来。当西方医学继续在尘土飞扬的道路上寻找针对癌症的基因和靶点时，我们是时候开始选择控制自己的健康了。我们要再说一遍：癌症是与代谢、环境和情绪相关的疾病。它不仅仅是一个肿瘤，它意味着我们的身体内外失衡。现在是时候燃起希望之火，去消除现代最致命的疾病了。如何实现目标呢？用基于代谢的方法来干预癌症。

本书非法定计量单位与法定计量单位换算表

非法定计量单位		法定计量单位		换算关系
名称	符号	名称	符号	
磅	lb	克	g	1 lb = 453.6 g
盎司	oz	克	g	1 oz = 28.3 g
英寸	in	厘米	cm	1 in = 2.5 cm
千卡	kcal	焦（耳）	J	1 kcal = 4185.9 J
夸脱	qt	毫升	mL，ml	1qt = 946.4 mL

第一章

癌症代谢疗法

疾病不会突然降临，而是从日常的小问题发展而来的。当小问题积累得足够多的时候，疾病就会突然出现。

——希波克拉底

真正能治愈疾病的是我们内心的自然力量。

——希波克拉底

癌症代谢疗法是一种自然营养疗法，也就是用传统食物的药用功效、治疗性饮食和无害的生活方式预防和抵御癌症的方法。我们在自然疗法、东方医学（包括针灸）、营养学和肿瘤内科学领域耕耘了近30年，才提出了这种代谢疗法。

纳沙医生25年来一直在研究和使用这种与众不同的疗法，用其预防癌症和治疗癌症，并且取得了成效。她的方法与传统的癌症疗法大相径庭，多年来一直在拯救生命，其中包括她自己的生命。纳沙医生的个人抗癌经历始于20多年前，当时因被确诊患Ⅳ期卵巢癌，她不再攻读现代医学学位，转而研究自然疗法。在治疗她自己的癌症的过程中，她使用了一种综合疗法，即吃纯天然的食物，并且适应周围的环境。使用"替代医学"是纳沙医生之所以能够战胜癌症，而且比患癌症前更健康和更有活力的原因。这种个人经历帮助她构建了她的抗癌自然疗法的基石，这一疗法反过来又帮助其他成千上万的患者做到了她曾经做到的事情：不仅战胜了癌症，而且变得比以前更健康。

当癌症患者未能从常规治疗中获得预期的疗效时，他们会向纳沙医生寻求帮助：

对一些人来说，这是他们最后也是唯一的希望。在纳沙医生的指导下，大多数患者的临床结果（有些病例我们可以真正称为"奇迹"）和生活质量都比严格遵循传统治疗模式的患者的好。由于她强调传统的、全天然的、营养丰富的和具有治疗性的饮食方式，纳沙医生与营养治疗师杰丝·希金斯·凯利合作，为她的患者提供更多的治疗和教育方面的选择。我们都知道，一定有一种更好的方法可以预防这种使人衰弱的疾病——是的，我们已经找到它了。

我们通过多年的临床实践和详尽的研究，利用各领域带头人以及志同道合的同事的专业知识和源源不断的患者评估，确定了人的体质的10个关键要素，我们需要优化这些要素才能成功预防和管理癌症。自然疗法领域中常用的"体质"一词指一个人的内部和外部生物生态系统。人的身体是一个完整的生物圈，是一座充满系统和网络的花园，所有的系统和网络都相互沟通和相互作用。随便你怎么称呼它——身体、花园、体质——含义都相同。每个人体内都有系统在工作（比如心脏泵血、肺部呼吸空气），这些系统会对外界事件（包括暴露在压力源或污染物中）做出反应。

理解个体生物体质的复杂性，就像农夫了解种植蔬菜的理想条件一样。一个成功的农夫知道，要想丰收，需要的不仅仅是一块土地和一袋种子，还需要土壤生物化学方面的知识，需要种植各种类型的种子，需要适当平衡的营养，需要肥料、适量的水和阳光，需要了解害虫、益虫、杂草和真菌是如何影响土壤或植物的。我们确定的10个体质要素就像菜园里的系统。调节健康的人类生物体质类似于培育健康、繁茂的菜园。当喂养身体的食物能够提供足够的宏量营养素、微量营养素（包括维生素和矿物质），当身体能够接触各种微生物，能够获得足够的运动、睡眠、淡水、阳光、爱和关注，身体就可以像健康的菜园一样蓬勃发展。相反，如果身体摄入了抗营养素和化学物质、日照不足、承受过大压力，它就会虚弱。

因此，问题的关键在于：由于肿瘤是由在应对有毒饮食和环境时出错的细胞构成的，我们必须优化身体的自愈机制，不要侵害它。我们需要调节的是体质，而不是肿瘤。我们必须重塑身体，而非攻击它。我们的战略奏效了：癌症代谢疗法的唯一"副作用"是患者感觉好多了。事实上，十多年来，纳沙医生已经看到数百名IV期癌症患者使用这种疗法后，他们的生存时间远超预期。正如我们将解释的，每个体质要素都是利用最古老形式的药物——食物——来优化的。这个观点听起来很简单，但在现代医学界看来，它是极端和"没有根据"的。

◎ 体质十要素

我们的疗法的核心是科学使用治疗性营养素以对新陈代谢产生积极影响，为癌细胞创造一个"不宜居"的环境，同时消除易诱发癌症的饮食和生活方式方面的因素。令人吃惊（且被大多数人忽视）的是，食物中的成分已经显示出对癌症的10个特征的影响。[1] 从减少癌细胞的扩散（转移）到促进癌细胞死亡（凋亡）和抑制生长因子——信不信由你，正确的食物是癌症最凶猛的敌人。2015年，肿瘤专家基思·布洛克博士（Dr. Keith Block）与一个由180名科学家组成的国际工作团队发表了一篇题为"设计癌症预防和治疗的广谱综合方法"（"Designing a Broad-Spectrum Integrative Approach for Cancer Prevention and Treatment"）的论文。这篇论文确定了数十种无毒的植物营养素，这些植物营养素会影响癌细胞的十大特征，并且对癌症的产生和发展具有重大意义。[2]

这意味着，吃得好不仅仅让人感觉舒适，我们在本书中讨论的特定植物营养素还被证实可发挥抗癌的作用。很多所谓的抗癌饮食方式并不抗癌，我们揭穿了其中的一些，如素食、纯素食、酸碱饮食等，我们在本书中仅列举了这几种。当然，这些饮食方式背后的意图是值得称赞的，但每一种饮食方式都有本质上的缺陷：虽然它们推荐的某些食物有强大的抗癌功效，但其他食物可能是癌症最强有力的盟友。本书将告诉你这些食物的区别。通过优化我们在本书中介绍的基于深度营养和无毒生活方式的10个体质要素，你预防或对抗癌症的能力将成倍增强。[3] 我们已经确定的可以预防癌症和阻止癌症发展的10个体质要素（我们称之为"体质十要素"）是需要平衡和优化的生理要素和情绪要素。

当你阅读本书的时候，你将清楚地看到，虽然体质十要素以单独和线性的方式呈现，但在健康和疾病的动态发展过程中，它们都交织在一起。正如向静止的湖面投掷石块后整个湖面都会产生波纹，破坏一个体质要素会对其他所有要素产生负面影响。例如，高应激水平会导致激素和血糖失衡；反过来，高血糖水平会抑制免疫系统。关键是癌细胞可以发现任何一个体质要素中的失衡并加以利用，从而利于癌细胞本身的发展。因此，我们的治疗方案针对整个人，而不仅仅针对癌症。癌症的产生只是一个人的体质失衡，或者说太多大石块被扔进静止的湖面后产生的副作用。正如我们之前说过的，癌症不会在某一天突然出现，它不只是发生在你身上，它也不是坏运气造成的。正如菜园里的杂草提醒农夫注意土壤中的矿物质或其他元素的缺失一样，癌症也是一种信号，它告诉你，你体内的某些元素——情绪的、精神的或生理的元素——不和谐。

在后面关于体质要素的章节中，我们将阐明现代生活元素、美国食物金字塔、糖的过度消费、转基因食品、现代农业生产、大豆制品、谷物和麸质、杀虫剂、抗生素、低脂饮食、纯素食、加工食品、营养缺乏、以坐为主的生活方式以及压力是如何直接导致体质失衡和癌症发展的。每天有这么多的东西影响人的体质，我们的目标是告诉你如何避免或至少尽可能地少受到影响。你可以吃得"完美"，但如果不"清扫"你所处的外部环境，你就不可能有效地改变你的内在体质。即使是书读得好的聪明人也不会注意日常接触的食物、空气、水、日用品中的毒素，以及压力、人际关系和情绪对体质的影响。我们的目标是提高人们在这个方面的认识，同时我们也承认，有时你读到的内容可能让你感到不知所措。每个人都会产生这种感觉。但知识就是力量，而你对这种疾病的控制力比你以为的大得多，因为我们在本书中介绍的95%的知识与饮食和生活方式有关！

体质十要素

1. 遗传和表观遗传

2. 血糖

3. 有毒物质负荷

4. 微生物群和消化功能

5. 免疫功能

6. 炎症和氧化应激

7. 血液循环和血管生成

8. 激素

9. 压力水平和生物节律

10. 精神和情绪健康

◎ 改变焦点

地球上的每一个生物都需要食物来产生能量，才能生存和繁殖。你身体里的所有能量、遗传指令以及调节体质所需的材料都来自食物中的营养。简而言之，食物和其中的营养是维持生命所必需的。当营养不足时，头痛、疲劳、体重增加、酸痛等症状会伴随疾病出现。维生素D缺乏会导致佝偻病，维生素C缺乏会导致坏血病，女性孕期叶酸水平低会导致胎儿脊柱裂。没有食物的话，我们会在40~180天内死亡；有了合适的食物，我们就能恢复健康。是时候给予食物应得的荣誉了；某些食物和饮食习惯让我们人类存活了260万年。深度营养是一种代谢疗法，是对抗癌症的方法。在西方医学试图分离食物的活性形式以创造能够获得专利的合成物的时代，我们推荐天然食物和有益的饮食方式，例如禁食。禁食已经存在了数千年。是的，禁食是一种有效的疗法。此外，所有的食物都含有不止一种有效成分，我们坚信协同作用具有治疗功效。

当糖、加工谷物、苏打水、防腐剂、乳化剂、反式脂肪、合成脂肪、杀虫剂、除草剂、转基因玉米和大豆以及垃圾食品被蔬菜（有机、野生和发酵的）、骨髓、内脏、健康脂肪、特定的草药以及足够的水取代时，人的体质会在几天内发生变化。多年来，在我们的临床治疗期间，我们已经看到这种情况发生了数百次，并且进行了检测。按照上文的饮食方案执行后，患者表观遗传标记改变、血糖水平下降、免疫功能增强、激素平衡、消化功能改善、毒素被清除、抑郁的情绪减少。当压力、内分泌和睡眠干扰因素以及环境毒素和情绪毒素被去除，取而代之的是平静、目标、营养、无毒产品、休息、运动和健康的人际关系，身体就会有惊人的复原力。所有这些都强大到足以影响DNA，它们都是抗癌的良方。

你可能听过一句话："你就是你所吃的。"这句话是对的。但是，我们还要更进一步："我们不仅仅是我们吃的东西，还是我们的食物吃的东西。"就营养丰富的食物而言，生产食物的"土壤"的质量至关重要。当动物被喂以有毒食物，而我们又将这些动物作为食物时，我们也将有毒的物质一同吃下去了。如果你给动物喂抗生素、激素、转基因谷物和豆类，它们就会变成"超级野兽"，不再健康——更不用说会造成抗生素耐药性了。我们的治疗方法是以深入研究食物质量和生物特性为基础的。但是，我们也不应该对某种食物一概而论。例如，你吃的食物需要随季节的变化而变化，这在很大程度上由你的基因决定。在后面的每一章中，你都会看到营养基因组学方面的许多因素（意思是，基因影响我们吃的食物，反之亦然）。

正如你从前文看到的，我们赞同癌症代谢理论——事实证明，癌细胞是由糖驱动的，线粒体代谢的改变是癌症的根本成因。事实上，2016年12月的一篇荟萃分析文章评估了1934~2016年间进行的200多项研究，并得出结论，正常细胞和癌细胞之间最重要的区别在于它们的呼吸或产能方式。[4] 癌细胞通过一种原始的发酵过程，将碳水化合物中的葡萄糖低效地转化为维持其快速生长所需的能量，我们将在第四章中详细讨论这一过程。但是重要的发现是，脂肪酸（膳食脂肪酸）不能被癌细胞发酵，这使得生酮饮食法成为迄今为止人类发现的最有效的抗癌饮食方法。100多年来，医生和科学家，如奥托·瓦尔堡、托马斯·赛弗里德（Thomas Seyfried）、多米尼克·德阿戈斯蒂诺（Dominic D'Agostion）、巴尔特·D. 隆哥（Valter D. Longo），以及越来越多的人都在这一领域孜孜不倦地努力，感谢他们。和越来越多的人一样，我们确信低糖饮食法、生酮饮食法和间歇性禁食是有效抗癌饮食计划的组成部分。我们将这些与几乎所有的体质要素联系起来讨论。

很多人被我们所讨论的内容吸引——我们的方法主要是赋予人们能量。可悲的是，许多癌症患者会花更多的时间来选购汽车，而不怎么关注自己的食物采购清单。通过饮食来预防和控制癌症需要患者自己学习。传统西方医学让患者处于被动状态——医生进行手术或进行化疗，而患者只是等待检查结果。在传统的医疗模式中，医生是治疗的主体，患者只能依赖医生。然而，我们的实践证实，只有当患者积极参与治疗，真正的治愈才会成为现实。我们的疗法帮助的是那些主动为自己的健康负责和愿意改变生活方式的人。参与治疗以及管理自己的饮食和健康可以让你进一步了解自己，或许可以改变一些你认为不可能改变的事情，比如有人认为癌症是无法控制的，而通过我们的方法，这些问题也许都将迎刃而解。

第二章

评估你的体质

只有认识到才会做出改变。

——埃克哈特·托尔（Eckhart Tolle）

知己知彼，百战不殆。

——孙子

无论是在预防癌症的时候，还是刚被确诊患癌症或者处于癌症缓解期，你都必须评估促进癌症发展的风险因素。只有对这些因素的风险程度进行评估、排序，才能有效干预和控制这种致命性疾病。管理癌症发展是多方面的且各方面相互关联，并不是只记录你的姓名、年龄并开具一份诊断书。从积极的角度来看，癌症或对癌症的担忧可促使你去发现生活是如何变得不规律的，然后由你来决定是否做出改变。

在本章中，你需要填写关于十大体质要素的调查问卷，每个要素包括10个问题。做这些问卷的目的并不是诊断、治疗或治愈癌症，而是帮助你发现生活中存在哪些可能影响癌症发展的因素，从而提高防范意识并做出相应改变。通常，我们的患者会告诉我们，"我在患癌症之前非常健康"，这种自我认知比被诊断患恶性肿瘤更令人震惊。在完成下面这些问卷（表2.1~2.10）并仔细对照自身情况后，你会发现事实并不是你当初认为的那样。这些问卷有助于你明确需要关注的重点以及接下来制订计划并做出改变。

首先，回答调查问卷中的所有问题。其次，数一数每份问卷中有多少个答案为"是"，并注意哪些问卷中的"是"最多，这些问卷对应的体质要素就是你应该优先关注的。如果你在每份问卷中的得分都很高，不要慌，因为很多人都是这样的。这些调查问卷的目标只是让你注意身体的哪些体质要素需要重点关注或者哪些生活习惯需要改变，哪些是可控的，哪些又是不可控的。你要知道，解决其中任何一个问题都将改善你的身体，增强其对治疗的反应性和耐受性，降低毒副作用，从而使你身体更强壮，更有能力预防癌症的发生。

表 2.1 遗传和表观遗传

1	你的 BRCA1 和 / 或 BRCA2 的检测结果是否呈阳性？	是	否
2	你是否有其他类型的基因突变，包括 EPCAM、MLH1、MSH2、MSH6、PMS2、RB 或 TP53 突变？如果你不知道，请选"否"	是	否
3	你的 MTHFR 突变是杂合突变还是纯合突变？	是	否
4	你的 VDR、COMT 和 / 或 CYP1B1 突变是杂合突变还是纯合突变？	是	否
5	你有癌症家族史吗？	是	否
6	你的祖父母是否经历过经济大萧条或任何其他类型的饥荒，以及自然灾害或重大压力事件？	是	否
7	你的父母是否压力较大并且 / 或者接触过有毒物质？	是	否
8	你母亲怀你时是否抽烟、吸毒或服用任何药物？	是	否
9	你在童年时期是否遭受过任何类型的创伤？	是	否
10	你是否服用过任何药物，包括非处方药？	是	否
	"是"的总数		

如果你在这部分得分最高，请重点关注第三章的内容。

表 2.2 血糖

1	你是爱吃甜食的人吗?	是	否
2	你是否在晚上或深夜没有吃小吃的情况下很难入睡和／或在夜间被饥饿感唤醒?	是	否
3	如果不进餐或延迟进餐,你是否会因饥饿而烦躁?	是	否
4	你经常不吃早餐吗?	是	否
5	含糖食品(例如糖果、饼干、蛋糕、面包、华夫饼等)是你最渴望的食物和／或令你感到舒适的食物吗?	是	否
6	你一天摄入的超额糖分是否多于 25 g(多吃／喝一瓶碳酸饮料、一根棒棒糖或一杯调味酸奶)?	是	否
7	你的体脂率是否超过 25%?	是	否
8	饭后你是否感到疲倦或渴望吃糖?	是	否
9	你或你的任何家庭成员是否被诊断患代谢综合征、低血糖、糖尿病前期、胰岛素抵抗、多囊卵巢综合征、胰腺炎、胰腺癌、1 型糖尿病或 2 型糖尿病?	是	否
10	你每周喝酒 3 次以上吗?	是	否
	"是"的总数		

如果你在这部分得分最高,请重点关注第四章的内容。

表 2.3　有毒物质负荷

1	你是否在有毒废物或工厂所在地、军事基地、工业园区、农业地区或机场附近生活（或长大）？	是	否
2	你是否对环境中的某些气味（如香水味或柴油味等）敏感？	是	否
3	你一天使用微波炉、手机或笔记本电脑的总时长超过 3 小时吗？	是	否
4	你是否在居所、花园内外或者宠物身上使用过杀虫剂或除草剂？	是	否
5	你是否使用过任何非有机的身体护理产品或家用清洁产品（如洗发水或洗衣粉）和 / 或染发？	是	否
6	你是否将衣服干洗、使用不粘锅、喝未经过滤的水、喝塑料容器装的饮料或将食物存储在塑料容器中？	是	否
7	你是否有吸烟或者吸二手烟、三手烟的历史？	是	否
8	你的牙齿里是否有汞填充物？你是否在牙科行业工作、每周吃鱼 3 次以上和 / 或曾经接触过重金属（包括铅）？	是	否
9	你是否有过接触有毒化学物质（如石棉或重金属）的工作经历？	是	否
10	你觉得出汗很难吗？	是	否
	"是"的总数		

如果你在这部分得分最高，请重点关注第五章的内容。

表 2.4 微生物群和消化功能

1	你是通过剖宫产出生的吗？	是	否
2	你是否在 1 岁之前吃过婴儿配方食品？	是	否
3	你曾经或现在使用洗手液和 / 或抗菌肥皂吗？	是	否
4	你是否被诊断患有小肠细菌过度生长、溃疡性结肠炎、克罗恩病或结肠癌，或者有消化系统症状，例如腹胀、腹泻或便秘？	是	否
5	在你的一生中，你是否曾服用过一疗程以上的抗生素？或者你是否完成过结肠镜检查的准备工作？（如果有一项的答案为"是"，则选"是"。）	是	否
6	你是否吃非有机肉类和 / 或乳制品？	是	否
7	你接受过化疗吗？	是	否
8	你是否每年服用几次抑酸药或者非甾体抗炎药，例如对乙酰氨基酚、阿司匹林或布洛芬？	是	否
9	你通常每天吃少于 6 份的不同蔬菜吗？	是	否
10	你是否每月吃一次以上的精加工、非有机谷物，例如面条、面包或饼干？	是	否
	"是"的总数		

如果你在这部分得分最高，请重点关注第六章的内容。

表 2.5 免疫功能

1	你是否被告知体内维生素 D 含量低于 50 ng/mL？	是	否
2	你是否有任何自身免疫性疾病（例如类风湿关节炎）的病史或家族史？	是	否
3	你是否使用过非处方药来抑制发热?	是	否
4	你是否有以下病史：爱泼斯坦-巴尔病毒感染（可引起传染性单核细胞增多症）；人乳头瘤病毒感染；巨细胞病毒感染；性传播感染（性传播病毒感染或性病）；带状疱疹；莱姆病；酵母菌感染；寄生虫感染？	是	否
5	以下有一项是正确的吗？（1）你从未生病？（2）每逢普通感冒和流行性感冒盛行你都会生病？	是	否
6	你是否过敏（例如季节性过敏、哮喘、荨麻疹和／或对某些食物过敏）？	是	否
7	你是否被诊断患有乳糜泻或者有麸质不耐受的症状？	是	否
8	你是否接种过任何疫苗（包括针对季节性流行性感冒或带状疱疹的疫苗，以及旅行所需的疫苗），或已接受过任何类型的免疫治疗？	是	否
9	你是否服用过类固醇?	是	否
10	是否有 5 岁以下的孩子住在你的家里？和／或你是否在学校、医院或医疗机构工作？	是	否
	"是" 的总数		

如果你在这部分得分最高，请重点关注第七章的内容。

表 2.6 炎症和氧化应激

1	你是否有湿疹、牛皮癣、痤疮、潮红或皮疹的病史?	是	否
2	你是否曾经被诊断患有关节炎,或者你怀疑自己患有关节炎?	是	否
3	你是否存在持续性或间歇性的身体疼痛,包括背部或髋部疼痛?	是	否
4	你是否患有炎性肠病(例如克罗恩病或溃疡性结肠炎)?	是	否
5	你吃过油炸食品或快餐食品吗?	是	否
6	你是否有过食物过敏或胃食管反流的经历?	是	否
7	你是否依赖非甾体抗炎药抑制疼痛?	是	否
8	你曾经或现在承受了很大的压力吗?	是	否
9	你每周进行 5 天以上的高强度运动吗?	是	否
10	你是否超重、饮酒和 / 或每天吃 6 种以下的蔬菜?	是	否
	"是"的总数		

如果你在这部分得分最高,请重点关注第八章的内容。

表 2.7　血液循环和血管生成

1	你的身体容易出现瘀伤吗？	是	否
2	你是否曾经被诊断患有凝血功能障碍？	是	否
3	你是否曾经被诊断患有血色素沉着症，或者有铁蛋白水平升高（铁储存量高）的问题？	是	否
4	你是否有深静脉血栓病史？	是	否
5	你是否有肺栓塞病史？	是	否
6	你患有高血压或低血压吗？	是	否
7	你每天喝 2 qt 以下的水吗？	是	否
8	你是否使用任何抗凝药物（例如华法林或依诺肝素）？	是	否
9	你是否正在服用药物来控制血压？ 和 / 或你每天服用阿司匹林吗？	是	否
10	你每周运动少于 3 次并且每次少于 30 分钟吗？	是	否
	"是"的总数		

如果你在这部分得分最高，请重点关注第九章的内容。

表 2.8 激素

		是	否
1	你是否服用过避孕药，或者接受过激素替代治疗、类固醇治疗、不孕症治疗和 / 或激素阻断治疗？	是	否
2	（女性）你是否有经前期综合征、乳房纤维瘤病史和 / 或月经紊乱、更年期的症状？	是	否
3	（男性）你是否有性功能改变和 / 或被诊断有勃起功能障碍？	是	否
4	你的性欲低（性冲动少）吗？	是	否
5	你是否有影响生育的病史，包括流产？	是	否
6	你是否曾经被诊断患有甲状腺疾病？	是	否
7	你是否曾经被诊断有肾上腺疲劳和 / 或皮质醇水平低的症状？	是	否
8	你的体重波动是否经常超过 10 lb？	是	否
9	你是否每月处理商店收据、用塑料瓶喝水、接触含有对羟基苯甲酸酯的产品或摄入非有机动物蛋白质一次以上？	是	否
10	你是否曾进行低脂饮食？	是	否
	"是"的总数		

如果你在这部分得分最高，请重点关注第十章的内容。

表 2.9　压力水平和生物节律

1	长时间精神紧张是否导致你的症状或实验室检测结果恶化了？而且/或者，你患有癌症，是在经历长时间精神压力后被诊断出的吗？	是	否
2	你是夜猫子吗？而且/或者，你曾经在夜间工作或熬夜照顾小孩吗？	是	否
3	你是否经常在多个时区来回旅行？	是	否
4	你晚上睡觉时周围是否有灯光（例如路灯或电视机发出的光）？	是	否
5	你是否容易感到疲劳？	是	否
6	你经常吃咸的食物吗？	是	否
7	你每晚睡眠少于 8 小时和/或晚上 11 点后上床睡觉吗？	是	否
8	下午 5 点后你是否有屏幕时间（即看电视或使用电子设备）？	是	否
9	你每天在户外度过的时间少于 15 分钟吗？	是	否
10	你是否每天都感到压力很大？	是	否
	"是"的总数		

如果你在这部分得分最高，请重点关注第十一章的内容。

表 2.10　精神和情绪健康

1	你是否经常感到烦躁和 / 或情绪不稳定?	是	否
2	你是否被诊断患有精神疾病（例如，躁郁症、抑郁症、焦虑症）?	是	否
3	你很容易生气吗?	是	否
4	你对别人的反应敏感吗?	是	否
5	你是否思维很敏捷，且老是想同样的事情?	是	否
6	你发现在某些情况下很难说出自己的真实想法吗?	是	否
7	你是否沉迷于毒品、酒精、性、购物、电视、赌博、电子游戏或经常在互联网上消磨时间?	是	否
8	你是否觉得自己缺乏良好的社交支持（例如，支持你的配偶、朋友和 / 或精神支柱）?	是	否
9	你觉得你缺乏目标吗?	是	否
10	你觉得很难感恩和喜悦吗?	是	否
	"是"的总数		

如果你在这部分得分最高，请重点关注第十二章的内容。

问你的肿瘤医生的 10 个问题

不要害怕问问题。记住，你付钱给你的医生，所以他们是为你工作的。将自己视为癌症护理流程的首席执行官，而医护人员就是你的员工。以下是你与你的医生交流时可以问的 10 个问题。

1. 你要用什么方式对我的癌症干细胞进行治疗？因为化疗、放疗和手术不针对这些细胞，事实上，还会刺激它们增殖。

2. 你打算如何防止进一步对我健康细胞的 DNA 或线粒体造成损伤？

3. 你对目前的治疗的期望和理由是什么？

4. 你对这个疗程的总体期望是什么：治愈还是姑息治疗（提高生活质量）？

5. 可能的风险是什么？医疗团队将如何应对可能出现的不良后果？

6. 是否有你无法提供的治疗方式？如果你患了我的这种癌症，你会考虑做什么？

7. 如果我选择什么都不做，我的癌症发展过程会是怎样的？（例如，我还能生存多久？）

8. 你是否愿意接受综合疗法并愿意与我的综合肿瘤专家合作？

9. 你在肿瘤综合治疗、营养学或者综合医学方面有哪些经验和接受过哪些培训？

10. 你是否愿意与我的整个医疗团队沟通并支持我的个人选择？

既然你已经了解了可能促进癌症发生、发展的因素，现在是时候制订计划并做出改变了。请你记住，你在整个医疗保健计划中起主导作用。目前对你产生主要影响的是癌症诊断造成的心理负担，此时与癌症相关的危及生命的突发事件有可能发生，但是很少发生。在大多数情况下（即使预后不佳），你有时间评估你的体质要素，选择最佳治疗方案，逐步改善身体状况。

我们明白，面对患癌症这种可怕的诊断时，尤其是很快被卷入这场与癌症的战争时，很多患者都很难相信自己。医生的话让患者觉得必须立即进行治疗，拒绝就意味着被执行死刑。此外，互联网上的大量信息以及家人和朋友的建议都可能给患者造成巨大的精神压力和思想混乱。大多数被诊断患癌症的患者都会经历悲伤的7个阶段——从震惊或不相信，到否认、挣扎、内疚、愤怒、沮丧，最后接受和充满希望。我们最好的建议是冷静，深呼吸，阅读这本书，相信自己，然后快点儿满怀希望！

对抗癌症通常就像跑马拉松，所以你需要调整自己的步伐。也许是时候享受你一直以来期望的假期了，或者花更多时间做你喜欢的事情。我们已经见证过数百次——癌症最终成为患者最好的老师，抗癌之旅成为一个人一生中经历的最好的旅程。请记住，无论你面对的诊断是什么，癌症都不是死刑。因此，如果医生告诉了你预期的生存时间，请不要相信它。奇迹每天都在发生，所以永远不要失去希望。

现在是时候深入了解那些影响癌症的体质要素以及针对癌症的特定代谢疗法。希望你和我们的患者一样，获得治疗的灵感，最终战胜癌症。

第三章

遗传、表观遗传与营养基因组学

基因会被我们的生活环境、日常饮食、社交群体以及生活方式开启、关闭或者修改。

——林恩－麦克塔加特（Lynne McTaggart），
《念力的秘密》（*The Intention Experiment*）作者

表观遗传不会改变遗传密码，只会改变基因的表达方式。完全正常的基因也会导致癌症或死亡。反之亦然。在合适的环境下，突变基因不会表达。基因就等同于蓝图，表观遗传就是实现蓝图的执行者。

——布鲁斯·利普顿（Bruce Lipton），
《信念生物学》（*The Biology of Belief*）作者

幸运的是，基因预示健康命运的理论已经在过去的20年里被证实是错误的。这对某些人来说可能是新闻，但我想说的是，DNA不决定你的命运。相反，我们了解到的是，基因功能更像电灯开关。例如，一位女性的BRCA基因被检测到突变，并不能说明她会患乳腺癌。我们的基因的开启或关闭取决于我们的外部环境，包括饮食、生活方式和压力。研究人员在新兴的表观遗传学领域一直在研究环境因素是如何影响我们基因的开启和关闭的，且研究人员了解到我们的基因组是如何工作的。你可以想象你的基因组（你全套的DNA）像数以十亿计的圣诞彩灯般遍布你的身体。表观遗传因素，如饮食习惯不良或接触致癌毒素，像开关一样让彩灯开启、变亮、变暗或关闭。太多或太少的运动，任何形式的创伤、感染造成的化学应激源，食物过敏原，加工食品，环境毒素（如氟化物和重金属），情感压力或经济压力，孩子、配偶或所爱之人的问题，所有这些都影响基因的表达。你的每一个想法、你吃下的每一口食物，你对生活方式的每一种选择都影响着基因的调控。我们都有嘴巴，都可以微笑或悲伤，正是特定的环境影响我们选择性地进行表达。

在过去的几百万年里，人类的进化基于我们的基因对环境的反应，这就是为什么我们的身体没有被毛发覆盖。我们的基因会一直随着环境的变化而改变，就像好孩子在受到负面影响时会"变坏"一样，我们的基因也会根据它们所受的影响表现出有害或有益的表达。不良的饮食会破坏线粒体，激活癌基因。相反，与基因协调的饮食（类似于人类已经吃了200万年以上的食物）可以使这些癌基因"沉默"和线粒体健康。基因突变在医学上被认为是致癌的，事实上，癌症发生与否是可以由表观遗传因素影响的。[1] 只有5%~10%的癌症是由基因引起的，而且这些基因中的大多数会编码蛋白质，从而影响线粒体呼吸。所以主要是线粒体损伤而不是基因导致了癌症的发生。如果遗传的癌基因不损害线粒体，癌症就不会发生。[2]

更重要的是，基因是否健康实际上几乎完全取决于我们所吃的食物以及它们在我们身体中的代谢方式。营养基因组学是另一门新兴科学，它研究饮食和基因的相互作用。到目前为止，这个领域的发现意义重大。例如，深色绿叶蔬菜可以影响表观遗传修饰过程，如甲基化（在本章后面讨论）。[3] 而且，越来越多的证据表明，膳食中的某些化合物，包括叶酸、维生素B_{12}、茶多酚、十字花科蔬菜中的化合物等，由于与DNA的关系而具有抗癌的特性。现在正是我们开始利用这些知识的时候。

在本章中，我们将以一种利于理解的方式解释遗传学和表观遗传学中的概念，并介绍在人类从狩猎采集者进化到农民的过程中饮食变化如何对我们的基因组产生负面影响。 这之所以如此重要（以及为什么基因首先被我们讨论），是因为有些人选择采取"预防"措施来避免癌症的发展，比如当其BRCA基因突变检测呈阳性时，就会提前切除乳房。这样做无疑挽救了生命，我们当然不会因为人们觉得自己需要为自己的健康做出某个决定而对此进行评判。我们在本章中提出，即使一个人的癌基因BRCA1呈阳性，通过正确的饮食和生活方式的改变，癌症也可能不会导致他死亡。然而，那些BRCA1基因检测呈阳性但又不愿意改变饮食和生活方式的人，在某些情况下，患癌症的概率会大大增大——达到85%。相反，通过注重预防和重视自己的健康，患癌症的概率会显著减小——反过来说，减小85%。本书主要鼓励使用深度营养疗法和无害的方法。我们的生活方式决定了我们基因的命运。如果我们暴露于积极的表观遗传因素，如深度营养、运动、良好的睡眠、压力管理和健康的人际关系，我们的基因就会表达积极的一面，而非消极的一面。听起来很简单，对吧？从很多方面来说，确实如此。不过，先让我们尽可能简单地解释DNA和基因，以便让遗传学中那些复杂的概念变得易于理解。

◎ 认识你的基因

遗传学是研究基因、基因突变和遗传的学科。 基因是孩子从父母那里继承的DNA片段。DNA是由排列成双螺旋的分子构成的，其形状类似于螺旋阶梯。阶梯的每一步都由一对碱基对组成。4种碱基——腺嘌呤（A）、胸腺嘧啶（T）、胞嘧啶（C）和鸟嘌呤（G）——两两配对，可形成多种碱基对。可以说，是这4种碱基组成了"遗传字母表"。这4种碱基的特定序列（如ATCGTT和ATCGCT）为细胞提供了指令（或者说是配方），让细胞产生身体运作所需的蛋白质。这些蛋白质可以变成酶、抗体、激素等。将DNA的遗传信息传递到蛋白质（中间经过转录和翻译）的过程被称为基因表达。并非一个特定的基因被编码在DNA中，它的相关特性或蛋白质就会被表达（创造）。这就好比，一道菜的配方可能就在烹饪书里，但厨师需要发挥主观能动性才能做出这道菜。

头发和肤色等可观察到的特征被称为表型，它们是我们的基因和环境相互作用的结果。例如，经过数百代的适应，移居到离赤道越远的地方的人，其肤色变得越浅，这样他们的身体才能够合成更多的维生素D，这一过程花费了数千年时间。然而今天，我们每天暴露在大量的新环境因素和合成食品中（就好比我们突然搬到了月球上一样），我们的DNA没有时间适应。当DNA受损时（我们在本书中讨论的许多不同因素都很容易导致DNA受损），结果可能是基因突变。突变是因部分代码被删除或替换而导致的DNA序列的永久改变。（你可以把这种改变想成配方上的一个错别字——比如"汤匙"被写成了"茶匙"——这就导致产生了一道难吃的菜，或者，产生了一种癌基因。）

有两种类型的基因突变：一种是生殖细胞突变或遗传突变，它遗传自父母，并在一个人的一生中存在于其身体的每个细胞中；另一种是体细胞突变，它是一个人出生后发生的DNA改变。体细胞突变可能导致癌症，但并不总是如此。癌症是由许多因素造成的，包括饮食、生活方式（压力大、缺乏睡眠、缺乏运动）、接触致癌物（如香烟烟雾或杀虫剂）、病毒、营养缺乏、DNA复制或细胞分裂过程中的错误等。细胞每分裂一次，其基因就有一定的机会发生突变，所以细胞分裂越频繁，细胞突变的机会就越大。人体一生中平均发生10万亿亿次以上的细胞分裂。而令人难以置信的是，体细胞突变每时每刻都在发生（一天中发生无数次），这些突变可以改变细胞程序，有时以某种方式将健康的细胞转化为癌变的细胞。

因此，如果不利用内置的平衡系统来修复DNA突变，癌变过程就会一直发展。这个被称为"基因组监视系统"的系统也能抑制癌基因。几乎所有癌细胞的基因组监视系统都有缺陷。癌细胞是一种变异的细胞，这使它们比其他细胞更善于生存和繁殖，因为监视系统是有缺陷的。癌症中最常见的突变是TP53突变。当人健康时，一种肿瘤抑制基因——TP53（编码的P53蛋白）——会阻止多余细胞生长和分裂。当TP53发生突变时，细胞可能不再接受停止生长的指令，反而开始失控繁殖，这是癌细胞的特征之一。更重要的是，突变的TP53还会破坏细胞代谢，迫使细胞利用糖酵解途径来生存。当正常细胞的有氧呼吸被糖酵解所取代，癌症就发生了。

与癌症相关的最著名的两个基因——BRCA1和BRCA2——也在基因修复和线粒体功能中发挥着重要作用。当BRCA1或BRCA2因为突变而缺失时，DNA修复复合体就不能形成。因此，缺失BRCA1或BRCA2的细胞会变得对有害物质（如我们的食品和个人护理产品中的各种化学致癌物，我们将在第五章中讨论相关内容，参见"深入了解致癌物"）更加敏感。幸运的是，许多食物成分都参与修复DNA和线粒体损伤，包括十字花科蔬菜中的成分。现在，让我们先看看一种遗传突变——单核苷酸多态性。单核苷酸多态性也被称为"SNP"，是一种遗传突变，由父母传递给孩子。对个体SNP的分析正在成为个性化医疗的关键组成部分。SNP评估多年来一直是我们诊所进行治疗的关键，并为许多Ⅳ期癌症患者带来了巨大的变化。

◎ 单核苷酸多态性的意义

有丝分裂或细胞分裂是一个细胞分裂成两个相同的细胞的过程。有丝分裂的目的是产生和替换损坏的细胞。在有丝分裂中，细胞首先复制自己的DNA，以便每个新细胞都有一套完整的遗传信息。但细胞有时会在复制过程中犯类似于拼写错误的错误。这些错误导致特定位置的DNA序列发生变化，导致1个SNP。据估计，人类基因组中有1000万个SNP。[4] 虽然有些SNP似乎对细胞功能没有影响，但有些SNP可能有深远的影响，比如改变个人对某些药物的反应，提高对环境因素（如毒素）的易感性，抑制产生激素的能力，影响代谢食物的方式，增大患抑郁症和其他疾病的风险，等等。某些SNP也会影响脂肪、酒精、咖啡因、维生素D、硫和乳糖的代谢。我们将在后面讨论这些特定的SNP，但现在我们想强调一个对癌症有特别深远影响的SNP：MTHFR SNP。

据估计，50%的人继承了臭名昭著的MTHFR SNP，该SNP编码亚甲基四氢叶酸还原酶（即MTHFR）。研究表明，与BRCA突变类似，MTHFR突变也会增大患乳腺癌、结肠癌和其他癌症的风险，因此在评估和治疗过程中应该对MTHFR突变和BRCA突变给予同等重视。[5] MTHFR突变的个体有40%~70%的MTHFR的活性降低。这会阻碍甲基化过程和减弱身体产生抗氧化剂的能力，并且阻碍排毒。这里我们将介绍MTHFR在甲基化中的作用。甲基化是人体主要的表观遗传修饰之一，是一个用来抑制基因转录、导致基因"沉默"的关键过程，而它恰巧也完全依赖营养。

◎ 甲基化的机制

DNA甲基化是人体用来标记基因的几个极其重要的表观遗传过程之一。DNA甲基化指示细胞的转录机制：要么读取基因，要么不读取。甲基化的DNA由1个碳原子和3个氢原子组成的被称为甲基的结构与一段DNA结合，会激活DNA或者让DNA"沉默"。这有点儿像把一张贴纸粘在DNA的"嘴巴"上。通过这种方式，甲基化有助于调节DNA的正常行为。如果没有甲基化，基因的转录将不受限制地发生。甲基化的过程也影响人体的免疫系统、神经系统和排毒系统。从进化的角度来看，甲基化是有意义的。例如，它是一种处理插入到基因组的外来DNA的好方法——使其"沉默"，这样外来DNA就不会干扰正常的基因活动。[6]（这是我们在吃转基因食品时面临的问题，稍后我们会讨论。）研究发现，在癌细胞中，DNA甲基化模式会发生变化。DNA甲基化水平降低（被称为低甲基化）可导致DNA不稳定，而基因过表达（被称为高甲基化）已被认为与肿瘤抑制基因的失活有关。[7]

甲基化过程中最重要的基因之一，你猜对了，是MTHFR基因。MTHFR基因下达了制造亚甲基四氢叶酸还原酶的指令。当人食用了含有叶酸（也称维生素B$_9$）的食物后，MTHFR将维生素B$_9$转化为一种活性的、生物可利用的形式，即甲基叶酸。甲基叶酸在DNA甲基化过程中扮演着复杂的角色，但简而言之，它是生成甲基所需的碳原子的重要来源。当膳食叶酸摄入少或人体存在MTHFR突变时，甲基化过程可减少40%~70%。这种低甲基化实际上给癌基因开了绿灯，从而导致癌症的发展。幸运的是，有一些营养解决方案可以克服MTHFR SNP并增强甲基化：多食用富含叶酸的食物。

◎ 叶酸：著名的甲基营养素

根据定义，所有的营养物质对人的整体健康都是至关重要的，但在基因健康方面，最突出的一种营养物质是叶酸。叶酸是一种水溶性维生素B$_9$。维生素B$_9$对许多遗传过程都是必不可少的，对新陈代谢和红细胞的产生也是如此。女性怀孕期间缺乏维生素B$_9$会导致胎儿神经管缺陷，甚至发生脊柱裂，这就是孕妇被鼓励服用叶酸补充剂的原因。叶酸是形成DNA碱基中腺嘌呤和鸟嘌呤所必需的营养素。它也是DNA合成以及细胞形成和再生所必需的营养素。在DNA复制过程中叶酸缺乏会增大突变的风险。流行病学研究发现，叶酸缺乏会导致DNA的低甲基化、增大乳腺癌的患病风险和促进癌细胞的转移。[8] 叶酸是第一种被确定对基因健康和身体体质有重要影响的营养素。

人类不能在体内合成叶酸，这意味着我们需要从饮食中获取足够的叶酸。叶酸（英文名"folate"源自拉丁语中的"folium"，意为"叶子"）的主要来源是菠菜、菊苣、白菜、长叶莴苣、芦笋、芥菜、芜菁、鹅肝、鸭肝和土荆芥。土荆芥是一种类似于茴香的有刺激性味道的植物，曾经作为一种草药被广泛种植，尽管今天的许多人从来没有听说过它。土荆芥还含有一种有趣的化合物——蛔虫素。蛔虫素是一种精油中的成分之一，在对小鼠肉瘤的研究中，人们发现它抑制肿瘤生长的概率超过30%。[9] 如果你还没有尝试过这种强大的草药，现在是时候了！它可以像墨西哥菜中的香菜一样被当作香料，也可以作为汤的配料。

没有食用足够的富含叶酸的食物，不仅会增大孕妇流产的风险，还会使人疲劳，引发甲状腺疾病，并且导致红细胞的生成减少，造成一种叫作"叶酸缺乏性贫血"的问题。每天应该食用富含叶酸的食物，它们含有活性形式的甲基叶酸。叶酸片是合成叶酸，这种叶酸可以被添加到谷物和营养补充剂（如孕期维生素）中，但具有某种MTHFR突变的人不能代谢合成叶酸。更重要的是，合成叶酸水平升高有可能刺激已存在的癌细胞。一般来说，应该避免服用这种合成形式的维生素。

最近，叶酸也因其有助于控制血液中同型半胱氨酸水平而受到关注。同型半胱氨酸是一种氨基酸，也是心血管疾病的风险因素，其水平过高也被认为是癌症的风险因素。据估计，20%的人的饮食缺乏叶酸。加上50%的人有MTHFR突变，我们就明白为什么我们基因组的"圣诞灯"会"短路"，癌基因能自由运行，癌症猖獗了。那么，现代医学是如何保证基因组健康的呢？相关研究很多，有效成果却很少。让我们快速浏览一下。

◎ 基因与癌症：现代医学方法

遗憾的是，自从1971年宣布开始"抗癌战争"以来，我们在延长转移性癌症患者生存期方面几乎没有取得太大进展。当一个实体瘤（如乳房或胰腺中的肿瘤）扩散到遥远的部位时，除了极少数例外，今天患者存活的可能性与50年前的差不多，这相当令人沮丧。更令人沮丧的是，美国联邦政府已经在以基因为重点的研究上花费了1050亿美元以上的资金。其中最著名的是人类基因组计划，这是一个公共资助的、为期13年的项目，始于1990年，目的是确定整个人类基因组的DNA序列。基于在这一项目中取得的基因方面的发现，新的"智能"药物被开发出来以应对各种基因突变。现在有800余种这样的"靶向药物"——包括像曲妥珠单抗（赫赛汀）这样的单克隆抗体——正在进行临床开发，这是所谓的靶向治疗的基础。靶向治疗是一种癌症治疗方法，从字面上理解，它针对癌细胞不同于健康细胞的特征，并帮助健康细胞生长、分裂和扩散。这些目标的实现主要基于癌细胞的10个特征。虽然靶向治疗肯定比传统的具有细胞毒性但会"摧毁所有细胞"的化疗进步了一点儿，但"一个突变、一个目标、一种药物"的方法并不起作用。像曲妥珠单抗这样的药物不仅被发现会导致心力衰竭，而且只会使10年无病存活率增高12%，而这需要患者每年支付6万美元以上的治疗费用。[10]

当你考虑到一个典型肺癌患者的基因组有5万个以上的突变基因时，你就会理解为什么"一个目标、一种药物"的方法不起作用（在本书中，我们会向你展示其他的原因）。这就像一位心理医生试图让患者微笑，却不去了解是什么让他们哭泣一样。仅仅识别突变基因并不能让我们了解是什么导致了肿瘤本身。你的医生检查过你的MTHFR基因或询问过你的叶酸摄入量吗？（如果没有，让他们去做；这些对癌症的预防和治疗都很重要。）如果不去寻找这些突变发生的根本原因，那么传统疗法或许能暂时阻碍癌症发展，但最终它还是会卷土重来。要想真正战胜癌症，我们需要了解我们的体质要素，而非肿瘤。

◎ 癌症是一类由基因与现代生活方式不匹配引发的疾病

如果不了解我们的过去，我们就不能改变我们的未来。虽然我们对现代的生活方式习以为常，但是在过去的15 000年，尤其是距今200年来，我们的饮食和生活方式发生了很大的变化。我们的祖先不适应这样的现代生活，我们的基因也不适应这种现代生活方式。事实上，从大约15 000年前开始，在农业出现之初或之后，人体内首次出现了数百个突变的基因，其中受影响最大的是那些与肤色、骨骼结构以及与牛奶、肉类和谷物等"新"食物的代谢有关的基因。[11] 虽然"农业"似乎是一个古老的概念，但它实际上是相对现代的。人类种植农作物和驯化动物的时间不到300代，并且，不奇怪的是，人类大多数的基因突变也在这一时期出现。不幸的是，超过86%的突变是由负面影响造成的，这意味着它们是在我们的基因健康受到威胁时为了应对威胁而发生的，而不是因为受到积极的影响。[12]

人类古老、多样、营养丰富的饮食奠定了人类基因系统的基础，这个系统现在暴露在与人类进化时所吃的食物完全不同的食物中。如同往汽车的油箱里倒糖后汽车发动机无法运转一样，人类也是如此。一碗野生绿色蔬菜和一碗麦片给我们的基因组提供了截然不同的信息，而人体中古老的"发动机"——线粒体——在标准美式饮食的影响下正在发出咝咝声，终将停止运转。不只癌症，还有其他非传染性疾病（如心脏病和糖尿病），现在影响了一半以上的美国人。我们的社会是一个病态的社会。为什么这么说呢？首先，农业的兴起引发了人类有史以来最大的饮食变革。当学会了种植庄稼和饲养家畜，人类就不再依赖打猎、捕鱼和采集野生植物为生了。人类的营养状况发生了变化。谷物和其他农作物——包括小麦、大麦、小米、大米、玉米、高粱、豆类、山药和土豆——的种植促使我们新石器时代的祖先建造永久的住所并且聚居在村庄，这种进步对人类的营养状况产生了很大的影响。传统的狩猎和采集从一开始就是人类的生活方式，但现在几乎消失了，取代野生动物和植物的是人类的消化系统和基因组完全陌生的食物。农业的发展被许多专家认为是"人类历史上最大的错误"。[13]

我们并未故意夸大。古人类学家也证实了农业的负面影响。在希腊和土耳其发现的人类骨骼显示，在冰河时代末期，狩猎采集者的平均身高为男性约175 cm，女性约165 cm。随着农业的出现，人类的平均身高下降了很多，到公元前3000年，人类的平均身高降到历史最低点：男性约160 cm，女性约152 cm。马萨诸塞大学人类学家乔治·阿梅拉戈斯（George Armelagos）和他的同事们的研究表明，与之前的狩猎采集者相比，早期农民的牙釉质缺陷增加了近50%，这表明营养不良；缺铁性贫血增加了4倍（由一种叫多孔性骨质增生的骨骼疾病证明），骨骼病变增加了3倍，则反映出传染性疾病和营养不足。

狩猎采集者的饮食结构非常多样，营养丰富。他们每年吃几十种不同种类的野生植物。与今天的美国人相比，大多数狩猎采集者还摄入了更多的蛋白质、更少的碳水化合物、10倍多的纤维素、更多的植物营养素，并且摄入了多1倍的胆固醇。从旧石器时代进入农业时代以来，人类对谷物类碳水化合物的消耗急剧增加。普通美国人每日摄取的热量有52%来自碳水化合物（主要来自小麦、大米和土豆），而狩猎采集者每日摄取的热量只有35%来自碳水化合物（主要来自蔬菜）。

新石器时代以来的这段时间——从采集和游牧到从事农业生产和定居——在人类历史中所占的比例不到1%。就在这段时间里，人类才开始食用小麦、大米、玉米、大麦、土豆或大豆。因此，从"穴居人饮食"（由脂肪、蛋白质，以及少数来自植物根茎、浆果和其他部位的碳水化合物组成）到以谷物为主的饮食的转变发生得太快，以至于编码我们代谢途径的基因没有足够的时间进行调节。事实上，研究表明，我们目前的高碳水化合物饮食会对与某些癌症发展相关的几个基因造成压力。[14]

早期的农民经常患坏血病（维生素C缺乏）、糙皮病（烟酸或维生素B_3缺乏）、脚气病（硫胺素或维生素B_1缺乏）、贫血（叶酸或维生素B_9缺乏）和甲状腺肿（碘缺乏）等营养缺乏性疾病。重要的是要知道这些营养素（特别是叶酸和强大的抗氧化剂维生素C）可以减少细胞DNA损伤和增强线粒体功能。因此，几个世纪以前，当营养缺乏变得突出时，基因突变无法得到修复的可能性就增大了。随着谷物和糖等新食物的消费持续，癌症患者的年龄越来越小。1973~1991年，美国儿童中脑癌和软组织肉瘤的发病率分别增高了25%以上。[15] 我们患上癌症，是因为我们活得更久了。我们患上癌症，是因为我们每天都在用环境毒素、不良饮食和内分泌干扰物损害我们的线粒体。我们大多数人都没有吃那些能抑制癌症的食物，同时我们吃了太多不良的食物，这些食物会促使癌细胞疯狂生长——我们吃了太多的饼干、太少的甘蓝。

随着农业的出现及发展，由饮食变化引起的一些基因突变增大了我们患癌症的风险，尤其是那些与糖（葡萄糖、果糖和蔗糖）的摄入增加有关的基因突变。葡萄糖的代谢会促进自由基的产生，从而导致DNA突变和随后的炎症。[16] 研究还发现，葡萄糖水平高会导致DNA损伤，并且干扰DNA的修复功能。[17] 同样，2011年发表在《专家意见：治疗靶点》（*Expert Opinion on Therapeutic Targets*）杂志上的一篇题为"精制果糖与癌症"（"Refined Fructose and Cancer"）的研究报告称，摄入果糖越多，对DNA的损害就越大。对一种被称为葡萄糖转运体（GLUT）的蛋白质（及其与葡萄糖和果糖代谢的关系）的研究表明，它能改变生殖细胞和体细胞的DNA，导致表观遗传变化，损伤线粒体，因而研究人员呼吁人们停止吃糖。[18] 而且，戒糖不仅对我们的基因有好处，它还是癌症代谢疗法的核心。癌症不是由基因引起的，而是由我们喂养它们的食物引起的。

除了提供的营养种类减少，以谷物为主的饮食还造成热量供应超过生长和能量需求，而这最终导致了糖尿病。我们怎么能指望我们古老的基因组适应过去100年的变化：高果糖浆、加工谷物、精制油、人工防腐剂，还有甜甜圈! 谷物、豆类、加工过的乳制品和糖类，直到最近几百年才成为人类饮食的一部分。而自从它们出现，人类的健康状况就每况愈下。据估计，当今1/3的儿童将在未来患糖尿病，几乎1/2的成年人将患癌症。我们必须开始关注现代饮食对健康的影响，并改变它。我们的营养对基因健康有着重大的影响，营养遗传学、营养基因组学和营养表观遗传学等新兴科学领域的新发现不断证明了这一点。

◎ 饮食和基因

营养遗传学、营养基因组学和营养表观遗传学研究的分别是食物如何影响基因调控模式，人类基因组与营养和健康之间的关系，以及我们祖父母的饮食如何影响我们今天的健康。研究结果令人震惊。我们仅举几个例子。

- 饮食中的宏量营养素和微量营养素会改变DNA中能增强甲基化的酶的活性。
- 某些植物营养素，如绿茶中的营养成分，具有修复DNA的能力。

- 食物中的分子影响与 DNA 相连的分子的种类和数量。
- 常见的饮食中的化学物质直接或间接作用于人类基因组，并且可以通过几种不同的机制改变基因表达或结构。（例如，硒元素的摄入被认为是调节 BRCA 突变的主要表观遗传开关。[19]）
- 一些饮食调节基因对癌症的发生、发生率、发展和／或严重程度有影响。

对我们来说，有些信息是明确的：基于营养需求、营养状况和基因型的知识的饮食干预可以而且应该用于帮助预防癌症或减轻癌症症状。饮食、DNA 和疾病之间的联系不断浮出水面。例如，与富含 ω-3 脂肪酸的饮食相比，富含 ω-6 脂肪酸的饮食对 DNA 的损害大40倍（参见第八章"前列腺素和必需脂肪酸"）。[20] 许多营养素被认为具有"化学保护性"，因为它们可以抑制癌细胞生长，激活肿瘤抑制基因，并促进癌细胞凋亡。癌症预防研究表明，所有主要的细胞内信号通路（包括DNA修复）在不同类型的癌症中会不受控制，并且会受到营养物质的保护。由于饮食建议没有考虑到遗传变异，营养和健康状况在很大程度上受到了影响。制订个性化营养方案绝对需要成为癌症治疗的核心。无论你是否有癌症病史，避免食用谷物、豆类、炎性脂肪和糖等都是优化你的基因组的绝对有效的方法。在本书中，你将学到更多关于这些食物或营养素的知识，但是有一种"科学食品"——转基因食品——需要我们马上讨论一下。

◎ 转基因食品及其对人类 DNA 的影响

在我们的体质"花园"中，最大的杂草或许就是转基因食品。它们代表了人类饮食的最新食物来源，自此它们一直对我们的健康造成严重破坏。除了使人对抗生素产生耐药性，食用转基因食品还会减少DNA甲基化，这样癌基因就会不受控制。[21] 这一点可以从癌症发病率的增高趋势中找到证据：自从转基因食品在20世纪90年代进入我们的食品供应以来，新增乳腺癌病例的数量已经翻了一番。[22] 其他疾病的发病率也增高了。乳糜泻是一种由小麦和其他谷物中的麸质蛋白引发的小肠免疫介导失调，其发病率在过去50年里增高了4倍。这种情况与HLA-DQ2和HLA-DQ8基因的突变有关。麻省理工学院的研究人员安东尼·萨姆塞尔（Anthony Samsel）和斯蒂芬妮·塞内夫（Stephanie Seneff）提出，除草剂农达（Roundup）中的活性成分草甘膦可能是导致乳糜泻流行的最重要因素。[23]

草甘膦被国际癌症研究机构列为致癌物。他们2015年的报告得出结论，接触草甘膦会使非霍奇金淋巴瘤的患病风险增大一倍，同时增大多发性骨髓瘤的患病风险。[24] 更重要的是，2013年发表在同行评议杂志《公共科学图书馆·综合》（*PLOS ONE*）上的一篇题为"完整的基因可能从食物传递到人体血液"（"Complete Genes May Pass from Food to Human Blood"）的研究报告称，携带完整基因的、食物介导的DNA片段可以进入人体循环系统。[25] 这意味着，我们每吃一口转基因玉米或大豆，我们的基因组都会被改变。研究表明，转基因食品通过干扰线粒体呼吸发挥其毒性作用。[26] 消除饮食中的转基因食品是改善你的代谢状况的关键一步。避免食用谷物（包括玉米）、大豆、油菜，以及非有机的土豆、苹果、紫花苜蓿、茄子、番茄、甜菜、甘蔗、李子、木瓜、甜瓜和亚麻籽是必不可少的。[27]

基因改造技术的现代"突破"出现在1973年，当时遗传学家赫伯特·博耶尔（Herbert Boyer）和斯坦利·科恩（Stanley Cohen）发明了一种方法，将编码抗生素抗性的基因从一种细菌转移到另一种细菌，从而赋予接受者抗生素抗性。从那时起，经过跨物种DNA修饰的食品和药品（包括外源性胰岛素，一种用于控制血糖的生物合成胰岛素）在几乎没有完成安全性检测的情况下就进入了公众市场，把公众当成小白鼠。在这类食品和药品获批使用后的几十年里，转基因食品和其他物质对健康和环境的影响已经足以说服26个国家——包括澳大利亚、奥地利、中国、法国、德国、希腊、匈牙利、印度、意大利、墨西哥、俄罗斯和瑞士等——禁止所有转基因食品。然而，在我们写这本书的时候，转基因食品在美国仍然被快速消费，而且都没有贴上"转基因"标签。你如果想知道是什么导致癌症，就打开你的厨柜吧，证据无处不在。玉米油和大豆油，超市里几乎所有的加工食品，都是我们熟知的转基因食品。除非食品包装上印有"有机"和"经认证的非转基因"标签，否则我们就应假定该食品含有转基因物质并接触过草甘膦。这又多了一个鼓励人们尽量食用天然、有机、未经加工的食物的理由。

◎ 优化基因健康的癌症代谢疗法

现代导致癌症的因素如此之多，包括谷物、糖、杀虫剂和能够使基因发生突变的转基因食品，以至于击败癌症似乎是不可能完成的任务。但绝对不是如此。人们已经发现了几种预防、保护和修复DNA损伤的饮食方法。实行生酮饮食法、禁食、平衡氨基酸、多食用提供甲基和富含叶酸的食物、优化维生素B_{12}水平、摄入特定的植物营养素是我们的基因增强策略的基石。在接下来的9章中，你将了解禁食和生酮饮食法这些饮食方法如何积极地影响体质十要素中的每一个，并且影响基因修复。

生酮饮食法在癌细胞的代谢途径中起着不可或缺的作用。我们一次又一次地看到它在癌症患者身上产生了奇迹。这是一种深度治疗方法，高脂肪、低碳水的饮食使身体停止使用葡萄糖作为主要燃料，而使用酮体（脂肪酸分解的副产品）。与葡萄糖不同的是，酮体是一种难以被癌细胞消耗的燃料。因此，生酮饮食剥夺了癌细胞的能量，可以从根本上治疗癌症。我们将在本书中详细介绍生酮饮食法。

检测你的基因 SNP

基因检测已经取得了很大的进展。这些测试过去需要花费数千美元，但现在许多检测机构能够进行 MTHFR 检测，而且在许多情况下，它在医疗保险覆盖范围内。要检测你的基因 SNP，只需要几百美元或更少的费用。（只不过要确保精通 SNP 分析的人来解读你的基因信息，因为基因里的信息非常多！）在你知道你的基因图谱之后，或者即使你不打算做基因检测，现在也是时候开始采取代谢疗法来促进你的基因健康了。

获取和分析这些数据有 3 个步骤。首先，从基因检测机构那里获得你的原始数据；其次，通过斯特拉特基因（Strate Gene）、基因妖怪（Genetic Genie）和 MTHFR 支持（MTHFR Support）等公司处理这些数据；最后，请医生分析信息并决定如何处理基因 SNP。

在人类的整个进化过程中，人类时常经历食物短缺，直到最近200年左右，这种情况才有所好转。现在的生酮饮食法实际上是一种进化的生存机制，而且恰好是一种基因保护机制。研究发现，间歇性禁食（即只喝水或绿茶）可以增强神经细胞修复DNA的能力，保护DNA不受化疗损伤，并且激活大量DNA修复基因。[28] 禁食或以高脂肪食物为生（想想冬天，除了整只动物或由动物制成的脂肪类食品，早期人类几乎没有什么可吃的），是人类数百万年来一直做的事情。事实证明，这对我们的DNA非常有益。

现在让我们更深入地探讨那些与保持基因健康有关的食物。我们还会在后面的章节中讨论禁食和生酮饮食法。

◎ 蛋白质是 DNA 合成所必需的

一个刚被诊断患癌症的患者首先会问的问题之一是：他们是否应该摄入动物蛋白质。这是迄今为止抗癌饮食中最令人困惑和最有争议的话题之一。但答案是肯定的：摄入一定量的动物蛋白质是绝对必要的。事实上，据估计，接受传统癌症治疗的患者可能需要比平时多摄入50%的蛋白质，或者每天需要摄入80 mg 以上的蛋白质。[29] 此外，康奈尔大学最近的研究发现，对具有特定基因型的人来说，坚持素食或纯素食实际上可能增大患癌症和炎症性疾病的风险。[30] 如果决定长期坚持这样的饮食，我们也应该考虑到基因因素。癌症患者需要全面的蛋白质（所有9种必需氨基酸，最容易从肉类、鱼类和乳制品中获得）来使免疫系统发挥最大作用，预防和逆转恶病质（即肌肉萎缩和体重极度减轻等）。我们在第八章中将更详细地介绍DNA的制造和基因表达的调节。

还记得那些被我们的基因合成的蛋白质吗？想知道它们实际上是如何被制造的吗？嗯，通过将来自食物的20种氨基酸排列成不同的序列，我们的DNA在核糖核酸（RNA）的帮助下，可以制造近4万种不同的蛋白质。蛋白质理所当然地赢得了"生命基石"的称号。如果没有这20种氨基酸的足够供应，人体就容易出现基因缺陷，从而导致癌症的发生并对身体造成损害。但问题的关键在于细节：所摄入的动物蛋白质健康与否完全取决于动物是如何被饲养的，它们吃的是什么，动物蛋白质是如何被烹饪的，以及人体摄入了多少动物蛋白质。质量和数量是最重要的。营养丰富的动物指喂养得很好的动物，比如牧草饲养（100%草饲）和有机的牛、家禽和鱼。相反，以非天然和高毒性食物喂养和圈养的动物，或者其他商业化饲养的动物是绝对危险的。事实上，它们是致癌的。

"肉类致癌"的新闻让人感到困惑。这是因为，现在的肉类食品基本上都含有过量的激素。用传统方法饲养的动物被喂以高毒性食物（第五章有更详细的讨论），然后制造商使用合成防腐剂对其进行加工并包装。它们富含ω-6脂肪酸，营养含量低。我们不建议食用这样的动物性食品。

与此同时，目前最受关注的抗癌饮食是植物性饮食。素食者或者更严格的纯素食者（这意味着不食用所有的动物性食物）摄入的碳水化合物含量太高，而且缺乏完全蛋白质。康奈尔大学、牛津大学和中国预防医学研究院合作的研究项目发现，东方国家长期吃豆腐的素食者比西方人患癌症的概率小。研究未发现其他因素，然而，东方人经常食用很多抗癌的食物，包括海产品、蔬菜和发酵食品（更多相关内容参见第六章），而且亚洲人很明显有天生的基因优势，可以借助大豆的抗癌特性来抵抗癌症，而40%的美国人没有这样的基因优势。

素食者和纯素食者的饮食主要有两方面的问题。一方面，正如我们已经注意到的，它们主要是由碳水化合物组成的——毕竟，碳水化合物是水果、蔬菜、谷物和豆类的主要成分（一个红薯含有大约26 g碳水化合物，这比任何遵循生酮饮食法的人一整天摄入的碳水化合物都多）。另一方面，保持最佳健康状况需要体内的氨基酸平衡，而这些饮食不能满足这一要求。

蛋白质的英文名称"protein"来源于希腊语中的"protos"，它的意思是"最重要的"。蛋白质控制着人体内几乎所有的生化反应，是3种宏量营养素之一（宏量营养素指我们人类大量需要的营养素，另外两种宏量营养素是碳水化合物和脂肪）。每一种蛋白质都是由20种氨基酸组成的，它们以特定的顺序连接在一起，就像单词中的字母一样。这些氨基酸的顺序决定了蛋白质的功能。例如，一些蛋白质是酶，而另一些是抗体或某些类型的激素。如表3.1所示，20种氨基酸中有9种被认为是"必需的"，因为人体需要它们但不能制造它们，只能从食物中获取。其余11种氨基酸是"非必需"氨基酸，它们虽然也是人体生长和保持健康所必需的，但可以在人体内合成，并不总是依赖饮食。一些非必需氨基酸在某些条件下是必要的，因为它们的产生依赖另一种必需氨基酸或非必需氨基酸——作为母体物质（也称前体）——的存在。

这个系统不是完美无缺的，生产非必需氨基酸的过程中出现的一些错误有可能是由内在微生物群失衡引起的（这通常发生在传统的癌症治疗过程中，更多内容参见第六章），也有可能是由消耗某些维生素或矿物质的辅助因子引起的。此外，如果不摄入必需氨基酸，在某些条件下，人体就不会产生其他必需氨基酸。例如，酪氨酸这种非必需氨基酸是制造甲状腺激素和神经递质所必需的。酪氨酸可以在人体内由苯丙氨酸合成，苯丙氨酸是肉类、鱼类和蛋类中的一种必需氨基酸。如果不摄入苯丙氨酸，人体就不能合成酪氨酸，因此，在某些条件下，酪氨酸是必需的。这就说明了一点：当20种氨基酸中只有一种缺失时，人体将分解富含蛋白质的组织（如骨骼和肌肉）以获取它们。一些专家认为，在氨基酸被消耗殆尽几小时后，这种情况就开始发生。

换句话说，形成蛋白质需要20种氨基酸中的每一种都充足，并且所有氨基酸都达到平衡。缺失任何一种氨基酸的人体就像失去一位篮球运动员的篮球队，没有竞争力。

含有全部9种必需氨基酸的食物被称为完全蛋白质食物。如果某种食物缺少一种或多种必需氨基酸，那这种食物就是不完全蛋白质食物。肉类、蛋类和鱼类等动物性食物是完全蛋白质的来源。蔬菜、豆类和谷物等植物性食物都是不完全蛋白质食物。进行纯素食和素食饮食时，植物性食物进入人体后可能合成完全蛋白质，但这会显著增加热量和碳水化合物的摄入，而这是低糖饮食法、限制热量的饮食法或生酮饮食法所禁止的。若要通过素食来获得完全蛋白质，例如，食用½杯黑豆和½杯糙米（编者注：本书中1杯容量为250 mL），它们总共含420 kcal热量、22 g蛋白质以及80 g碳水化合物，其碳水化合物含量是生酮饮食法要求的碳水化合物含量的4倍。（不仅如此，正如你将在第七章中看到的，谷物和豆类会抑制对免疫系统至关重要的营养物质的吸收。）与此同时，3 oz野生鲑鱼含有177 kcal热量、22 g蛋白质、0 g碳水化合物，更不用说富含抗炎的ω-3脂肪酸了。野生鱼无疑是更好的蛋白质来源。

表 3.1　氨基酸种类

非必需氨基酸	必需氨基酸
丙氨酸	组氨酸
精氨酸 *	异亮氨酸
天冬酰胺	亮氨酸
天冬氨酸	赖氨酸
半胱氨酸 *	蛋氨酸
谷氨酸	苯丙氨酸
谷氨酰胺 *	苏氨酸
甘氨酸	色氨酸
脯氨酸	缬氨酸
丝氨酸 *	
酪氨酸 *	

注：加"*"的为条件必需氨基酸。

◎ 要吃多少肉

当谈到食用肉类时，我们必须注意数量，因为食用太多也是一个问题。美国人的肉类消费量是全球平均水平的3倍多。美国人吃的肉是莫桑比克人或孟加拉国人的10~12倍。根据美国农业部的数据，2012年，平均每个美国人消费71 lb 红肉和54 lb 家禽。一家受欢迎的牛排馆提供的20 oz 上等腰肉牛排含有140 g 蛋白质。太多了吗？合适吗？虽然根据每个人的情况，推荐的量也各不相同，但有一点是肯定的：对现代人来说，不管牛排的质量有多好，一顿饭都不能吃太多肉。

根据生酮饮食法的原则，一天中摄入的大约20%的热量应该来自动物蛋白质。这意味着，对一个150 lb 重、每天摄入1600 kcal 热量的女性来说，每天应摄入大约80 g 动物蛋白质，或者每天摄入的320 kcal 热量应该来自动物蛋白质（每克蛋白质含有4 kcal 热量）。然而，对一些人来说，即使80 g 蛋白质也太多了。两个鸡蛋和一块鳟鱼肉含有大约40 g 或50 g 蛋白质，大家可以此作为参考。指导原则是，动物蛋白质食物应该作为配菜，而不应作为主菜，一些人不应该食用红肉（参见第九章）。对某些人来说，蛋白质含量过高的饮食会抑制生酮，因为蛋白质会转化为葡萄糖，增高血糖水平。我们建议与自然疗法肿瘤专家或营养治疗师合作，根据你的实验室检测结果、基因、体重、性别、年龄和治疗目标，为你确定理想的蛋白质摄入量。要知道，你对蛋白质的需求会随着你的健康状况的变化而变化，可能需要在不同的时间降低或提高。除了质量和数量，蛋白质食物的烹饪方式对基因健康也非常重要。

◎ 蛋白质食物的适当烹饪

为了让晚餐快点儿上桌，我们通常在高温下烹煮肉类，而且经常在明火上烹饪。就拿烧烤来说吧。肉在高于150 ℃的温度下烹饪或直接在明火上烹饪时，会形成致癌化合物，肉中几乎所有的营养成分都被破坏了。（大多数餐厅烤架的温度设置在200 ℃左右，家庭烤架的温度设置在180 ℃左右）。杂环胺和多环芳烃是肉在高温下烹饪时形成的两种化合物。这两种物质都被证明会诱发DNA突变，并通过各种机制增大乳腺癌和其他癌症的患病风险。如果这还不够糟糕的话，同样作为肉类经高温烹饪的副产品，晚期糖基化终产物这种化合物会增加氧化应激和炎症，从而破坏DNA。这就是烹饪方法如此重要的原因。

显然，我们必须用适当的方法烹饪肉类。缓慢烹饪的方法包括炖（如在瓦罐中炖）、蒸和水煮。焖煮是另外一种很好的方法：先在平底锅里用油将肉煎成褐色，然后加少量液体，盖紧锅盖煮，或者放在烤箱里加热（这有助于入味，并使较硬的肉块变软烂）。在低温下缓慢烘烤也是一种很好的方法。尽量把肉留在骨头上、带皮，这样可以保留营养。如果你做烧烤，可以使用某些芳香植物（如迷迭香），它们已经被证明可以抵消上述化合物的致癌作用。使用柠檬汁、黑樱桃、洋葱、大蒜和有机红酒也有助于减少高温烹饪肉类时形成的致癌化合物。

◎ 食用有助于甲基化的食物

除了我们在本章前面讨论过的叶酸，还有其他化合物有助于甲基化（引导基因开启或关闭的过程）。维生素B_6和维生素B_{12}非常重要，我们将在下一节介绍这两种维生素。还有3种食物来源的化合物——甜菜碱、胆碱和蛋氨酸——是形成甲基途径的关键成分。富含这些营养素的食物可以迅速改变基因表达，特别是在个体早期发育阶段，即表观基因组刚刚建立的时候。甲基化代谢途径依赖胆碱、蛋氨酸、甲基四氢叶酸（叶酸的一种活性形式）、维生素B_6和维生素B_{12}，因此所有这些物质必须同时存在于人体。直到15 000年前，它们都由人类的饮食提供。这些营养物质间的关系非常重要，可能远远重要于它们在基因甲基化和表观遗传控制中的作用，可能也重要于它们对能量代谢和蛋白质合成的影响。[31]

甜菜碱是甘氨酸的衍生物。人类从含有甜菜碱或含有其前体——胆碱——的食物中获取甜菜碱。甜菜碱已被证明在保护细胞功能和减少血管疾病风险因素方面具有重要作用，也是预防癌症的一种重要营养物质。[32] 甜菜碱的最佳食物来源是菠菜、甜菜和羊腿藜。羊腿藜是一种野生草本植物，具有强大的抗炎作用。它也是一种被称为皂苷的植物营养素的良好来源，皂苷已被发现对癌细胞有抑制作用。

胆碱是一种类似于维生素的必需营养素，也是主要的甲基供体。胆碱缺乏与自发性肝癌的发病率增高和对致癌化学物质的敏感度增高有关。[33] 对于胆碱与肝癌的关联，研究人员发现了一些遗传机制：由于DNA甲基化不当，调控细胞增殖、分化、DNA修复和凋亡的许多基因表达改变。胆碱也可以合成甜菜碱，所以食用富含胆碱的食物也可以促进甜菜碱的生成。胆碱最好的食物来源是野生虾、扇贝，以及牧场饲养和有机的鸡、火鸡和鸡蛋。值得注意的是，最近的研究表明，胆碱是前列腺癌的潜在诱因，这使得前列腺癌成为少数几种可能需要患者减少动物蛋白质摄入、增加蔬菜食用量的癌症之一。

鸡蛋是典型的超级食物。除了提供必需氨基酸，在良好环境下产出的鸡蛋也是ω-3脂肪酸（在蛋黄中）、磷脂酰胆碱、硒、维生素D和维生素B_{12}的重要来源。认为鸡蛋会导致高胆固醇的日子一去不复返了。这是一个近年来被多次揭穿的谎言。我们现在知道，高胆固醇水平是由糖而非脂肪的摄入引起的（下一章会有更多关于这方面的内容，参见"糖是如何渗透到人类饮食中的"）。如果鸡蛋来源良好（牧场有机饲养的鸡不吃大豆），我们可以每天食用鸡蛋。很明显，现在的鸡蛋的质量和以前的大不相同。人类吃鸡蛋已经有几百万年的历史了，所以我们不得不问：到底是鸡蛋，还是与鸡蛋一起吃下去的含有合成叶酸的小麦吐司，才是真正的罪魁祸首？

与鸡蛋相比，鸭蛋含有更多的蛋白质、钙、铁、钾以及其他几乎所有的主要矿物质。鹌鹑蛋、火鸡蛋和鹅蛋也是非常有营养的选择。你还可以跳出常规的范围去寻找更多种类的蛋。蛋壳的颜色是天生的，与营养成分无关。重要的是母鸡或母鸭所吃的饲料，这会反映在蛋黄的颜色上。你应购买产品标签上有"牧场饲养""有机"和"人道方式饲养认证"字样的蛋类。与普通鸡蛋蛋黄的淡黄色相比，这样的鸡蛋的蛋黄是漂亮的深橙色。水煮或者焖煮是最能保留营养成分的煮蛋方法。

◎ 内脏：平衡蛋氨酸的超级食物

我们祖先的传统饮食方式是将动物的肉、内脏器官、软骨和其他结缔组织搭配在一起吃——他们把整只动物都吃了。食用动物所有的部位使氨基酸和其他营养素的摄入达到了完美平衡：蛋氨酸来自瘦肉，B族维生素来自内脏器官，胶原蛋白来自软骨。相比之下，现代饮食提供了大量富含蛋氨酸的瘦肉，而动物的内脏、其他器官和其他结缔组织则被扔进垃圾桶。蛋氨酸能合成同型半胱氨酸，但这个过程受到其他营养物质，尤其是维生素B_{12}和叶酸的调节。如果人体中这些B族维生素水平不达标，结果就是同型半胱氨酸水平高，这会破坏甲基化。因此，只吃瘦肉会导致复杂的恶性循环。民间传言，不吃瘦肉会导致蛋氨酸不足，从而饿死癌细胞。不过，完全避免食用所有含有蛋氨酸的食物并不可取，间歇性禁食比较可行。吃肉不仅仅指吃瘦肉。动物器官从一开始就出现在人类的食谱中，这是有充分理由的——当我们不吃整只动物时，我们就会缺失内脏和其他器官中的很多营养。

一块完整的鸡胸肉（白肉）除去脂肪和鸡皮后，并不含太多的维生素和矿物质。一杯鸡胸肉（超过4 oz）所含的维生素A很少，只占每日推荐摄入量（RDA）的8%。相反，仅仅1 oz鸡肝提供的维生素A和维生素B_{12}的量就分别达到了每日推荐摄入量的81%和99%。内脏的维生素含量比瘦肉的维生素含量高得多，而且天然的维生素D和ω-3脂肪酸的含量也很高。显而易见，动物心脏是抗氧化剂辅酶Q10的丰富来源。我们这里说的动物器官包括动物的胃和其他内脏器官，以及脚、骨头和舌头等。顺便说一下，不要担心肝脏是"储存"毒素的器官。它不是。它代谢并排出毒素。毒素实际上储存在脂肪组织中，用饲料喂养的动物的脂肪组织中的毒素含量很高。这也是你无论如何都应该选择优质食物的另一个原因。请你的农民朋友为你保留他们有机饲养的动物的器官，这样你就可以为你家里的老人烹饪有洋葱和动物肝脏的健康料理了。

◎ 维生素 B_{12}：DNA 骨干和主要甲基供体

维生素B_{12}（又称钴胺素，因钴含量高而得名）是一种水溶性维生素，在一种被称为"内在因子"的化合物的帮助下可以被人类的小肠吸收。人体多种生理功能的实现都需要维生素B_{12}，包括DNA（一种遗传物质，是所有生命的支柱）的合成和甲基化、红细胞的生成、蛋白质的代谢、髓鞘的形成，以及许多神经系统功能。缺乏维生素B_{12}会导致DNA双螺旋结构的单链或双链断裂、氧化损伤或两者兼而有之，从而破坏DNA，这是癌症的风险因素。[34] 因此，这种维生素在维持基因健康方面也起着主要作用。

生物活性形式的维生素B_{12}存在于动物性食物中，不存在于植物性食物中，这是许多素食者似乎忽视的事实。维生素B_{12}最丰富的来源是肝脏、肾脏、蛋类和鱼类。微生物，包括细菌和真菌，是已知仅有的能够自行产生维生素B_{12}的生物体。即使陆地动物和鱼类不能在细胞中制造维生素B_{12}，它们也会储存细菌产生的维生素B_{12}，并将其聚集在细胞中。由于植物不像动物那样聚集或利用维生素B_{12}，除了菌菇类食物以外，植物性食物并不富含维生素B_{12}。发酵食品和真菌食品中的维生素B_{12}含量都不算高——一杯小褐菇提供的维生素B_{12}的量仅达每日推荐摄入量的3%，即2.4 μg，几乎不足以预防贫血。与此同时，一份3.5 oz的牧场有机牛肝含有约110 μg维生素B_{12}。这就是为什么来找我们的食素的患者经常表现出我们所说的由维生素B_{12}水平低导致的"三F"：

他们看起来神志模糊（foggy）、疲劳（fatigued）和虚弱（feeble）。

这让我们想起另一个要讨论的重要的"F"：防御工事（fortification）。精制谷物和全谷物都可以提供营养成分，但加工食品中的维生素B_{12}和叶酸是有毒的。许多纯素饮食法建议食用营养密度很高的食品以获得人体所需的维生素B_{12}。然而，高营养谷物、面包类食品、牛奶、酿酒酵母、营养补充剂和其他食品中的维生素B_{12}是以氰钴胺的形式存在的，是由氰化物（氰化钾）合成的。氰钴胺不是一种天然的维生素B_{12}，尽管它在临床上表现为可以补充维生素B_{12}。这种人造形式的维生素B_{12}是一种对线粒体有害的毒素！（氰化钾和氰化氢不是同一种化学物质，后者是在杏仁中发现的抗癌成分。使用苦杏仁苷来治疗是一种非传统的癌症疗法，使用的通常是从杏仁中提取的天然物质苦杏仁苷。苦杏仁苷在人体内代谢后变成氰化氢。）

如果有一种天然食物不会造成毒素聚集，那我们为什么非要选择非天然的东西呢？仅仅因为它便宜吗？深度营养的一个重要原则是吃含有维生素和矿物质的天然食物——这些是我们的基因能够识别的食物，而不是实验室研制的食物。

◎ 修复 DNA 的植物营养素

从医学上来看，植物营养素是在植物中发现的既非维生素也非矿物质的活性化合物。许多植物营养素在预防DNA损伤，以及增强DNA修复和针对有缺陷的DNA进行修复方面已显示出前景。[35] 在本书中，我们讨论了许多预防癌症的植物营养素（以及其他食物来源的维生素和矿物质），而在基因健康方面，有两种突出的营养素：异硫氰酸酯和类胡萝卜素。所有抗癌饮食方式都有一个共同的主题：多吃蔬菜和水果。这是因为它们是植物营养素最丰富的来源，可以修复基因损伤。一股破坏基因的龙卷风可以席卷全身，就像一个人在化疗过程中所经历的那样，但植物营养素能够平复混乱的局面。虽然很多人一想到吃甘蓝就嗤之以鼻，但有时确切地知道一种食物为什么对你有好处可以增加它的吸引力。告诉人们癌症发生的"原因"和癌症"是什么"——为什么它会发生，你能做些什么——一直是我们的目标之一，也是我们写这本书的主要原因。废话少说，让我们来看看庞大的十字花科蔬菜家族，看看它对我们的DNA有什么作用吧。

十字花科蔬菜在许多方面都有助于预防癌症，这要归功于它们所含的植物营养素。从帮助消除人体内潜在的致癌物到增强肿瘤抑制基因的作用，十字花科蔬菜的作用非常广泛。它们是人类研究最充分的抗癌蔬菜，包括孢子甘蓝、西蓝花、卷心菜、花椰菜、辣根、芜菁、萝卜和豆瓣菜等。

异硫氰酸酯是硫代葡萄糖苷水解（分解）的产物之一，而硫代葡萄糖苷是十字花科蔬菜中的含硫化合物。萝卜硫素是异硫氰酸酯中的一种，已被发现可以减小因接触农药而造成基因损伤的风险。[36] 代谢酶中的某些个体基因SNP可能削弱这些有益分解产物的保护作用，然而，这就是为什么营养学研究应该始终考虑个体SNP，以及为什么一些研究发现吃这些蔬菜没有好处的原因之一！不管怎样，吃西蓝花吧！更好的做法是，吃西蓝花芽！我们建议所有癌症患者每天至少食用3份十字花科蔬菜（每份为¼~½杯）。

我们关注的第二种保护基因的植物营养素是隐黄质，这是一种常见的类胡萝卜素，存在于红彩椒、红辣椒和柿子（它们碰巧也是低糖的）中。隐黄质被发现对DNA修复有显著的作用。[37] 血液中β-隐黄质含量高也与患肺癌的风险减小有关。但要注意：每年，非营利组织环境工作小组都会发布一份农药残留量高的产品清单，而红彩椒每年都会上榜。美国农业部农药数据项目的研究人员在红彩椒上发现了53种农药残留，其中3种是已知或可能的致癌物，21种被怀疑是激素干扰物，10种是神经毒素，6种具有发育毒性或生殖毒性，18种是蜂毒素。[38]

我们知道吃有机食品花费更高，但癌症治疗也是如此。当谈到预防癌症时，我们再怎么强调食物质量的重要性也不为过。当然，用传统方法种植的红彩椒含有隐黄质，但它也含有大量致癌化学物质。吃有机的或者更好的、根据生物动力学种植的农产品是最重要的。

◎ 基因健康的关键

现代医学一直告诉我们，基因缺陷和运气不好是癌症发生的原因。但这显然不是事实。遗传和表观遗传在很大程度上受到饮食因素的影响，影响既有正面的也有负面的。由于受毒素、辐射、杀虫剂、衰老、压力等的影响，基因损伤总是会发生，但鸡蛋、鸭肝、有机红彩椒、菠菜、菊苣、芦笋、芥菜、芜菁和土荆芥等食物都可以保护基因免受损伤和修复基因损伤。与此同时，在现代美国人所吃的所有食物中，有两种对我们的基因造成的损害最大：转基因食品和糖。好消息是，你可以通过在购物车中放有益健康的食物来改变基因的命运。就这么简单，也不会给你带来痛苦。有益健康的食物可能只是尝起来和你习惯的食物有点儿不同。在下一章中，我们将更深入地探讨糖是如何渗透到现代饮食中的，它是如何直接导致癌症发展的，以及我们是如何通过最强大、最古老的饮食疗法——生酮饮食法——逆转这一过程的。

第四章

糖、癌症和生酮饮食法

糖是我们过去喜欢的东西。现在，它基本上已经覆盖了我们的舌头。它变成一种主食，正在杀死我们。

——罗伯特·卢斯蒂格（Robert Lustig），
《希望渺茫》（*Fat Chance*）作者

糖引发了奴隶贸易；现在糖奴役了我们。

——杰夫·奥康奈尔（Jeff O'Connell），
《糖的帝国》（*Sugar Nation*）作者

当代社会存在一种严重的上瘾问题，它的危害比鸦片、安非他明、酒精、海洛因和尼古丁加起来造成的危害都大。让我们上瘾的是一种合法"毒品"，每个人都可以轻松获得它，即使孩子们也不例外。你猜对了，这种"毒品"就是糖——它几乎存在于我们吃喝的每一种现代食品和饮料中，并且引发了癌症和其他慢性病。糖的摄入量简直超乎我们的想象，而大多数人甚至都不会多想，因为它如此甜美而且令人愉悦。吃糖有什么大不了的？可事实是，癌细胞摄取糖——各种糖——的速度几乎是健康细胞的50倍，糖是帮助它们生长和扩散的主要燃料。[1]哈佛大学医学院研究人员的报告称，高达80%的人类癌症是由葡萄糖和胰岛素驱动的，这两种物质刺激了所有类型的癌细胞的增殖、迁移和侵袭。正因为糖是最受癌细胞欢迎的食物，所以正电子发射断层扫描（PET）才能检测出癌细胞活跃的部位。患者在进行PET扫描之前必须禁食，然后被注射具有放射性的糖。糖在血液中循环，被饥饿的癌细胞吞噬，这些癌细胞像荧光棒一样被扫描出来。葡萄糖消耗的速率越高（也就是说，在扫描中出现的荧光越密集），肿瘤就越具有侵袭性。

血糖和胰岛素水平间歇性和慢性升高是所有进展性癌症和复发性癌症的基础。这种状态会刺激癌细胞生长，抑制癌细胞死亡，促进癌细胞转移，帮助癌细胞抵抗放疗和化疗，并增加手术和化疗的并发症。[2] 更重要的是，食用任何类型的糖——葡萄糖、果糖、蔗糖、蜂蜜——甚至是喝现榨橙汁，都会使某些免疫细胞的活性在摄入糖后长达5小时的时间内减小一半。[3] 光是糖就能使人体的整个免疫系统瘫痪。我们现在知道，决定癌细胞恶性程度的不是癌细胞的类型或位置，而是它们代谢葡萄糖的方式。这是所有癌细胞固有的特征之一。瓦尔堡效应以其发现者、诺贝尔奖获得者奥托·瓦尔堡的名字命名，是癌症代谢理论的基础。我们将在本章后面更深入地探讨这种效应，现在我们要说的是，所有的癌细胞都有能力重新编程它们的能量代谢方式，以便消耗更多的葡萄糖并更快地生长。如果癌症患者的糖摄入量仍然很大，那么包括很新的治疗方法在内的任何常规治疗都无法影响癌细胞。

然而，美国成年人平均每年摄入糖150 lb以上，比其他50个国家的人摄入的糖都多。即使不考虑癌症，这对人们健康的灾难性影响也是显而易见的。2009年，为应对日益严重的与糖有关的疾病，包括心脏病，美国心脏病协会发布了一份指南，定义了健康饮食中"可接受"的添加糖（不包括天然糖）的量。[4] 该指南建议，成年女性每天的添加糖摄入量不应超过25 g（约6茶匙，每茶匙4 g）；成年男性每天的添加糖摄入量不应超过37 g（约9茶匙）；8岁以下的儿童每天摄入的添加糖不应超过12 g（不到3茶匙）。然而，这些指南（以及世界卫生组织提出的类似建议）每天都被美国人抛诸脑后。

《美国临床营养学杂志》（*American Journal of Clinical Nutrition*）称，1970~1990年，美国最常见的糖——高果糖浆——的消费量增长了10倍。[5] 自1970年以来，碳酸饮料的消费量增长了1倍多。想想看，一瓶20 oz的碳酸饮料含有65 g糖，这是一个儿童一天应该摄入的糖的5倍多。根据美国农业部经济研究服务处的数据，12岁以下的儿童平均每年消耗42 705 g糖，即平均每天摄入117 g糖。考古遗传学家克里斯蒂娜·沃内尔（Christina Warinner）博士在2013年的TED演讲"揭示原始人饮食"中指出，为了获得34 oz碳酸饮料所含的相同分量的糖，我们旧石器时代的祖先必须吃大约2.5 m长的甘蔗。今天，我们一天吃的糖相当于这个分量的3倍，也就是吃下7.5 m长的甘蔗。一个普通的美国儿童一天吃的糖比我们祖先两年吃的糖还多。癌细胞也是如此。

◎ 糖是如何渗透到人类饮食中的

在大约15 000年前农业革命开始之前，狩猎采集者能吃到的甜食只有富含纤维素的水果和蜂蜜。获得这些食物需要消耗大量的热量，因为需要他们步行数千米去寻找和收集。这与我们在加油站购买数百克含糖食品和饮料，然后坐着在20分钟内把它们吃光喝尽有天壤之别。在那段时间，人类的生存方式就是既不吃糖，也不吃谷物和豆类。甘蔗是一种高大的多年生草本植物，大约100万年前人类才在新几内亚岛发现甘蔗。起初，人们摘下甘蔗生吃，咀嚼其富含纤维素的茎。甘蔗渣是一种可溶性纤维素，在甘蔗中的比例超过一半，已被发现不仅有益于肠道微生物群（或菌群），而且能改善葡萄糖代谢。[6]

在接下来的几千年里，甘蔗种植从一个热带岛屿传播到另一个岛屿，大约在公元前1000年到达亚洲大陆。后来，将甘蔗变成粉末成为一门秘技，这种粉末被用于治疗头痛和其他疾病。哥伦布大约在1500年左右在伊斯帕尼奥拉种植了新世界的第一棵甘蔗，在之后几百年的时间里，数十万奴隶被囚禁在甘蔗园里劳作。随着甘蔗的大量供应，其价格下降、需求增加。到了17世纪中叶，糖从奢侈的调料变成普通家庭中的主食。18世纪，成年人平均每年消耗4 lb糖；19世纪初，消耗量增加到18 lb；19世纪70年代，消耗量达到47 lb；20世纪，成年人平均每年消耗100 lb糖。

今天，除了甘蔗、甜菜和玉米中的糖，加工食品中的糖还有60多种，它们有不同的名称。全麦麦片、百吉饼、甜甜圈、华夫饼、松饼、比萨、果汁、冰茶、汽水、咖啡饮料、番茄酱、意大利面酱、意大利面、酸奶、格兰诺拉麦片、汤、沙拉酱、水果、全麦面包、饼干、糖果和蛋糕等加工食品含有各种天然糖、添加糖和可转化为糖的淀粉——这份加工食品清单长达数千米。即使是在你喜欢的高端的、注重健康的超市出售的"健康"的汤，每杯也可能含有18 g以上的添加糖。

◎ 天然糖和添加糖

糖有许多不同的类型，主要分为两类：天然糖和添加糖。天然糖指水果、牛奶和蜂蜜等食物中原有的糖。添加糖是出现在加工食品中的糖，也就是添加到食品中的额外的糖。加工食品指任何含有一种以上成分的食品，可以添加有机甘蔗汁、食糖或高果糖浆。然而，对癌细胞来说，无论添加糖还是天然糖，它们都是糖。俗话说："你可以给猪涂上口红，但它仍然是猪。"因此，无论是有机甘蔗糖浆、龙舌兰花蜜、大麦麦芽、干果、汽水、果汁、高果糖浆、白糖、蜂蜜、椰枣糖浆，还是香蕉，只要能导致血糖水平升高，癌细胞就会吃掉它。（当然，富含植物营养素和纤维素的覆盆子是比燕麦棒更好的选择。燕麦棒所含的高果糖浆是精制糖，它导致的血糖峰值比天然糖的高得多。）

添加糖隐藏在很多食品中，而不仅仅存在于糖果和碳酸饮料等明显含糖的食品里（参见表4.1）。一份让人误以为"健康"的低脂酸奶加格兰诺拉麦片的早餐含有55 g以上的添加糖。简而言之，这不是一份健康的早餐。天然糖包括水果和蜂蜜中的果糖和葡萄糖、芹菜等蔬菜中的半乳糖，以及人乳和其他动物奶中的乳糖。一根香蕉含有14 g天然糖，而一杯红薯含有6 g天然糖。吃大量水果的人，特别是空腹吃水果的人，会出现促进癌症发展的高血糖。出于这个原因，我们建议吃含糖量低的水果，这些水果恰好也是营养密度高的水果，包括浆果、青苹果和柿子。

虽然这些建议可能让人不知所措，但别担心！在第十三章中，我们介绍了如何轻松进行低糖饮食。但我们觉得，先说明我们一天到底能吃多少糖十分重要。如果只关注食品营养成分表上的热量和脂肪含量，你就会错过更重要的信息——你还要关注糖和碳水化合物的含量（当然，还要关注配料表，这是最重要的！）。杰丝要求她的患者做的第一件事就是连续3天记录他们的糖摄入量，记录结果通常会让他们大吃一惊，并且开始做出改变。

◎ 乳制品的真相

现在让我们来看看牛奶和乳糖。一杯低脂牛奶含有13 g乳糖，这是一种世界上65%~90%的人无法消化的天然糖（由于乳糖酶缺乏或乳糖酶无效，乳糖酶是乳糖代谢所需的酶）。[7]结果，人的血液中有高水平的糖分，这可能导致许多问题，包括消化系统和免疫系统的问题，比如导致流鼻涕（或耳部感染）、焦虑、抑郁、偏头痛、体重增加、黑眼圈，以及其他更多问题（参见第十二章中的"影响情绪的因素"）。据美国国立卫生研究院的估计，大约65%的美国人在婴儿期后消化乳糖的能力降低。

表 4.1 普通食物中的糖含量

食物	糖含量（g）
苹果，1 个中等大小的	11
香蕉，1 根中等大小的	14
烤肉酱，2 汤匙	15
可口可乐，12 oz	39
蔓越莓汁鸡尾酒，8 oz	33
蔓越莓干，⅓ 杯	26
无脂蜂蜜第戎沙拉酱，2 汤匙	8
果脯，1 汤匙	10
柠檬水，8 oz	29
芒果，1 杯	24
番茄沙司蘑菇酱，1 杯	22
橙子，1 个中等大小的	23
添加有机水果干和坚果的燕麦片，¾ 杯	15
有机番茄酱，2 汤匙	8
有机全脂法国香草酸奶，1 杯	29
香草豆奶拿铁，16 oz	29

自从农业革命以来，牛奶、奶酪、酸奶和冰激凌都是人类饮食中的新食物。低脂乳制品对我们来说是更新的食物，20世纪20年代才开始出现。2004年《美国临床营养学杂志》上的一篇研究报告将乳制品与包括卵巢癌在内的癌症联系在一起。[8] 此外，如果产奶的奶牛接受了生长激素治疗，那么食用相关乳制品的人患癌症的风险就会增大更多（更多相关信息参见第十章中的"激素劫持者"）。大约15 000年前，当放牧开

始取代狩猎时，人类学会通过发酵使一直"有毒"的乳制品中的乳糖易被人体消化。此外，大约7500年前出现了被称为"乳糖酶耐受"的遗传适应，这使得一些人生成乳糖酶，并在断奶后能够继续喝牛奶。[9]

虽然有些人可以毫无负担地食用乳制品，但另一些人应该避免食用，这取决于个人的乳糖耐受性。然而，在乳制品这个话题上，最重要的一点是，乳制品在未经加工和天然状态下总是最健康的（当然，其来源必须清洁）。低脂乳制品绝对不健康。说到天然食物营养疗法，其黄金法则就是尽可能地食用天然的食物。想想看，奶牛、山羊、绵羊和人类不生产低脂奶，也不生产酸奶等乳制品。乳脂，特别是母乳中的脂肪，对我们有好处。而糖并非如此。当乳制品中的脂肪被去除后，制造商就会增高它们的含糖量。对许多被低脂饮食法教条洗脑的人来说，这个观点可谓"神话终结者"。我们想通过本书改变你的这种思维，让你重新爱上鸡蛋、坚果和鳄梨等含有健康脂肪的食物。你的身体会感谢你的。

◎ 人工甜味剂

美国食品药品监督管理局已经批准上市的非营养甜味剂有5种：阿斯巴甜、糖精、安赛蜜-K（K代表钾）、三氯蔗糖和纽甜。使用最广泛的是阿斯巴甜，这是一种具有神经毒性的物质。每年向美国食品药品监督管理局报告的食品添加剂导致的不良反应案例中，超过75%的是由阿斯巴甜引起的。其中许多反应非常严重，包括癫痫发作和死亡。据报道，阿斯巴甜可引起90种不同症状，包括头痛／偏头痛、头晕、癫痫、恶心、麻木、肌肉痉挛、体重增加、皮疹、抑郁、疲劳、易怒、心动过速、失眠、视力问题、听力丧失、心悸、呼吸困难、焦虑、说话含糊、味觉丧失、耳鸣、眩晕、记忆力减退和关节疼痛等。

当阿斯巴甜在人体内被消化时，它会分解成两种氨基酸——苯丙氨酸和天冬氨酸——以及甲醇。甲醇是一种木醇，也是一种已知的毒素。苯丙氨酸会抑制血清素的产生，血清素是一种神经递质，有助于控制人的情绪和对食物的渴望。正如你想的那样，血清素缺乏会导致大脑和身体渴望有更多的食物来供应糖。

在小鼠研究中，研究者发现三氯蔗糖（商业上称为善品糖）与白血病的发生有关，三氯蔗糖中毒求救中心的研究结论是："根据预先批准的研究和三氯蔗糖的化学结构可知，食用三氯蔗糖几年或几十年可能导致严重的慢性免疫系统疾病或神经系统疾病。"三氯蔗糖是通过对蔗糖进行氯化产生的，而氯对调节新陈代谢的甲状腺有明显毒性。

虽然我们在这里只详细讨论了两种人工甜味剂，但请注意，所有的人工甜味剂都是有毒性的，20世纪60年代才开始进入人类的食谱。我们应该不惜一切代价避免食用人工甜味剂。

◎ 龙舌兰怎么样呢？

龙舌兰花蜜是从龙舌兰这类植物中提取的汁液，深受注重健康的人群喜爱。从植物到产品，龙舌兰通常会经历一个使用转基因酶、腐蚀酸、澄清剂和过滤化学品的化学过程。龙舌兰花蜜作为一种"更健康"的糖在市场上销售时遭到了质疑，实际上它的果糖含量比高果糖浆的更高。事实上，龙舌兰的果糖含量如此之高，以至于医学咨询集团血糖研究所在2009年停止了所有使用龙舌兰的临床试验，且就龙舌兰的高果糖含量和对血糖的影响向公众和制造商发出警告。但出于某些原因，这一信息没有进入主流媒体，因为许多龙舌兰产品仍然作为低糖产品在市场上销售。大家只要避开它们就行了。

◎ 谨防糖醇

食品、口香糖和牙膏中常见的糖醇有山梨醇、甘露醇、木糖醇、异麦芽酮糖醇和氢化淀粉水解物。糖醇不包括酒精饮料中的乙醇，天然存在于浆果等植物中。然而，市场上销售的大多数颗粒型糖醇（包括木糖醇）通常是从转基因玉米中提取的，而转基因玉米是通过有毒的化学过程改变基因的。非天然的糖醇会刺激肠道导致腹泻，加剧现有的肠易激综合征相关症状。食用糖醇的常见副作用包括腹胀、腹泻和腹痛。因此，我们不推荐食用这些在市场上常见的糖醇。

说到最好的甜味剂，生蜂蜜、罗汉果、菊苣根和少量的新鲜甜叶菊叶是最好的选择。（我们将在第十三章中概述如何开始低糖饮食；参见"开始低糖饮食的阶梯式方法"。）

◎ 所有的碳水化合物都转化为葡萄糖

广义的碳水化合物——包括蔬菜、水果、谷物、豆类中的和所有的糖——会被人体的消化系统自然转化为葡萄糖。一般说来，正如我们在上一章中了解到的，蛋白质被分解成氨基酸，脂肪被分解成脂肪酸。所有的淀粉都通过一组非常重要的胰酶——淀粉酶——的作用转化为葡萄糖。研究发现，血清淀粉酶水平低会导致糖代谢异常和胰岛素活性受损。[10] 血清淀粉酶水平低的症状可能包括过敏、湿疹和哮喘。淀粉酶缺乏的主要原因之一是高碳水化合物饮食。美国人每人每年消费大约200 lb 谷物类食品，但是美国人普遍存在淀粉酶缺乏的问题。植物以淀粉的形式储存葡萄糖，淀粉分子是由数千个葡萄糖分子连接在一起的长链分子。淀粉含量最高的植物包括麦类、玉米、大米、山药、土豆、豆荚和豌豆。当食用这些植物时，人体会分解淀粉并将其转化为葡萄糖。[11] 当完整的植物，如小麦，被精加工并去除纤维素后，剩下的就是白色小麦粉，它进入人体后会在瞬间转化为糖。如果你曾经将苏打饼干含在嘴里一分钟以上，你就知道它的味道从咸变为甜有多快。相比之下，你将小麦麦粒含在嘴里的话，很长一段时间内你都不会尝到甜味。

精制或简单碳水化合物（如苏打饼干中的）和复杂碳水化合物（如小麦麦粒中的）之间的区别在于纤维素的含量。纤维素基本上是人体无法消化的植物成分。植物含纤维素越多，含糖就越少——想想甘蔗与白砂糖的区别。（更多内容参见第六章中有关纤维素的部分；参见"代谢微生物群重启计划"。）饮食指南预防和健康促进办公室每五年发布一次的饮食指南提供了治疗糖尿病的完美食谱，但可怕的是，就碳水化合物摄入量而言，这份指南是当今肥胖症流行的主要驱动力。目前，饮食指南推荐每天摄入的碳水化合物（225~325 g）提供的热量占个人每天摄入总热量的45%~65%。他们建议除了水果和蔬菜外，还要食用低脂乳制品、谷物和豆类。而我们的祖先呢？他们每天通过食物获得的热量中只有近35%的来自碳水化合物，而且碳水化合物主要来自富含纤维素的蔬菜。一片白面包含有15 g 碳水化合物和1 g 以下的纤维素。这片面包很快就会转化成糖，就和前面说的苏打饼干一样。然而，一杯西蓝花含有6 g 碳水化合物和近2.5 g 纤维素，更不用说还含有更多的植物营养素了。

当我们的餐盘里装了一半的碳水化合物，特别是精制的碳水化合物时，结果就是容易导致血糖水平高。当碳水化合物来源的葡萄糖进入血液、血糖水平开始上升时，胰腺会产生一种非常重要的激素——胰岛素。胰岛素让葡萄糖进入细胞，就像钥匙打开大门一样。细胞内的线粒体将葡萄糖转化为能量分子。当葡萄糖过多时，细胞就会"吃饱"，剩余的葡萄糖就会转化为脂肪。一杯汽水和一块糖果所含的糖超过70 g，这个分量远远超出了我们身体的承受能力。这就像试图从消防水龙带里喝水一样。这也就是人们体重增加的原因：不是因为摄入了脂肪，而是因为所有多余的糖都转化成了脂肪。

糖和体重增加之间的联系已经被很多研究证明。在荒唐的低脂饮食运动开始后30年左右的时间里，据估计，超过⅔（68.8%）的美国成年人被认为超重或肥胖。美国卫生与公众服务部的结论是，近¾（74%）的男性被认为超重或肥胖。[12] 现在大约40%的女性被认为肥胖，大约⅓的6~19岁的儿童和青少年被认为超重或肥胖。这简直算得上失控了。我们正在破坏孩子们的免疫系统，增大他们患癌症的风险，例如像万圣节这样的节日，一个孩子可以收集到600 g以上的糖果。现在我们知道，这是很可怕的。

可悲的是，随着饮食中的糖越来越多，癌症的发病率也越来越高。事实证明，癌细胞和孩子一样喜欢糖，糖对身体的影响为癌细胞创造了一个非常友好的环境，癌细胞可以在这个环境中茁壮成长。人体内所有多余的脂肪都会产生雌激素，这是一种促进癌细胞生长的激素（更多内容参见第十章中的"激素和癌症"）。在美国，就像癌症一样，包括2型糖尿病在内的血糖失衡正在广泛蔓延，每10个成年人中就有1个患糖尿病，每3个成年人中就有1个处于糖尿病前期。2001~2009年，10~19岁儿童和青少年的2型糖尿病发病率上升了21%。大型研究团队的研究表明，2型糖尿病患者的癌症发病率较高，其中使用胰岛素的患者死亡率最高。[13] 正如我们将看到的，胰岛素对引发癌症也有极强的促进作用。

即使我们知道糖是不好的，停止吃糖也不是一件容易的事。与海洛因和可卡因一样，糖也可以刺激大脑中相同的快感中枢；自然，我们想要更多的糖。糖是一种强效"毒品"，与我们在新闻中听到的非法毒品一样危险。当人们不能或不愿意停止吃糖的时候，他们就会生病。

◎ 葡萄糖和胰岛素：导致癌症的邪恶双胞胎

葡萄糖和胰岛素水平升高可以通过多种方式导致体内代谢失衡，增大患癌症的风险。体内葡萄糖增多加快了癌症的发展进程，包括使癌细胞过度增殖、帮助癌细胞永生、延长细胞周期和促进血管生成。[14] 除了喂养癌细胞并助其生长之外，高水平的葡萄糖和胰岛素还会刺激促进癌细胞生长的通路。在2013年《临床调查杂志》（*Journal of Clinical Investigation*）的一篇研究报告中，研究人员称，血糖水平高会触发几种生长因子的表达。[15] 其他研究发现，血糖水平高会抑制p53蛋白的功能。[16]（正如我们在第三章中提到的，p53蛋白是肿瘤抑制蛋白。由于它在防止基因组突变方面的作用，它被称为"基因组的守护者"。）这意味着，高糖饮食使p53蛋白失去作用，使细胞更容易受到不加控制的DNA损伤，从而引发癌症。

令人震惊的增重奶昔

以下是从经常被推荐的增重奶昔的成分标签上抄录的信息，表明增重奶昔只含有 240 kcal 热量、10 g 蛋白质、4 g 脂肪、20 g 糖和 41 g 碳水化合物。其配料中排位靠前的 5 种（水之后的 5 种）配料是转基因的，而且其中各种形式的维生素是合成的！

增重奶昔的配料：水、玉米糖浆、糖、浓缩牛奶蛋白和少于 2% 的植物油（菜籽油、高油酸葵花子油、玉米油）、大豆分离蛋白、阿拉伯胶、低聚果糖、磷酸镁、柠檬酸钾、菊粉（来自菊苣）、氯化钾、纤维素凝胶和树胶、盐、碳酸钙、大豆卵磷脂、抗坏血酸钠、酒石酸胆碱、天然和人工香料、α - 生育酚乙酸酯、磷酸钙、天冬氨酸、硫胺素盐酸盐、β - 胡萝卜素、核黄素、氯化铬、叶酸、生物素、碘化钾、植酮、亚硒酸钠、钼酸钠、维生素 B_{12}。

此外，胰岛素还能刺激人类脂肪细胞释放被称为"细胞因子"的促炎化学物质。而反复造成血糖水平高的饮食（如早餐吃香蕉，午餐吃三明治，晚餐吃意大利面）会促进促炎环境的生成，这种环境被认为是点燃癌症之火的火柴。胰岛素水平高还会增加其他抑制免疫细胞的炎症分子，如自然杀伤细胞（NK细胞），同时会导致胰岛素样生长因子1型（IGF-1）的产生。IGF-1是一种促进组织生长的激素，它在癌症发展的几个关键阶段发挥着非常强大的作用，包括使癌细胞增殖、凋亡、转移和对化疗药物产生耐药性，以及促进血管生成。[17]

最佳机体代谢救援奶昔

　　这是我们的增重奶昔配方。这款增重奶昔含有 20 g 蛋白质、25 g 脂肪、18 g 碳水化合物，不含糖。另外，它由天然食物制成，所含成分是你的身体可以辨认和判断的！

　　2 汤匙乳清蛋白粉　　　　　　1 茶匙改性柑橘果胶
　　　　或鸡蛋蛋白粉　　　　　　1½ 杯纯净水，或冷却的绿茶或圣罗勒茶
　　　　或胶原蛋白粉　　　　　　½ 个鳄梨
　　　　（15 g 蛋白质）　　　　　2 汤匙生可可粉
　　2 茶匙完整的亚麻籽　　　　　2 茶匙肉桂粉
　　　　（不要用亚麻籽油）　　　1 汤匙香草精
　　1 汤匙中链甘油三酯（MTC）油　　冰块

　　用大功率搅拌机搅拌所有配料，直到完全混合。尽情享用！

　　胰岛素抵抗（在长时间高血糖后发生）指细胞对胰岛素的反应能力降低，从而导致葡萄糖难以进入细胞。胰岛素抵抗也是恶病质的特征之一，恶病质是一种"内部消耗"综合征，会导致50%~80%的癌症患者死亡。（相关内容将在第八章中详细介绍，但请注意，含糖量高的高碳水化合物饮食只会加重恶病质。）饮用广受欢迎的含糖代餐饮料就像火上浇油。2014年9月的《癌症与代谢》（*Cancer and Metabolism*）杂志上的一篇研究报告得出结论，恶病质的部分原因是"肿瘤细胞的代谢改变，这种改变可以通过生酮饮食法逆转，抑制肿瘤生长，抑制肌肉减少和体重减轻"。[18] 没错，实行生酮饮食法，每天只摄入大约20 g 碳水化合物，可以逆转恶病质，多年来我们一直让患者这样做。

　　你继续阅读的话就会发现，我们谈论的关于癌症的一切也适用于其他现代疾病。我们并没有夸大其词：如果你想预防癌症和其他慢性疾病（如糖尿病、心脏病），以及其他几乎所有的非传染性疾病，限制葡萄糖的摄入量至关重要。只不过癌细胞对糖有很强的依赖性，并且能够巧妙地利用它。

◎ 癌细胞如何吞噬葡萄糖：瓦尔堡效应

我们并不是第一个断言癌细胞喜欢葡萄糖的人。医学博士、诺贝尔奖获得者奥托·瓦尔堡在20世纪20年代首次描述了一种癌细胞代谢理论，即现在我们所知的瓦尔堡效应。值得庆幸的是，瓦尔堡的早期工作最近得到了几位研究人员和学者，特别是波士顿学院的托马斯·赛弗里德博士和南佛罗里达大学的多米尼克·德阿戈斯蒂诺博士，以及其他许多人的推进。他们的发现〔在很大程度上被西方医学忽略，你只要读一读特拉维斯·克里斯托弗森（Travis Christofferson）的优秀著作《真相之旅》（*Tripping over the Truth*）就知道了〕是，癌细胞利用葡萄糖创造维持其疯狂生长所需的能量。但它们不像正常细胞那样利用葡萄糖；它们利用葡萄糖的速度更快。癌症被广泛接受的特征之一正是癌细胞重新规划能量代谢的能力，这使它们以非常快的速度创造能量。让我们来解释一下是怎么回事。

首先，我们知道，癌症的核心特征是癌细胞不受控制地增长。癌细胞若要生长，就需要复制其DNA、RNA和其他细胞成分，以便分裂成两个子代细胞。所有这些倍增和分裂都需要能量。就像攀登珠穆朗玛峰的登山者平均每天燃烧10 000 kcal热量一样，癌细胞需要大量能量才能维持其剧烈的活动。为了让所有细胞（不仅仅是癌细胞）保持活力并执行其基因编码功能，细胞必须产生能量。癌细胞设计了一种更快做到这一点的方法。首先，它们消耗血糖的速度是正常细胞的50倍，这一壮举是通过多种方式实现的。其中一种是通过在细胞表面产生比正常细胞表面更多的胰岛素受体，让更多的葡萄糖进入细胞。研究发现，乳腺癌细胞表面胰岛素受体的数量是正常细胞的3倍，而结肠癌细胞表面胰岛素受体的数量几乎是正常细胞的2倍。[19]

癌细胞所需的能量是通过无氧呼吸、代谢葡萄糖获取的。当葡萄糖转化为能量储存分子三磷酸腺苷（ATP）时，就会发生呼吸作用。所有细胞都需要ATP（ATP就像微型电池）来提供能量，当身体耗尽ATP时，体内首先燃烧的是碳水化合物，然后是脂肪，而蛋白质不会燃烧，只会增加。这个呼吸过程可以通过两种不同的方式发生，一种是有氧呼吸，需要氧气（正常细胞通常采用的方式）；另一种是无氧呼吸，不需要氧气。

有氧呼吸是一个多步骤的过程，在这个过程中，正常细胞利用氧气，将一个葡萄糖分子转化为2个丙酮酸分子（这个过程被称为"糖酵解"，其字面意思是"分解葡萄糖"），最终形成30多个ATP分子，并释放出废物——二氧化碳。相反，癌细胞通过无氧呼吸的代谢途径将葡萄糖分解为丙酮酸并形成ATP，但产生的副产品是乳酸，而不是二氧化碳。有氧呼吸可以把每个葡萄糖分子分解成30多个ATP分子，而无氧呼吸只会把每个葡萄糖分子分解成2个ATP分子。

酸碱饮食法神话的终结

酸碱饮食法的支持者认为，癌细胞在酸性（低 pH 值）环境中能茁壮成长，在碱性（高 pH 值）环境中则不能。因此，他们断言，食用高碱性食物（如水果和蔬菜），同时限制酸性食物（动物性食物）的食用可以提高血液 pH 值水平，并在人体内创造一个阻止癌细胞生长的环境。然而，正如我们解释的那样，癌细胞能够通过糖酵解来创造自己的酸性微环境，这会产生乳酸这一副产品。癌细胞重新编程，导致肿瘤酸化。基本上是癌症本身造成了酸性环境，而非酸性环境造成了癌症。

肿瘤处于酸性微环境中，因此通过饮食使肿瘤碱化既不现实也不起作用。[20]事实上，酸碱饮食法非常容易引起炎症，富含水果和豆类的饮食会增加胰岛素、糖酵解、生长因子和其他肿瘤促生因素。当然，任何开始食用更多富含强效抗癌化合物的植物性食物的人都会从中受益。但遗憾的是，酸碱饮食法对癌症有效的观点是不正确的，也是由误导产生的。

由于线粒体受损，癌细胞别无选择，只能通过无氧呼吸（也被称为发酵）来产生能量，即使在有氧气可用的情况下也是如此。癌细胞如何利用这种低效的代谢途径呢？答案分为两个方面。通过使用瓦尔堡所说的"糖酵解"能量产生方式，癌细胞利用葡萄糖分子生成的ATP分子较少，但它们产生ATP分子的速度更快，而且快多了。事实上，癌细胞产生ATP分子的速度几乎是正常细胞的100倍。这是可能的，因为癌细胞已经破坏了线粒体。还记得每个细胞内发生新陈代谢的那些"微型引擎"吗？每个细胞包含成百上千个线粒体，这些"引擎"负责提供能量，还负责控制遗传信号和调节细胞凋亡。[21]在癌细胞中，线粒体受损和失调，癌细胞就像没有列车员的小火车。是什么损害了线粒体？是现代生活中的许多要素，包括毒素、药物，当然还有糖。[22]

从检测结果中发现问题

如下所述的血糖（葡萄糖）指标可以用来评估和监测身体是如何处理葡萄糖的。

HbA1C：糖化血红蛋白是血红蛋白的一种形式，用于确定最近 3 个月的平均血糖浓度。

空腹血糖：在至少 8 小时没有进食的情况下，检测血液中的葡萄糖的量。

IGF-1：检测血液中这种生长激素的水平，它的活性与胰岛素的相当。

空腹胰岛素：在至少 8 小时没有摄入葡萄糖的情况下，检测血液中胰岛素的量，这有助于判断是否存在胰岛素抵抗。

我们强烈建议我们的患者进行这些血糖指标的检测。总体而言，纳沙医生喜欢低于"正常"实验室参考值的水平。你如果想知道高血糖是否会导致癌症或其他疾病，就一定要与你的医生商量安排进行这些检测。知道你的基线水平也有助于你衡量你的身体对低糖和低碳水化合物饮食的反应。

但对癌细胞来说，这不仅仅是为了更快地产生ATP分子。通过这种能量产生方式，癌细胞能够分泌大量的乳酸，进而乳酸进入细胞外微环境，将pH降到6.0~6.5（正常的pH在7.4左右）。乳酸会导致酸中毒，从而开启血管生成（新的血液供应）的信号，为癌细胞提供代谢燃料，同时也会导致免疫抑制。[23]〔有几本专著更深入地探讨了这一过程。托马斯·赛弗里德博士的《癌症是一种代谢性疾病》（*Cancer as a Metabolic Disease*）是一本必读的书。〕

对外行来说，重要的是癌症患者需要代谢疗法——包括生酮饮食法和本书概述的平衡其他体质要素的方法——才能有效地预防和管理癌症。现在，让我们更详细地介绍生酮饮食法及其预防癌症和逆转癌症进程的惊人能力。

◎ 生酮饮食法与癌症代谢疗法

（说明：实行生酮饮食法在临床上有很多需要考虑的因素，并非每个人都适合生酮饮食法。它还可能产生副作用。因此，我们建议你先向专业人士咨询，在开始实行生酮饮食法之前接受检测，并且在专业人士的指导下实行。）

　　几年来，我们一直让患者实行低糖（即降低血糖）、限制热量、禁食和生酮的饮食方法，取得了令人难以置信的成果。我们知道（并见证了）减少糖和高糖食物的食用量是患者预防和管理癌症最重要的饮食疗法。这是利用癌细胞代谢弱点的终极武器，其他饮食疗法都不能起到如此强大的保护和抗癌作用。但需要明确的是，生酮饮食法本身并不能治愈癌症。正如你将看到的，除了糖，还有另外9个体质要素影响癌症，但是糖会给这9个体质要素带来不利影响。因此，生酮饮食法这样的代谢饮食疗法是一种非常有效的"工具"，对所有体质要素都有好处。它也是一种强大的"工具"，可以与我们在本书中详细介绍的其他"工具"一起被你放在你的"工具箱"中。生酮饮食法正在成为一种独立的治疗方法，对包括脑癌在内的许多癌症具有疗效，也有利于治疗癫痫、阿尔茨海默病和帕金森病等神经系统疾病。这就是为什么我们一遍又一遍地提到生酮饮食法和禁食。禁食、限制热量和生酮饮食法并不算新颖的疗法；相反，它们是人类从一开始就遵循的饮食方式，并在人类没有意识到的情况下产生了治疗效果。

　　在人类的生存历史中，人类经常经历食物匮乏的时期。饥饿和长时间不吃东西（即禁食）真的很常见。如今可不是这样。对许多美国人来说，挨饿是一种非常不舒服的感觉。你上次让自己饿了一个多小时是什么时候？酮症的最终作用机制是这样的：当身体缺乏饮食中的碳水化合物（通常指每天摄入50 g以下的碳水化合物）时，肝脏就成了储存的葡萄糖的唯一提供者，葡萄糖以糖原的形式存在，用来喂养饥饿的器官，比如大脑——这是一个特别需要能量的器官，它消耗的能量占总能量消耗的20%左右。但是，肝脏储存的葡萄糖仅够维持24~48小时的供应。如果没有备用能源，人类早就消失了。但幸运的是我们有，那就是酮体。一旦肝糖原耗尽，肝脏就可以利用饮食中的脂肪酸或身体中的脂肪生成酮体。酮体被释放到血液中，并被大脑和其他器官的细胞吸收。就像葡萄糖一样，酮体被输送到能量工厂——线粒体——中用来制造ATP。关键是：健康的细胞在代谢方面具有灵活性，可以从使用葡萄糖作为燃料转换为使用酮体作为燃料；数百万年来，人类的细胞一直在这样做。然而，研究表明，癌细胞可能缺乏这种代谢上的灵活性。葡萄糖的减少和营养性酮症有效地切断了癌细胞的主要燃料供应，使细胞处于代谢压力状态。[24] 此外，酮症还有其他几种对抗癌有益的作用，包括：

- 减少血管生成（肿瘤生长所需的新血管的形成）；
- 恢复癌细胞的正常凋亡（细胞自杀）；
- 破坏肿瘤组织 DNA 的稳定，从而损害癌细胞；
- 随着时间的推移，缩小肿瘤；
- 降低胰岛素和 IGF-1 水平；
- 加强常规癌症治疗（包括化疗和放疗）的效果，同时减少常见的副作用。[25]

糖的存在与否可以决定传统癌症治疗方法的成败——是的，这是真的，而且已经被多次证明了。因此，我们支持戒糖！生酮饮食法只对脑癌有帮助的说法是没有依据的。除了前列腺癌、结肠黏液性腺癌、支气管肺泡癌和甲状腺癌外，其他所有癌症都高度依赖葡萄糖。

生酮饮食法的基本要点

现在你可能在想如何实现生酮状态，即你的身体以酮体而非葡萄糖作为燃料。以下是生酮饮食法的作用原理。简而言之，根据我们通常制订的生酮饮食食谱，一个人每天摄入的营养的70%~75%来自健康的抗炎脂肪，20%~25%来自优质蛋白质，5%~10%来自碳水化合物（应该包括碳水化合物少、植物营养素密集的蔬菜）。你可能还记得，阿特金斯饮食法提倡摄入大量蛋白质和中等含量的脂肪。为什么生酮饮食法建议摄入大量脂肪和中等含量的蛋白质呢？首先，这是因为脂肪对血糖和胰岛素水平没有影响。然而，如果大量摄入蛋白质，血糖和胰岛素水平就都会受到影响。如果摄入过多的蛋白质，超过50%的多余蛋白质会在人体内转化为葡萄糖，多余的葡萄糖会增高胰岛素水平，而且会抑制人体释放和燃烧脂肪酸并进入生酮状态的能力。每个人都需要对自己的热量摄入量和宏量营养素摄入量的比例进行评估和再评估。这里，我们大致说明一下每天摄入2000 kcal热量的生酮饮食的构成。

脂肪（每克含热量9 kcal）：165 g 或1500 kcal

蛋白质（每克含热量4 kcal）：100 g 或400 kcal

碳水化合物（每克含热量4 kcal）：25 g 或100 kcal

碳水化合物对血糖水平的影响最大，这就是为什么它的摄入量最小，而且我们应该尽可能地从营养密度最高、升糖指数最低的蔬菜中摄入碳水化合物。这样的蔬菜包括深色绿叶蔬菜、新鲜芳香植物、十字花科蔬菜、蘑菇、大蒜和洋葱等。这就是生酮饮食法的合理之处。不过，每天吃大量的柠檬、酸橙、罗勒、花椰菜、香菜、菠菜、大蒜等，也有可能保持生酮状态。我们的目标始终是将营养密度最高的食物纳入生酮饮食计划。多年来，我们发现，大多数人在遵循生酮饮食法的情况下，可以实现一天吃10种蔬菜的目标。然而，每个人对饮食的反应是不同的：有些人摄入较多碳水化合物（每天30 g左右）也容易实现生酮，而另一些人必须将每日碳水化合物摄入量降至20 g以下。刚开始的时候，最有效的方法就是记录碳水化合物的摄入量，尽量把每天的摄入量控制在20 g以下。

表4.2是杰丝设计并推荐的生酮沙拉配方，它最大限度地增高了抗癌植物营养素的含量。正如你将从表4.3~4.5中看到的，大多数食物都含有一些碳水化合物。最重要的是尽可能多地把你每天的额定碳水化合物摄入量"消耗"在最有效的蔬菜和其他草本植物上。（此外，只要有条件，就尽量选择有机蔬菜。）

表 4.2　杰丝的生酮沙拉配方

食物	分量	碳水化合物含量（g）	植物营养素
芝麻菜	½ 杯	0.4	硫代葡萄糖苷
芦笋	1 根	0.6	皂苷
紫苏	¼ 杯	0.2	芫草素、芹菜素
覆盆子	10 颗	2	鞣酐
西蓝花，生的	½ 杯	2.9	山柰酚
大蒜	1 瓣	1	蒜素
海苔（海藻）	1 片	1	硫酸多糖
葱	1 汤匙	1.7	硫代亚磺酸酯、槲皮素
香菇	2 个	2	葡聚糖
牛皮菜，生的	1 杯	1.4	甜菜红碱
碳水化合物总量		13.2	

重点关注的食物

健康、抗炎的脂肪和优质蛋白质构成了生酮饮食的主要成分，让我们仔细看看这些成分。

健康脂肪（75%）

好的、健康的脂肪来源包括坚果和种子，最好是生的（条件允许的话，浸泡以使其发芽），以及以它们为原料制成的奶、酱、油和粉。这些坚果和种子包括杏仁、巴西坚果、奇亚籽、亚麻籽、榛子、澳洲坚果、山核桃、松子、开心果、南瓜子、芝麻、葵花子和核桃（注意，不包括花生或腰果）。椰子制品很棒，包括新鲜椰汁、椰蓉、椰子油、椰子奶油、椰奶（罐装和全脂的）、椰子粉和椰子酱油。我们推荐的其他油有冷压特级初榨橄榄油、鳄梨油、芝麻油、核桃油、猪油（来源清洁）和鸭油。中链甘油三酯（MCT）油通常来自椰子油，可以增加酮体的产生。有机、全脂、草饲和发酵的乳制品也不错（如果你不对乳制品过敏或易感），包括全脂奶酪、草饲黄油、酥油、有机酸奶油、奶油奶酪、乳清奶酪，以及用草饲牛的牛奶制成的全脂酸奶和乳清蛋白粉。我们还推荐将橄榄、鳄梨和羊肉作为健康脂肪的重要来源。

优质蛋白质（20%）

动物蛋白质的碳水化合物含量往往较低。当谈到选择动物性食物时，我们多次强调：质量是最重要的。优质蛋白质的重要来源包括：草饲的牛羊的肉；野生鲑鱼、大

关于酮症的检测

酮体的存在和数量可以通过检测尿液、血液或呼吸来评估。大多数人发现尿检试纸是最简单和最实惠的家庭检测工具；然而，血液和呼气检测的结果更准确一些。当血酮水平达到 0.5 mmol/L 时，从技术上讲，身体处于酮症状态，而对活动性癌症患者来说，血酮水平最好保持在 3.0 mmol/L 或以上，血糖水平保持在 70 mmol/L 或以下。有一些家庭检测工具可以同时检测酮体和葡萄糖的水平，例如血糖精准检测系统。临床上使用的另一种工具是由托马斯·赛弗里德博士设计的葡萄糖酮指数计算器，它可用于监控酮症。

比目鱼、鲭鱼、真鳕、黑线鳕和沙丁鱼；有机和牧场饲养的鸡和它们的蛋；有机火鸡肉；虾、龙虾和扇贝。（注意，到底吃多少红肉可能需要根据一些实验室检测结果进行个性化评估；我们稍后将更详细地讨论红肉。）

热量限制

当人进食时，人体会代谢食物以产生能量，并协助生成蛋白质以制造免疫细胞、DNA等。当消耗的能量较少时，人体细胞可获得的营养物质就会减少。这在本质上减缓了新陈代谢过程，减少了自由基的产生，并限制了参与癌症发展的一些蛋白质的功能和表达。[26] 我们将在接下来的章节中更多地讨论禁食，因为当人体不需要费力地代谢食物时，基因损伤就会减少。因此，限制热量摄入是预防和治疗癌症的一种非常有效的代谢疗法。

遵循限制热量的生酮饮食法意味着将热量摄入量减小到基线水平的30%~75%。在开始这个更深层次的代谢过程之前，你应该向你的医生咨询一下。

表4.3~4.5列出了100多种适合生酮饮食的食物的宏量营养素含量。当你准备好了，你就可以根据它们开始尝试各种食物组合了。还有许多精彩的书值得一读，包括多米尼·肯普（Domini Kemp）和帕特里夏·戴利（Patricia Daly）合著的《生酮厨房》（*The Ketogenic Kitchen*），以及即将出版的饮食指南《抗癌生酮饮食》（*Keto for Cancer*），它的作者是生酮营养专家米里亚姆·卡拉梅恩（Miriam Kalamian）。我们强烈推荐这本书，它有助于你开始进行生酮饮食。

表 4.3　适合生酮饮食的常见蔬菜的宏量营养素含量

蔬菜	分量	热量（kcal）	脂肪（g）	蛋白质（g）	碳水化合物（g）	糖（g）
洋蓟	1 个	60	0.2	4.2	13	1.3
芝麻菜	½ 杯	3	0.1	0.3	0.4	0.2
芦笋	1 杯	27	0.2	3	5	2.5
罗勒	¼ 杯	1	0	0.2	0.2	0
甜菜	1 杯	59	0.2	2.2	13	9
彩椒	1 个中等大小的	24	0.2	1	6	3

（续表）

蔬菜	分量	热量 （kcal）	脂肪 （g）	蛋白质 （g）	碳水化合物 （g）	糖 （g）
西蓝花	½ 杯	15	0.2	1.2	2.9	0.8
抱子甘蓝	1 杯	38	0.3	3	8	1.9
卷心菜	1 杯	17	0.1	0.9	4.1	2.2
胡萝卜	1 根中等大小的	25	0.2	0.6	6	3
花椰菜	1 杯	27	0.3	2	5	2
芹菜	1 杯	16	0.2	0.7	3	1.8
香菜	9 根	5	0.1	0.4	0.7	0.2
牛皮菜	1 杯	7	0.1	0.6	1.4	0.4
香葱	1 汤匙	1	0	0.1	0.1	0.1
白菜	1 杯	11	0.2	1.1	2	0.2
黄瓜	½ 杯	8	0.1	0.3	1.9	1
茄子	1 杯	20	0.2	0.8	4.8	2.9
茴香	1 杯	27	0.2	1.1	6	0
大蒜	1 瓣	0	0.2	0	1	0
青豆	1 杯	31	0.2	1.8	7	3.3
羽衣甘蓝	1 杯	33	0.6	2.9	6	0
韭葱	1 杯	54	0.3	1.3	13	3.5
薄荷	½ 杯	20	0	0	4	0
蘑菇 （小褐菇）	½ 杯	8	0.1	1.1	1.1	0.7
海苔	1 张	10	0	1	1	0
波特菇	1 个中等大小的	22	0	2	4	2
南瓜	½ 杯	42	0	1	10	4
萝卜	½ 杯	9	0.1	0.4	2	1.1
红叶莴苣	1 杯	5	0.1	0.1	0.6	0.1
红洋葱	1 个中等大小的	44	0.1	1.2	10	4.7

（续表）

蔬菜	分量	热量 （kcal）	脂肪 （g）	蛋白质 （g）	碳水化合物 （g）	糖 （g）
金丝瓜	1 杯	31	0.6	0.6	7	2.8
菠菜	1 杯	7	0.1	0.9	1.1	0.1
番茄	1 个中等大小的	22	0.2	1.1	4.8	3.2
西葫芦	1 个中等大小的	33	0.6	2.4	6	4.9

资料来源：美国农业部和个别食品制造商

表 4.4 适合生酮饮食的常见坚果和种子（包括奶、酱、粉、油）的宏量营养素含量

坚果和种子 （奶、酱、粉、油）	分量	热量 （kcal）	脂肪 （g）	蛋白质 （g）	碳水化合 物（g）	糖 （g）
杏仁酱	2 汤匙	180	16	7	7	1
杏仁粉	3 汤匙	90	8	3	3	1
杏仁（整颗）	1 oz（23 颗）	162	14	6	6	1
杏仁（薄片）	¼ 杯	180	15	6	6	1
巴西坚果	1 oz（6 颗）	185	4	4	3	1
可可脂（阳光食品，超级食物）	1 汤匙	126	14	0	0	0
奇亚籽	2 汤匙	137	9	4	12	0
可可粉	1 汤匙	20	0.5	1	2	0
椰子奶油（优缇牌）	1 汤匙	100	9	1	3	1
椰子粉 （鲍勃红磨坊牌）	2 汤匙	60	2	2	8	1
椰子油（优缇牌）	1 汤匙	130	14	0	0	0
椰奶（罐装的，天然森林牌）	¼ 杯	100	10	0	3	1
亚麻籽粉	1 汤匙	37	3	1	2	0
榛子	0.5 oz（10 颗）	88	9	2	2	1

（续表）

坚果和种子 （奶、酱、粉、油）	分量	热量 （kcal）	脂肪 （g）	蛋白质 （g）	碳水化合 物（g）	糖 （g）
澳洲坚果酱	2 汤匙	210	20	4	6	2
澳洲坚果	1oz（10~12 颗）	203	21	2	4	1
MCT 油	1 汤匙	100	14	0	0	0
橄榄油	1 汤匙	120	14	0	0	0
山核桃	1 oz （19 个半颗的）	196	20	2.6	4	1
山核桃酱	2 汤匙	210	20	4	6	1
松子	1 oz（167 颗）	191	19	3.9	3.7	1
开心果	1 oz（49 颗）	159	13	6	8	2
南瓜子	1 杯	285	12	12	34	0
芝麻油 （有机特级初榨）	1 汤匙	130	14	0	0	0
芝麻	1 汤匙	50	5	2	1	0
椰丝（有机）	¼ 杯	147	13	1.3	5.3	1.3
葵花子酱	2 汤匙	220	20	6	5	1
葵花子	1 杯	830	76	23	28	0
核桃	1 oz （14 个半颗的）	185	18	4	4	1

资料来源：美国农业部和个别食品制造商

表 4.5 适合生酮饮食的常见动物性食物的宏量营养素含量

动物性食物	分量	热量 （kcal）	脂肪 （g）	蛋白质 （g）	碳水化合 物（g）	糖 （g）
猪肉培根（阿普尔盖 特农场产品）	2 片煎过的	60	5	4	0	0
牛肉（来自草饲牛）	3 oz	123	4	21	0	0
牛腩	2 oz	156	6	5	0	0

（续表）

动物性食物	分量	热量（kcal）	脂肪（g）	蛋白质（g）	碳水化合物（g）	糖（g）
牛肉热狗（阿普尔盖特农场有机产品）	1 个	90	7	6	0	0
鸡肉	1 杯	306	18	35	0	0
蛤蜊	20 个小的	281	4	49	10	0
真鳕	3 oz	70	0.6	15	0	0
螃蟹（罐装的，皇冠王子牌）	½ 罐（2 oz）	40	0	9	0	0
蛋	1 个大的	78	5	6	0.5	0.5
明胶（五大湖牌）	1 汤匙	25	0	6	0	0
黑线鳕	1 片	136	0.8	30	0	0
比目鱼	3 oz	94	1.4	19	0	0
羊肉	3 oz	250	18	21	0	0
龙虾	3 oz	76	0.7	16	0	0
鲭鱼	3 oz	174	12	16	0	0
贻贝	3 oz	146	3.8	20	6	0
牡蛎	6 个中等大小的	175	11	8	10	0
猪排	1 块	505	31	52	0	0
鲑鱼	3 oz	177	11	17	0	0
沙丁鱼	2 条	50	3	6	0	0
对虾	3 oz	85	1	18	0	0
鳟鱼	1 片	215	8	33	0	0
金枪鱼	3 oz	99	1	22	0	0
火鸡培根（阿普尔盖特农场产品）	1 片	35	1.5	6	0	0
火鸡鸡胸肉	1 片	22	0	4	1	1
火鸡热狗	1 个	60	3.5	7	1	0

资料来源：美国农业部和个别食品制造商

◎ 科学理解糖

现代饮食为我们的身体提供的糖比我们的基因、线粒体和激素在整个人类历史中遇到过的还要多。糖对我们来说是毒药，对癌细胞来说是长生不老药。将糖的摄入量减小到农业社会前我们祖先摄入的量，显然是减小癌症威胁的非常有力的一步。糖潜藏在很多地方，所以立即限制添加糖的摄入，只摄入天然糖（比如浆果等低糖水果中的糖），是一个简单的开始。

在下一章中，我们将重点转向患癌的另一个主要原因：接触有毒化学品和环境致癌物。我们将解释如何避免接触它们，以及如何将它们从身体中清除。其中一些致癌物的来源可能令你非常惊讶。

第五章

致癌物、癌症和排毒

所有物质都是毒药；没有什么不是毒药。毒物和药物的区别在于剂量是否适当。

——帕拉塞尔苏斯（Paracelsus，1493—1551）

你无法在生病的星球上过健康的生活。

——约翰·雷普格（John Replogle），
第七代公司总裁兼首席执行官

我们接触致癌化学物质常常是在完全无意识的情况下发生的。有毒化学物质尽管无处不在，但大多数是我们看不见的。自第二次世界大战以来，已有80000多种新型合成化学品用于商业用途。人类总共创造了2000万种以上的化学物质；即使其中的大多数都没有直接用于商业用途，但是其制造过程中产生的副产品污染了空气、土壤和水。在全球范围内，平均每27秒就有一种新的化学品被合成出来。[1] 令人难以置信的是，这些化学品中只有不到5％的经过了安全性检测，而且还没有经过协同作用检测（测试它们如何相互作用，这一点很重要，因为在某些情况下，惰性化学品在与其他化学品混合时才会致癌）。与此同时，我们无时无刻不在摄入、吸入、注射和吸收各种化学品，并暴露在充满化学品的环境中。

正如你现在可能已经了解到的，"致癌物"一词指可能有助于癌症形成（包括引起基因突变和促进肿瘤生长）的任何物质。接触致癌毒素会导致线粒体损伤、炎症和细胞氧化，破坏激素平衡并抑制免疫系统。令人遗憾的是，我们每天都在长时间接触它们。

自大约300年前的工业革命以来，癌症的发病率飙升，许多研究将暴露于毒素与癌症（包括乳腺癌、儿童白血病和脑癌）的发展联系起来。例如，家庭使用除草剂和杀虫剂与白血病和脑癌的发展呈正相关。[2] 实际上，据估计，几乎90%的癌症是由接触环境致癌物造成的。不仅如此，暴露于高水平致癌物以及人体排毒系统功能欠佳，大幅度增大了患癌症的风险。[3] 在本章后面的章节中，你将了解一些SNP，它们可以极大地影响肝脏排出有毒化学物质的能力，并且认识到在开始实行任何排毒计划之前，进行基因分析是一个需要考虑的关键因素。

说到癌症时，接触致癌物的作用是不可低估的。在我们的临床实践中，我们开发并整合了环境毒素检测，这些检测可以评估我们的新患者的毒素摄入量。通常，这是最优先考虑的部分。即使患者进行生酮饮食并且饮食非常健康，但如果他们每天都暴露于致癌物，癌细胞也能获得促进其增殖的物质，不论癌细胞的营养状况如何。在癌症复发多年，或者由于接触有毒物质（常见的一种情况是家庭装修）导致了癌症之后，我们意识到这个领域需要我们重点关注。

◎ 深入了解致癌物

致癌物存在于新车、沙发、防晒霜、婴儿睡衣、婴儿爽肤粉、空气清新剂、洗衣粉、杀虫剂、干洗剂、炊具、某些食品、食品包装、艺术品、工艺品、儿童玩具、建筑材料、染发剂、饮用水、香水、处方药等中。黄曲霉毒素是其中一种致癌物，它存在于大多数储存的谷物中。除此之外，还有砷，它通常存在于用于蔬菜的农药和动物饲料中。另外还有甲醛，常见的化妆品、房屋内的油漆和疫苗中都有这种致癌物。如今我们知道，传统上用于治疗癌症的许多药物也是致癌的。9种化学治疗药物被国际癌症研究机构认定为1级致癌物（对人具有致癌性），包括用于治疗白血病的苯丁酸氮芥和用于治疗卵巢癌的美法仑。为什么继发性癌症的发病率一直呈上升趋势呢？因为西方最好的癌症治疗模式是使用已知会导致癌症的物质去治疗癌症。这如何能被认为是一种好的治疗模式？是时候在西方治疗模式中找出漏洞了。

一些致癌物会被人体的排毒系统在几天或几个月内清除出去。还有一些有毒化学物质会在人体器官间循环、存留一生，以及储存在脂肪细胞中。这些物质被称为持久性有机污染物，是能够通过化学、生物或光解过程抵抗环境降解的化合物。由于具有持久性，持久性有机污染物在人体内积累，严重影响人类健康。农药二氯二苯基三氯乙烷可能是最著名的持久性有机污染物。1962年生物学家雷切尔·卡森（Rachel Carson）的畅销书《寂静的春天》（Silent Spring）阐明了其对人类健康的毁灭性影响。

美国疾病控制与预防中心在2009年的"人类环境化学品暴露第四次国家报告"中宣布，生活在美国的人体内至少有212种合成化学物质。美国的许多新生儿在出生时体内已经有200多种有毒化学物质，它们是通过母亲的胎盘进入体内的。在人体中检测到的化学物质包括有毒金属、多环芳烃、挥发性有机化合物、二噁英、有机磷农药、除草剂和驱虫剂等。

许多人认为有毒化学物质是受到管制的，因此从不考虑弄清楚防晒霜、杀虫剂或洗发水的成分。然而，可悲的是，美国唯一的监管法律是过时的、没有效力的《有毒物质控制法》（Toxic Substances Control Act），该法律于1976年由国会通过。该法律从通过到2016年6月，据称其核心条款一直在积极规范家庭和工业建筑的建造，并未进行修改。然而，它已被证明不能有效禁止使用已知会致癌的材料，例如石棉。石棉的使用在美国依然合法，但它在其他50个国家已被禁止使用。化学品的售前测试和安全规定也未被纳入法律，人们之前已使用的大约60000种祖父级化学品也无须进行安全性检测。[4] 这使得成千上万种化学品在没有进行任何安全性检测的情况下继续存在于市场上。此后，化工企业在没有任何安全证明的情况下，向日用品中添加了数百种新型化学品。实际上，美国政府必须有证据证明某种化学品存在危险，然后才能进行检测。化学品就这样每天威胁着我们的健康。

香烟就是一个很好的例子。我们已知吸烟会致癌，甚至吸二手烟和三手烟也会致癌，但香烟的销售依然合法。据说，香烟包装盒上的警告标签足以阻止潜在的吸烟者。但是，警告标签并没有出现在其他许多产品的包装上。2016年初，美国密苏里州法院裁定强生公司的婴儿爽身粉和其他含滑石粉的产品（如女性卫生产品）会引起卵巢癌。2013年，制造商香蕉船召回了23种喷雾型防晒霜，因为使用者的皮肤在烈日下真的着火了。遗憾的是，化妆品和身体护理产品是美国食品药品监督管理局监管最少的产品。

同时，近几十年来，常用化学品的危害已引起许多政治和公共利益团体的关注。国际癌症研究机构是世界卫生组织的官方癌症研究机构，于1965年在法国成立。该机构进行研究以确定可能增大患癌风险的因素，包括化学物质、职业暴露、物理因素、生物制剂和生活方式等。国际癌症研究机构根据致癌潜力对各种因素进行了分级。

1级：对人致癌

2A级：对人很可能致癌

2B级：对人可能致癌

3级：对人的致癌性无法分类

4级：对人很可能不致癌

自1971年以来，国际癌症研究机构已评估了900种化学物质，其中400多种被鉴定为对人类具有致癌性、很可能具有致癌性或可能具有致癌性。换句话说，对化学物质进行评估的科学试验发现其中将近50％会导致癌症。近一半啊！

这是一个非常令人不安的统计数据，它引出了一个问题：为什么我们没有预先看出问题？为什么我们不拒绝生产最终效果有争议或未知的新型化学品，不顾一切地放弃化学品生产和随后的使用？需要说明的一点是，尽管我们每天接触的致癌物的剂量已达到致死的极限，但正如毒理学家所解释的那样，暴露于有毒物质的时机、方式和持续时间与剂量一样重要。也就是说，致癌物具有不同水平的致癌潜力。有些可能仅在长时间、高强度的接触后才可能致癌，另一些则会产生更严重的影响。因暴露于致癌物而导致癌症的风险大小取决于多种因素，包括致癌物剂量、暴露方式、暴露时长和暴露强度，以及个体基因和身体的排毒能力。

对于我们所接触到的所有致癌物，至关重要的是我们不仅要学会如何识别和避开它们，还要学会如何通过深度营养和生活方式来积极支持身体清除这些致癌物。正如你将在本章中进一步了解到的那样，有许多食物有助于清除毒素并减小暴露于辐射的风险。不过，先让我们看一下致癌物是如何引起癌症的。

◎ 致癌物如何致癌

癌症是分阶段发展的，而致癌物破坏了多种生物途径，引起了癌症。有些致癌物可能直接导致DNA损伤或基因突变，有些则可能破坏肝脏的排毒系统。一些致癌物类似于糖，并不直接影响DNA，而通过刺激细胞以比正常速度更快的速度分裂来导致癌症。在2016年6月发行的同行评议杂志《环境健康观点》（*Environmental Health Perspectives*）上的一篇综述文章中，作者称国际癌症研究机构完成了对所有1级致癌物的评估，并确定了其致癌机制。它提出了一种新颖的分类方法，确定了人类致癌物的10个关键特征。这些特征类似于我们在"前言"中介绍的癌细胞十大特征，并有助于说明致癌物引起癌症的各种机制。以下是毒素的致癌特征。

1. 启动代谢活化，这是一种化学转化过程：通过细胞正常的生化过程将一种良性物质转化为一种危险的物质。

2. 诱导DNA损伤和／或突变。

3. 改变DNA修复或导致基因组不稳定。

4. 诱导表观遗传变化，包括DNA甲基化。

5. 诱发氧化应激。

6. 诱发慢性炎症。

7. 抑制免疫系统功能。

8. 激活细胞受体位点或使其失活。

9. 导致细胞永生。

10. 改变细胞的增殖、凋亡或营养供应。

研究人员得出的结论是，所有已知的致癌物都将表现出至少一个或多个上述特征。[5] 例如，重金属（我们通过饮用水、食物和职业暴露接触）会导致基因组不稳定。全氟辛烷磺酸是一种用作织物防污剂的化学物质，可以促进血管生成，这使癌细胞获得血液供应。酒精饮料中的乙醇代谢后会生成乙醛，而乙醛会破坏DNA。

现在已经确定了这些致癌物如何导致癌症，接下来让我们讨论一下我们如何与它们接触。要应对人类所接触的所有有毒化合物，我们应该有一本完整囊括这些化合物的书。但这是不现实的。因此，以下内容仅仅是一个温和的提醒，帮助你提高对具有潜在毒性的日常生活用品的认识。我们知道，下一节的内容可能让你感到难以理解。我们所有人都生活在一个有毒的星球上。如果你使用过我们提及的任何一种产品，或者接触过我们所说的那些物质，请不要感到惊讶。你只需要采用本章末尾详细介绍的排毒策略，更换你所使用的产品，并开始质疑关于化学品的法律！

◎ 致癌物的进入途径

有害物质或致癌物进入人体的方式称为进入途径。有5种这样的途径。

1. 吸收（通过皮肤）

2. 吸入（通过肺）

3. 摄入（通过消化道）

4. 注射（进入血液）

5. 环境暴露（通过周围环境）

致癌物通过这些途径中的任何一种进入人体时，都会产生急性或慢性作用。在癌症发展之前，毒性症状会浮出水面，从皮疹或呼吸困难之类的立即反应，到延迟发生和慢性的疾病或症状，包括疲劳、皮疹、便秘、自身免疫性疾病、纤维肌痛、对化学物质过敏和抑郁症等。到现在为止，大多数人已经意识到吸烟和过量饮酒会导致癌症。但是，许多人没有意识到，许多看似无害的产品，如泡泡浴球、手机、衣服、生菜、鸡肉、指甲油、染发剂、卫生棉条和日光浴床，都含有致癌物或使我们接触致癌物。美国人平均每天要接触至少5种已知的致癌物。

我们将讨论的第一个进入途径是吸收。我们的皮肤实际上就像100万张小嘴巴，可以吸收接触到的物质的60%~100%。

吸收

许多致癌物能够通过皮肤进入血液，从而损害细胞和器官。由于皮肤的厚度在身体的不同部位是不同的（在眼睑处较薄，在脚底处较厚），不同部位的皮肤以不同的速度吸收化学物质。例如，与脚底的皮肤相比，头皮和前额的皮肤吸收速度快了40倍，而阴囊周围的娇嫩皮肤的吸收速度快了300倍。我们的皮肤以多种方式暴露于致癌物，尽管我们在本书中没有列出所有致癌物，但我们打算重点介绍个人护理产品（包括染发剂、卫生棉条和纺织品）中常见的那些致癌物。

化妆品和个人护理产品

在国际癌症研究机构列为1级致癌物的113种物质中，至少有11种曾经或目前用于个人护理产品，它们是：甲醛、非那西丁、煤焦油、苯、矿物油、亚甲基二醇、环氧乙烷、铬、镉、砷和石英。人们在染发剂、洗发水、去头屑护理产品以及酒渣鼻软膏中发现了煤焦油。（有趣的是，在检查患者的毒素评估报告时，我们发现许多卵巢癌患者使用过染发剂。）甲二醇用于指甲油和直发剂中，非那西丁是泡泡浴球、护发素、洗发水、烫发剂、保湿剂以及其他沐浴和护发产品中常见的成分。不幸的是，去美容院可能并不能让你恢复青春，反而可能致癌。许多人为了声援乳腺癌患者而使用粉红色染发剂，但这可能并不是一个好主意。

由于美国食品药品监督管理局对保健产品和美容产品监管不力，对消费者而言，阅读应用于头发或皮肤的所有产品的成分标签变得至关重要，特别是当产品用于儿童时。我们选择身体护理产品和美容产品的黄金法则是：你如果不能食用它，那就不要使用它。幸运的是，市场上有许多有机和天然的身体护理产品。简单的解决方案（例如将椰子油用作润肤乳）不仅可以减少有毒物质暴露，还可以改善皮肤的健康。而且，现在有很多专门使用有机产品的美容院。

许多常用的棉质女性卫生用品也具有毒性。首先，阿根廷拉普拉塔大学的研究人员在2015年发现，将近85％的卫生棉条被草甘膦污染，草甘膦是除草剂农达中的化学物质，属于2A级致癌物。其次，棉花不仅是美国最常见的转基因农作物之一，而且棉花的漂白使用了另一种1级致癌物和持久性有机污染物——二噁英。最后，一些卫生棉条含有合成香料，也可能致癌。阴道壁组织具有很高的渗透性，致癌物很容易被吸收并进入血液。1973~2004年，外阴肿瘤的发病率每年平均增高3.5％，尽管这主要归因于人乳头瘤病毒，但我们不应低估具有毒性的卫生棉条的作用。使用有机卫生棉条是最好的选择。

服装

许多日用纺织品织物（如衣物、床单和毛巾）都含有致癌物。这些物质可以扩散到皮肤中并导致全身性暴露。皮肤癌是世界上最常见的癌症之一，鳞状细胞癌（始于表皮的顶层）约占20％。虽然日晒经常被认为是导致皮肤癌的主因，但皮肤癌也发生在通常不暴露于阳光下而被衣物覆盖的部位。事实证明，纺织品的生产使用了大量致癌化合物，包括偶氮染料、阻燃剂、甲醛、二噁英、溶剂、杀菌剂和重金属等。

即使在衣物生产出来之后，用于制造织物的化学物质仍然存在于其中。例如五氯苯酚，一种有机氯农药和1级致癌物，已在许多织物中被检测到。在一项研究中，志愿者穿着短裤和T恤衫进行5分钟的促汗运动。随后的皮肤分析表明，被衣服覆盖的区域存在苯并噻唑（一种致癌物），但衣物未覆盖的区域没有。另一项研究证明另一种致癌物——多氯联苯对二噁英，存在于阻燃剂中——会从纺织品转移到皮肤。孩子穿着用这种阻燃剂处理过的睡衣睡觉，第二天早晨其尿液中的代谢产物2,3-二溴丙醇增加了50倍。孩子穿上无阻燃剂的睡衣后，这种代谢产物的浓度缓慢降低，但即使在5天后，其浓度仍比基线水平高20倍。这就是美国许多州（包括华盛顿州和加利福尼亚州）都试图禁止在所有服装和家具中使用阻燃剂的原因。衣物、床单和用于覆盖家具的内饰应由不含阻燃剂的天然纤维制成。与制造商确认其织物的生产和处理方法非常重要。［要了解有关服装有毒危险的更多信息，我们建议阅读布赖恩（Brian）博士和安娜·玛丽亚·克莱门特（Anna Maria Clement）博士合著的《服装杀手》（*Killer Clothes*）。］

我们也绝不能忽视许多家庭中常见的有毒性的洗涤剂和织物柔软剂。高乐士漂白剂是一种有剧毒的溶剂，已知会导致甲状腺疾病。合成的石油化工物质和可能的人类致癌物二恶烷是环氧乙烷（用于制造洗衣粉）与其他成分反应时产生的副产品。绿色爱国者工作组和有机消费者协会进行的一项研究发现，大多数洗衣粉，甚至包括天然产品，都含有二恶烷。你如果认为洗衣粉没什么大不了的话，请再考虑一下，因为当我们建议患者家庭停止使用有毒性的洗衣粉和烘干纸后，我们在治疗儿童哮喘和其他儿童呼吸道疾病方面取得了很好的效果。

我们建议你购买用可持续方式生产的和不含有毒纤维的服装。我们还建议你用天然皂自制洗衣粉。

吸入

吸气，呼气。平均而言，人每分钟呼吸 12 次，或者每天呼吸20000次左右。没有氧气，我们只能活大约3分钟。每呼吸一次，氮气、氧气、水、二氧化碳、臭氧、蒸汽、烟雾、灰尘、酸滴、花粉，以及某些情况下的有害空气污染物都会进入我们的肺部。《清洁空气法》（Clean Air Act）将有害空气污染物定义为已知或怀疑会导致癌症、出生缺陷或其他不良健康问题的物质。目前已鉴定出188种有害空气污染物，包括二噁英、苯、砷、铍、汞和氯乙烯等。这些致癌化学物质的来源包括烟草烟雾、发动机尾气、清洁产品、油漆中的溶剂、工艺品、建筑材料、合成香料以及燃煤。挥发性有机污染物是来自油漆、清漆、清洁产品、溶剂、绝缘材料、木材、家具、地毯和其他家用产品中的有毒废气副产品。吸入的有害空气污染物和挥发性有机污染物被鼻子或气道中的毛发状纤毛捕获，然后被呼出或沉积到肺部。有害空气污染物或挥发性有机污染物进入肺部后，通过直接接触肺组织造成损害，而当它们进入血液后，它们会损害参与毒素代谢的器官，包括肾脏、肝脏、结肠和膀胱。

不幸的是，近10年，空气污染一直在持续加重。35亿以上的人口（占世界人口的一半）呼吸着世界卫生组织认为不安全的空气。肺癌是目前世界上最常见的癌症之一，这并不奇怪。国际癌症研究机构的评估显示，随着更多地暴露于室外空气污染，患肺癌的风险增大。由于吸入的有毒致癌物太多，我们诊所针对部分毒素进行评估时会调查患者接触常见产品的情况，尤其是那些比较容易使用致癌物的产品，例如清洁产品和合成香料。

在许多情况下，这些看似无害的产品实际上十分有害。例如，在《美国实验生物学联合会杂志》（The FASEB Journal）上发表的一篇研究报告中，科学家得出的结论是，邻苯二甲酸盐是一类常用于合成香味产品（香水、香薰蜡烛和插电式空气清新剂）的增塑化学品，有助于促进一些最难治疗的乳腺肿瘤的生长。简而言之，我们不能相信从商店购买的产品是安全的。但除了人类生产的产品外，还有更值得关注的致癌物，两种最普遍、最致命的空气传播致癌物——天然存在的无味的氡和苯。

接触氡（1级致癌物之一）是继吸烟之后美国人患肺癌的第二大原因，也是非吸烟者患肺癌的主要原因。氡是一种放射性气体，由铀分解产生，铀是一种存在于岩石和土壤中的重金属。氡暴露可能发生在家庭、办公室或学校中，尤其是在地下室中。氡通过地板、墙壁和地基的裂缝进入建筑物，并在建筑物中积聚。在隔热良好、密封严密或建在富含铀或镭的土壤上的房屋中，氡的浓度可能更高。相邻的房屋可能含有不同浓度的氡。美国环境保护署估计大约1/15的美国家庭的氡浓度在不安全水平。这种无味的气体也会从建筑材料或含有氡的井水中释放出来。当氡衰变时，它会释放微小的放射性粒子，损害肺部细胞。对你家中的氡的浓度进行检测，并确保每天都打开窗户，让新鲜空气在你的家、办公室或教室中流通。请一定重视这个问题。（购买新房时，进行氡气检测是验收程序中必不可少的一部分，这是有充分理由的。）

另一种天然存在的空气传播1级致癌物是苯。它是一种无色或淡黄色的液态化学物质，接触该物质与白血病、多发性骨髓瘤和非霍奇金淋巴瘤相关。苯存在于原油中，任何涉及石油的活动都可能导致接触苯。它主要用作化工和制药行业中的溶剂，并存在于塑料、树脂、合成纤维、染料、洗涤剂、药物、杀虫剂和汽车尾气中。苯几乎无处不在。在附设车库的房屋、靠近加油站和机场的房屋，以及在使用水力压裂技术开采页岩气的气井附近，苯的浓度较高。

汽车和飞机发动机尾气是环境中苯的最大来源。单条飞机跑道释放的有毒物质的覆盖范围可以从其中心延伸10 km左右，在顺风的情况下，有毒物质的覆盖范围可延伸32 km左右。事实上，根据公民航空观察协会的一项研究，美国芝加哥奥黑尔机场周边地区居民的癌症发病率比其他芝加哥居民的高70%。地球岛研究所是一个非营利性环境公共组织，它将1991~1995年西雅图塔科马国际机场附近居民的健康数据与其他西雅图居民的健康数据进行了比较，发现机场附近婴儿的死亡率高出50%，而癌症死亡人数则多了36%。对住在机场附近的人来说，总体预期寿命要比普通居民短5年多。1993年美国环境保护署的健康风险评估得出结论，在芝加哥中途岛机场周围40 km^{2}范围内的癌症病例中，由飞机发动机尾气导致的占了大约10.5%。[6]

当谈到你家的空气质量时，我们强烈建议使用高效过滤器或活性炭空气过滤器来帮助减少苯的吸入量。此外，美国宇航局还发现，一些室内植物可以消除空气中高达87%的毒素，包括甲醛、苯、甲苯、三氯乙烯、一氧化碳，甚至灰尘。这些植物包括英国常春藤、吊兰和波士顿蕨。然而，一株植物无法起太大的作用。你需要用植物填满你的整个房子。但这是值得的，而且它们很漂亮！最后，我们强烈建议燃烧鼠尾草来净化空气，这种做法被称为熏，已经被人类使用了数千年。发表在《民族药理学杂志》（*Journal of Ethnopharmacology*）上的一篇研究报告明确指出，熏可以减少各种空气传播的病理微生物。据说，燃烧精油也可以清除空气中的毒素，如果你家需要一些令人愉悦的香气，精油是合成香料的最佳替代品。应该完全避免燃烧带香味的蜡烛，除非它是用100%天然精油制成的。

如果你住在机场、加油站或页岩气气井附近，你可能无法收拾行装搬到山上，但是你可以开始实施这些空气净化措施，并积极执行本章末尾介绍的排毒方案。

摄入

摄入体内的致癌物——来自食物、水和药物——会在向下移动的过程中伤害胃肠道，它们如果不被胃肠液（包括胃里的高酸性盐酸）破坏，就会被血液吸收并运输到内脏器官，在那些地方造成严重伤害。在世界范围内，消化道癌症的发病率呈爆炸式增高。2010年，英国癌症研究组织报告称，在过去的25年里，英国男性食管癌的发病率上升了50%，中国和伊朗的发病率也很高，这些癌症与使用合成亚硝胺保存的食物直接相关（更多相关信息即将发布）。

目前，现代传统农业普遍使用致癌的农药和重金属。我们的患者经常告诉我们，有机食品太贵了。是的，如今在美国，喝汽水和吃薯条比吃蔬菜便宜。但是，在现代食品和饮料中发现的致癌物——农产品、肉类，以及人工防腐剂和色素——对我们的健康非常有害。在前一章中，我们讨论了转基因食品中的致癌物草甘膦，但镉、砷和镍等重金属（都是1级致癌物）也经常存在于杀虫剂中。重金属暴露会导致基因损伤以及各种DNA修复途径失效。[7]美国农业部的农药数据计划记录了在用传统方式种植的生菜中发现的50多种农药，其中3种是已知或可能的致癌物。你无法完全洗掉这些化学物质。真要那么简单就好了。如果你买的沙拉菜不是有机的，那么你的"健康"沙拉就含有致癌的农药。

食用有机食品和自己种植有机作物的重要性再怎么强调也不过分，这样做可以避免接触致癌的农药和它们所含的重金属。如果你刚刚进行有机饮食，我们建议你查看环境工作小组的年度"十二污染物"清单。这是农药残留最多的农产品的清单，这样的农产品包括草莓、苹果、芹菜和葡萄等。你应该尝试仅食用此清单中农产品的有机"版本"。环境工作小组还发布了农药残留最少的"清洁15"农产品清单，这些农产品不需要有机种植，包括鳄梨、卷心菜和洋葱等。

最后，因为充足的水分对身体的排毒过程非常重要，所以你喝的水的质量至关重要。我们的许多城市都在自来水中添加了氟化物等，但并未对其进行过滤。我们在公共饮用水供应系统中也检测到了有毒物质，包括化疗药物、抗抑郁药物、避孕药物、杀虫剂、除草剂、阻燃剂等。但遗憾的是，水过滤系统提供了虚假的安全。很难找到可以去除所有这些有毒物质的过滤器。

有毒肉类与营养肉类

红肉和加工肉类的争议被广泛误解和曲解。2015年，国际癌症研究机构将加工肉类列为1级致癌物，将红肉列为2A级，即很可能对人类致癌。加工肉类，包括热狗、火腿、培根、香肠和熟食肉，被定义为以某种方式（包括盐渍、腌制、发酵或熏制）处理以保存或调味的动物制品。来自10个国家的专家回顾了数百项研究，得出的结论是，每天食用50 g加工肉类（大约相当于4条培根或一个热狗）会使结直肠癌发病率增高18%。

我们要在这里消除误解，重要的是让你知道，这些保存方式并不是新出现的。肉类保存技术在各种文化中已被使用了数千年。早在公元前3000年的美索不达米亚，熟肉和鱼就用香油浸泡并晒干。但是，如今的工业化生产已经极大地改变了这些保存技术，使某些动物制品有毒。首先，用于制作多种香肠和热狗的肠衣由合成热塑性材料（包括聚酯和聚丙烯）制成。[8] 这些肠衣内的肉也可以称为合成材料。用传统方式饲养的牛、猪和鸡吃专门配制的促进生长的饲料，其中包括动物副产品（比如蟹肠和回收的动物粪便）、抗生素、激素、二噁英残留物、转基因谷物，以及含砷和重金属的农药和除草剂，它们在人体内代谢时对人类致癌。这样饲养的动物会生病和不快乐。除了吃非天然的饲料，它们一生都被困在一个地方，有些甚至无法移动。想象一下你在飞机上度过一生——没有浴室。食用生病动物的肉会使我们生病。

很多人认为加工肉类也用合成硝酸盐处理过，这是错误的。亚硝酸盐是在土壤、水和植物中发现的天然化合物。它们也可以通过合成产生。2010年，世界卫生组织将膳食亚硝酸盐列为可能的致癌物。然而，腌肉中的亚硝酸盐仅占膳食亚硝酸盐的5%左右，而大约20%的膳食亚硝酸盐来自饮用水，75%~80%的来自蔬菜（芹菜、甜菜、欧芹、韭葱、菊苣、卷心菜和茴香是最大的来源）。蔬菜从土壤、氮肥、动物粪便、水和空气中的氮中吸收亚硝酸盐。

天然存在的硝酸钠在保存肉类方面非常有效，自古以来就被用于此以抑制有害细菌——肉毒杆菌的生长。肉毒杆菌是一种严重的麻痹性疾病的致病菌。硝酸钠还使肉看起来呈粉红色，而非让人没胃口的灰色。然而，合成亚硝酸钠是通过将"亚硝酸烟"通入氢氧化钠或碳酸钠水溶液制成的，这和单纯的海盐相去甚远。你的底线是，你要知道你吃的食物来自哪里；如果食物不是你自己生产和制作的，确保你了解它的具体制作步骤。海盐和合成化学品向我们的线粒体传递的是不同的信息。

现代加工肉类的另一个问题是添加了合成维生素C。在20世纪70年代，研究人员发现，含有亚硝酸钠的肉类加热到130 ℃以上时，会产生致癌物亚硝胺。这促使美国农业部限制可能添加到腌肉中的亚硝酸盐的含量，并要求所有含亚硝酸盐的肉制品都要含维生素C，他们认为维生素C可以防止亚硝胺的形成。添加到加工肉类中的合成维生素C通常来自转基因玉米糖浆，并不会像彩椒中的天然维生素C那样提供相同的益处。总之，现代加工肉类含有大量添加的致癌物，而且它们通常被放在涂有有毒材料的不粘锅中高温烹饪！

人类食用过度加工的肉类是不正常的，无论我们的孩子有多喜欢这种味道。事实上，人类过去常常将野生鱼或肉用他们在海边找到的盐擦洗以保存它们，而且人类这样存活了数百万年。今天，我们食用用传统方式饲养的动物，这些动物经过转基因饲料的喂养、熏制和氯的高度"加工"，然后被塑料包装起来。想一想，如果你吃的肉是牧场饲养的、未加工的并在低温下烹饪的，并且你食用了大量含维生素C的食物，你就没什么可担心的了。

药物：不总是值得使用

另一种形式的摄入致癌物是我们服用的药物。我们大大低估了非处方药和处方药在癌症发展中的作用。如果你去看一些处方药和非处方药的购买链接，或者看那些处方药的商业广告，你会看到许多药品制造商承认使用它们会增大某些类型的癌症的患病风险。特别是以下几种药物。

- 舒林酸（Clinoril），一种用于治疗疼痛和炎症的非甾体抗炎药，会增大患胆囊癌和白血病的风险。
- 莨菪碱（Levsin），一种针对胃肠道问题的解痉药，会增大患非霍奇金淋巴瘤的风险。
- 去甲替林（Pamelor），一种三环类抗抑郁药，会增大患食管癌和肝癌的风险。
- 奥沙西泮（Serax），一种用于治疗焦虑和失眠的苯二氮䓬类药物，会增大患肺癌的风险。
- 氟西汀（百忧解）和帕罗西汀（Paxil），这两种抗抑郁药都与睾丸癌患病风险增大有关。
- 氢氯噻嗪（Microzide），用于治疗高血压，与肾癌和唇癌的患病风险增大有关。[9]

2012年发表在《外科档案》（*Archives of Surgery*）上的一篇研究报告称，长期使用包括奥美拉唑（Prilosec）在内的质子泵抑制剂来控制胃酸会导致食管癌。这类药物已被确定是导致线粒体损伤的主要因素。[10]

不仅合成药物存在毒性问题，即使是全天然的营养补充剂也会造成这种问题。摄入铜、碘（特别是患有桥本甲状腺炎的人摄入碘）、铁、硼、钙和合成叶酸（通常为孕妇过量服用）等"营养毒素"会加速癌症发展进程。纳沙医生不愿在没有进行进一步实验室检测的情况下推荐患者服用任何复合维生素或营养补充剂。最好专注于深度营养，而非通过服用营养补充剂来弥补不足。它们很少起作用。

简而言之，你应该仔细审视要放到口中的任何东西；它的合成程度越高，它对你就越不利。我们需要用药物治疗的许多病症其实与营养直接相关，可以通过遵循本书中的建议简单且无毒地预防或减轻病症。

注射

当针头刺入或刺破皮肤时，有毒物质很容易进入人体。当该物质在血液中循环并沉积在靶器官中时，就会产生负面影响。这类接触途径可能包括文身、疫苗接种以及静脉注射药物或营养液。2011年发表在《英国皮肤病学杂志》（*The British Journal of Dermatology*）上的一份报告显示，文身墨水中存在致癌纳米粒子。红色文身墨水含有汞，其他大多数颜色的标准文身墨水也含有铅、锑、铍、铬、钴、镍和已知致癌物砷等重金属。因此，无论你或你所爱的人正在与癌症做斗争还是只是想预防癌症，通过文身来纪念你的旅行、所爱的人或其他任何事情可能都弊大于利。

甲醛（一种1级致癌物）和铝（一种神经毒素）是两种常见的疫苗佐剂（添加到疫苗中以增强身体免疫反应的物质）。特别危险的是，在多次接种疫苗的过程中注射到婴儿和幼儿体内的这两种物质的总量往往过大。虽然每剂疫苗中的甲醛和铝的含量很低，但是你要考虑到当前推荐的婴幼儿6岁之前需要接种的疫苗多达10种（共33剂），其总量就很大了。除了疫苗，静脉注射的几种化疗药物实际上是已知的致癌物。因此，如果你的医生推荐使用致癌物来治疗癌症，请务必与医生讨论风险与收益的比例。

环境暴露

环境暴露是存在于直接环境中的致癌因素，有时也称人的微环境。已知与癌症发展相关的两种常见环境暴露是辐射和人工照明。辐射是一种以波或高速粒子形式传播的能量，是一种已知的致癌物；它与 DNA 相互作用引起一系列突变。辐射自然存在于阳光照射下，也存在于X射线、乳房X线检查、核武器、核电站、一些癌症治疗和蜂窝设备中。另一种常见的辐射是食品辐照，即对食品施加电离辐射以防止病原体生长。根据有机消费者协会的说法，辐照会通过分裂产生自由基的分子来破坏食物。这些自由基会杀死一些细菌，但也会破坏必需脂肪酸、维生素和酶，并与食物中现有的化学物质（如杀虫剂）结合，形成新的化学物质，即独特的辐射分解产物。一些辐射分解产物是已知的致癌物，例如在辐照牛肉中发现的苯。用电离辐射处理含脂肪的食物，会形成2-烷基环丁酮化合物。我们已发现，当这些化合物暴露于人类结肠癌细胞时，它们会导致 DNA 链断裂。[11] 尽管存在已知风险，但食品辐照在美国仍然是一种广泛采用的做法。辐照食品可以通过一个非常具有误导性的标签来识别：一株被圆圈包围的双叶植物。

紫外线辐射是电磁辐射的一种形式。紫外线的主要来源是阳光，但也可以来自人造来源，例如日光浴床和焊炬。基底细胞癌和鳞状细胞癌往往发生在身体暴露在阳光下的部位，它们的发生通常与常年暴露在阳光下有关。在35岁之前第一次使用日光浴床的人会使其患黑色素瘤的风险增大75%。[12] 2009 年，国际癌症研究机构将日光浴床列为1级致癌物。

虽然人们经常指责太阳及其射线会导致癌症，但我们也必须记住，人类在没有防晒霜、帽子或雨伞的情况下存在了200万年以上。人类还获得了更高水平的维生素 D，并摄入了更多的防晒抗氧化剂，如虾青素，这是一种可作为天然防晒霜的萜烯。根据环境工作小组2011年发布的一份报告，大多数防晒霜含有的毒素（合成维生素A和氧苯酮）实际上会导致癌症并促进癌症的发展。幸运的是，环境工作小组每年都会发布一份无害防晒霜的清单。给我们的孩子涂抹有毒的防晒霜——回想一下让人皮肤着火的防晒霜——不仅会阻碍他们获得所需的维生素 D，还会让他们接触到不健康的化学物质。随着臭氧层的减少，避开正午的阳光变得越来越重要，因为紫外线在那个时候最强。但我们不要害怕阳光——我们需要它提供的维生素（第七章将详细介绍这一点，参见"免疫系统受损的原因"）。

癌症筛查的危险

具有讽刺意味的是，辐射用于两种癌症筛查方法，它还是最常见的癌症治疗方式之一。所有这些都涉及将人体的目标部位暴露于高剂量的已知1级致癌物。辐射可以杀死癌细胞，但也会导致基因突变。乳房X线检查使用一定剂量的电离辐射以获得乳房组织的X线图像，这些图像可以揭示一般身体检查无法检测到的肿瘤生长情况。美国国家科学院的非营利健康机构医学研究所在2012年研究了美国女性患乳腺癌的可能原因并得出结论，每年约有2800例乳腺癌病例直接源于医疗辐射。2015年丹麦的一项研究得出结论，乳房X线检查的危害太大，不能继续使用。美国国家癌症研究所发布的证据表明，在35岁以下的女性中，乳房X线检查每确定15例就可能导致75例乳腺癌病例。另一项研究发现，在加拿大，每年接受乳房X线检查的年轻女性的乳腺癌死亡率增高了52%。事实上，自从乳房X线检查问世后，一种叫原位导管癌的乳腺癌的发病率增高了328%。[13]

除了辐射的有害影响之外，由于在检查过程中对女性乳房施加了相当大的压力，乳房X线检查还可能促使现有的癌细胞扩散。根据一些医疗从业人员的说法，这种压迫可能导致现有的癌细胞从乳房组织中转移。

最后，癌症研究人员已经确定了一种存在于美国很大比例的女性中的基因，该基因对即使很小剂量的辐射也极为敏感。该基因的拥有者患由乳房X线检查诱发的癌症的风险可能更大。

但是，尽管有这些发现，美国癌症协会还是建议，40~44岁的女性可以选择每年进行乳房X线检查，45~54岁的女性应该每年进行一次乳房X线检查，55岁及以上的女性应该每两年进行一次乳房X线检查。然而，美国预防服务工作组建议，大多数女性可以等到50岁后每两年进行一次乳房X线检查。在美国，乳房X线检查每年要花费80亿美元，而乳腺癌X线筛查结果假阳性导致40~59岁女性的乳腺癌过度诊断率高达20%。

纳沙医生多年来一直使用一种无辐射的检查来替代乳房X线检查，那就是热成像，它使用数字红外成像技术来检测肿块。其他癌症筛查和检测项目包括分子诊断项目（一种液体活检）和循环肿瘤细胞计数。这些检测项目有助于确定最佳治疗方案和患者对治疗的反应，以及早期发现癌症发展或复发。这些可能是你应该与你的医生讨论的检测项目。

电磁场

由电荷运动产生的电磁场由移动电话、计算机、无线网络和其他无处不在的设备产生。电磁场被国际癌症研究机构归为2B级致癌物，即可能对人类致癌。独立研究表明，使用手机2000小时以上会使脑癌患病风险增大540%。瑞典的一项研究得出结论，如果一个人在青少年时期就开始使用手机，那么和成年后使用手机相比，他患脑癌的风险增大5倍以上。2016年，美国国立卫生研究院下属的联邦跨机构组织国家毒理学计划的研究人员使啮齿动物长期暴露于射频辐射，旨在粗略模拟长时间使用手机或者在日常生活中经常接触手机的人可能经历的情况。他们发现，在暴露于更高强度射频辐射的数千只老鼠中，有许多老鼠患上了罕见的脑癌和心脏病，而对照组的老鼠都没有。

检测你的有毒物质负荷

到现在为止，你可能已经意识到我们的世界和我们日常生活中所用的产品多么"毒"，这让你不知所措。鉴于以上所有信息，这种感觉很难不存在。但是，知识就是力量，准确评估你的"毒性"是非常重要的。如果你已经出现后面这些"中毒"症状，如疲劳、过敏、化学敏感性、脑雾、便秘、慢性疲劳综合征等，或者你在第二章的相关问卷中得分很高，那么你可能不必进行实验室检测，答案已经一目了然了。正如环境医学专家沃尔特·克里尼恩（Walter Crinnion）博士解释的那样，"这从来都不是一个'是否'有人携带有毒物质的问题。问题是他们的有毒物质负荷是导致他们疾病的原因还是阻碍治疗的因素"。[14] 我们应该开始务实地思考，了解我们的世界有多"毒"以及存在哪些类型的毒素，这些对我们的患者至关重要。

关于排毒，另一个需要了解的关键信息是个体的基因。如果个体的排毒基因中存在 SNP，就可能对应该使用哪些药物或对所使用的药物产生重大影响。某些 SNP 会影响身体代谢和清除某些化合物的速度。让专业人士评估你的排毒基因中的 SNP 至关重要。正如你将在下一节中了解到的，某些排毒过程可能被你的基因突变完全抑制，因此需要通过服用天然药物来规避。

随着无线设备（包括笔记本电脑、电子阅读器、电子运动追踪器、电视机、手机和无线跟踪家庭用电量的仪表）使用率的不断提高，我们的环境辐射暴露在不断增加。安·路易丝·吉特尔曼（Ann Louise Gittleman）博士在她的著作《手机人生》（Zapped）中为电子污染对健康的危害提供了极好的证据。多年来，我们看到许多患者的主诉包括非特异性、看似无法识别的症状，如疲劳。只要我们确定他们对电磁场敏感并要求他们减少使用电子设备，他们的症状就会得到缓解。多年来，我们还注意到，几乎所有的前列腺癌患者都将手机放在裤兜里。我们建议为手机配备降低电磁场影响的手机外壳和耳机，为笔记本电脑配备防护罩。

好消息是，许多食物已被证明有助于减小辐射影响。例如，有证据表明蜂花粉可以显著减小辐射暴露的不利影响。这种甜美的超级食物可以作为冰沙的绝佳搭档。不过，就算食用蜂花粉，我们也必须减少使用和接触电子设备。

◎ 人体的排毒功能及 SNP 的影响

人体的排毒是一个多步骤的过程，多个器官在这个过程中动员、中和、转化和消除毒素。处理环境毒素和身体产生的作为正常代谢副产品的毒素的方式相同。肾脏、肠道、肠道微生物群、皮肤、胆囊和肺都在起作用。然而，肝脏是主要的废物处理器官。可以这么说，肝脏是垃圾处理站。毒素被送到肝脏，由肝脏根据类型进行分类和处理。让我们想想垃圾处理站的回收区：塑料制品在一个地方，玻璃罐子和瓶子在另一个地方。同样，肝脏按类型分类和处理有毒物质，最终产物被送到胆囊产生的胆汁中。之后，被注入了毒素的胆汁与纤维素结合并通过粪便排出体外。由于胆汁在清除毒素方面非常重要，任何胆囊活动迟缓（症状包括对高脂肪食物不耐受、打嗝和肠胃胀气）或胆囊已被切除的人都应该通过使用胆汁盐和苦味草药来促进胆汁自然生成（见下文）。

将毒素转化为可以从体内安全排出的物质的过程分为两个主要阶段，它们通常被称为第一阶段排毒和第二阶段排毒。正确的排毒是一个极其重要的过程，如果这些复杂阶段中的任何一个不正常，就好像环卫工人去度假了却没有人顶替他一样，结果就是——体内的废物不断堆积，占据的空间越来越大，也越来越腐臭。这就是深度营养的用武之地——两个排毒阶段的正常运作都需要特定的营养素。当这些营养素（包括蛋白质和维生素C）缺乏，"垃圾收集者"就会永久休假，致癌化合物就会在全身积聚和循环，导致基因突变和细胞损伤。

排毒是否成功还取决于两个阶段是否同步。如果第二阶段跟不上第一阶段，第一阶段产生的有害中间毒素就会被肠道重新吸收并在全身循环，从而对肝脏、大脑和免疫系统造成损害。这非常像工厂的流水线：一个工人的工作速度比另一个工人的快或慢，整条流水线就会出问题。第一阶段排毒活跃但第二阶段排毒缓慢或不活跃的人被称为病理性排毒者。这些人会对药物或营养补充剂产生严重反应，或者对一些化学物质极端敏感。第一阶段排毒过快可能是由酶和营养缺乏以及某些 SNP、油漆烟雾、酒精、香烟烟雾和类固醇引起的，所有这些都会加快第一阶段的排毒速度，但不会同时加快第二阶段的排毒速度。让我们看看这两个阶段以及它们所需的营养。

在第一阶段排毒的过程中，致癌物、处方药、消遣性药物、激素、内毒素、杀虫剂、食品添加剂和其他有毒化学物质要么被直接中和，要么转化为中间毒素（通常毒性更大）。第一阶段排毒有大约50种酶参与，它们统称为细胞色素P450或CYP系统。

（在第一阶段有几种常用的酶，包括CYP1A1和CYP1B1，在开始任何类型的排毒之前，我们都应评估这几种酶的功能。）

在第一阶段，每一种被代谢的毒素都会产生一个自由基分子或活性氧，因此抗氧化剂对整个排毒过程至关重要（我们将在第八章中讨论更多关于抗氧化剂的内容）。从营养的角度来看，为了使第一阶段的所有酶都发挥作用，临床实践表明，一个人必须摄入高质量的和生物可利用的蛋白质、植物营养素、维生素和矿物质。排毒的效果如何取决于营养状况。事实上，已经有证据证明，当蛋白质摄入量小时，有毒化学物质和药物的代谢会受到不利影响。[15]

除了所有的氨基酸，第一阶段排毒所涉及的关键营养素还包括叶酸、维生素B_2、维生素B_3、维生素B_6、维生素B_{12}和抗氧化剂谷胱甘肽。如果没有这些营养素，细胞色素P450就无法发挥作用，从而减慢第一阶段的排毒速度并使"流水线"出问题。这也是在排毒过程中不适宜纯素食或素食的原因。

某些食物和营养补充剂可以通过过度激活、支持或抑制酶活性来影响第一阶段和第二阶段的排毒。这些食物和营养补充剂被称为激活剂或抑制剂。可以削弱细胞色素P450的饮食包括低蛋白质饮食，或者含高碳水化合物、抗组胺药和葡萄柚的饮食。CYP3A4 酶会减少进入血液的药物，而葡萄柚汁含有抑制CYP3A4的化合物，从而使过多的药物进入血液。咖啡因和酒精都会过度激活第一阶段的排毒。但是，有些人不能喝咖啡，所以可以通过食用十字花科蔬菜来适当激活第一阶段的排毒以免排毒缓慢。

在第一阶段之后，经过生物转化的毒素通过第二阶段的6种途径之一，进一步转化为可安全排出体外的形式。这6种途径包括乙酰化、葡萄糖醛酸化、谷胱甘肽结合、硫酸化、氨基酸结合和甲基化。毫不奇怪，这6种途径中每一种的实现也完全依赖良好的营养和基因功能。例如，排到胆汁中的毒素（包括工业致癌物）中的60%进行谷胱甘肽结合需要某些氨基酸才能实现。硫酸化可以转化毒素、神经递质、类固醇激素、药物、工业化学品以及塑料和消毒剂中的酚类物质，需要足量的硫，而硫只能通过饮食进入人体（通过食用大蒜、鸡蛋和十字花科蔬菜）。我们已经知道叶酸和维生素B_{12}对甲基化的重要性，这一过程不仅对我们的基因组至关重要，对排毒也很重要。因为所有6种途径都需要各种氨基酸和其他营养素，而它们随着时间的推移会被耗尽，因此，始终坚持深度营养的重要性怎么强调都不过分。

基因也调节第一阶段和第二阶段的排毒活动，例如，在硫排毒途径中具有SNP的人（对洋葱和芦笋等食物不耐受）可能需要进行低硫饮食。此外，细胞色素P450中的遗传SNP可以减慢或加速毒素的代谢。同时，十字花科蔬菜（如卷心菜和西蓝花）、甘氨酸、叶酸、维生素B_{12}、鱼油、甜菜碱、莳萝草、香菜籽、尼古丁、避孕药和辣根中的化合物都被证明可以刺激第二阶段的酶活性。第二阶段中的排毒途径可因多种膳食营养缺乏（包括硒、镁、维生素B_2、谷胱甘肽、锌、蛋白质和维生素C缺乏）而受到抑制。阿司匹林和黄色食用色素也可抑制第二阶段的排毒活动。

　　总之，身体用来清除致癌物的过程就像一种复杂的舞蹈，每一步都需要营养。使这些步骤进一步复杂化的是个体基因变异性。你会明白为什么成功清除毒素比喝几天果汁并从当地健康食品商店购买排毒大礼包复杂得多。事实上，我们见过的因排毒计划考虑不周而病情加重的人非常多。成功清除致癌物有很多需要考虑的因素，接下来我们将一一为你介绍。

◎ 减小有毒物质负荷的代谢疗法

　　由于我们现代世界的毒性非常大，实施排毒措施不是待办事项，而是必须立即着手的事情。事实上，我们应该经常做这件事情。在你的余生中采用完全无毒的生活方式至关重要。如果你继续使用有毒的产品，那么吃干净、有机和野生的食物就没有意义了。因此，进行无毒生活的第一步是清除厨房、浴室、洗衣房和车库中的所有有毒产品，并用天然产品取而代之。尽一切可能避开塑料、香水、新家具、废气、有毒清洁产品、油漆和溶剂。虽然这种生活方式听起来像苦行僧的生活方式，但实行起来并没有那么难。你可能对市场上有多少无毒产品感到惊讶。是的，它们可能很贵，所以如果你不能一次做所有的事情，那就在你用完某种产品时，用一种新的无毒产品替换它。或者自己制作！

　　你一旦清除了日常生活空间、食物和饮料中的有毒物质和致癌物，就该研究如何成功且安全地促进身体排毒了。我们的排毒方法与治疗性禁食相结合，不仅能够减小有毒物质负荷，包括化疗的毒副作用，还能够激活免疫系统。我们还在日常饮食中加入了能促进排毒的食物，同时适当补充水分。我们还强烈提倡蒸桑拿和定期运动以促进排汗。在我们的临床实践中，我们对向特定患者推荐特定食物有很多考虑，但后面几页介绍的食物适合一般人群。

　　我们总是让我们的患者知道，排毒会让身体不太舒服，因为毒素会被释放到体内。疲劳、腹泻、头痛、关节痛、普通感冒和流行性感冒症状、情绪症状等都可能是排毒的结果。这有时被称为好转反应或赫克斯海默反应。当身体试图以比正常处理速度更快的速度清除各种毒素时，这些反应就会发生。一个人体内的有毒物质负荷越大，其排毒反应或者好转反应就越严重，所以在这种情况下需要采取温和的方法。排毒症状可持续几天到几周不等，因此与可以帮助你缓解不适症状的专业人士保持密切联系非常重要。在整个排毒过程中，适当排便是必不可少的，因此我们提倡进行灌肠或结肠冲洗。用温水、咖啡或油轻轻冲洗结肠，可以促进排便和清除肝脏中的有毒物质。请向专业的水疗师或你的医生咨询，了解最适合你的灌肠或结肠冲洗方案。

◎ 顶级排毒食物

接下来，我们讨论能促进排毒的主要食物。一般来说，建议每天至少食用2~3种这类食物。请记住，要使下面列出的任何排毒食物发挥作用，高纤维素饮食必不可少。就像汽车会排出尾气一样，纤维素也会把毒素带到体外。（我们在第六章中将更详细地讨论纤维素，参见"代谢微生物群重启计划"。）

优质动物蛋白质食物

这里所说的优质动物蛋白质食物主要指散养的鸡生的蛋、野生阿拉斯加鲑鱼，以及有机和草饲的奶牛产出的高品质乳清蛋白粉。第一阶段和第二阶段的排毒都依赖所有氨基酸的存在，这些氨基酸仅存在于动物性食物中。鸡蛋是硫的极好来源，硫是第二阶段排毒途径的关键元素；鲑鱼是维生素B_{12}和形成谷胱甘肽所需的硒的重要来源；乳清蛋白粉是促进产生强效抗氧化剂谷胱甘肽的最佳食物之一。完成禁食后，吃这些动物性食物很重要，可以正确消除即将释放的毒素。（我们将在本章后面讨论禁食。）

蒲公英根和蒲公英叶

蒲公英（是的，你院子里的杂草！）的所有部分都是可食用的，具有药用和烹饪价值。它们是沙拉和冰沙的绝佳配料。蒲公英长期以来被用作肝脏滋补品，是春季出现的第一批绿色植物之一，标志着一年中身体排毒的开始。蒲公英根含有菊粉和乙酰丙酸，这些淀粉样物质可保持肠道微生物群的健康。事实上，蒲公英刺激整个肠道的黏膜，这有助于清除肠道中的毒素，也有助于通过尿液清除毒素。[16] 蒲公英还含有蒲公英素，它是一种刺激胆汁生成的物质。蒲公英的绿叶常用于生产苦味剂。为什么苦味好？因为当舌头识别出苦味时，它会在神经内分泌系统中引发一系列反应（称为苦味反射）来促进消化和排毒。蒲公英在中医中被认为可以清除"肝风"，在阿育吠陀医学中，它也被用来清热。精力充沛、肝脏充血的人经常生气和"头脑发热"，所以蒲公英等食物可以帮助他们冷静下来。强烈建议经常在饭前饮用苦味药草茶。

甜菜根和甜菜叶

甜菜根富含甜菜红色素和甜菜碱（也称抗脂肪肝因子），可帮助肝脏处理脂肪。几种不同的甜菜碱已被证明具有抗氧化、抗癌和解毒作用。[17] 甜菜根也恰好是甲基化这种排毒途径所需的叶酸的极好来源。不过，需要注意的是，甜菜根的升血糖速度极快（一杯甜菜含有13 g碳水化合物和9 g糖）。如果你遵循生酮饮食法，就不适合食用大量甜菜根。然而，可以在沙拉中添加少量（约2汤匙）切碎的生甜菜根。甜菜叶含糖量远低于甜菜根，是维生素A的极好来源，而维生素A是免疫功能实现的基础，并且会因接触杀虫剂而被耗尽。最后，甜菜叶是维生素C的重要来源，可防止硝酸盐形成致癌的亚硝胺。

柠檬皮和柠檬汁

柠檬的表皮含有柠檬烯，这是一种萜烯，人们已对其抗癌和化学预防活性进行了研究。柠檬烯可以激活第一阶段和第二阶段的排毒，而且人们已发现萜烯（如柠檬烯）可在癌症的起始和发展阶段阻断致癌途径，并已被证明可预防乳腺癌、肝癌、肺癌和其他癌症。[18] 因此，强烈建议在饮食中添加柠檬的外果皮（黄色部分）和营养丰富的中果皮（白色部分）。柠檬汁富含维生素C，有助于重金属的排出。事实上，当维生素C的剂量增大到肠道耐受的上限时，喝富含维生素C的水是促进排毒的极好方法。柠檬的外果皮几乎可以添加到所有食物中！

请注意，用传统方式种植的柠檬表面涂了一层石油基蜡，以便在运输过程中保护它们，所以一定要购买有机柠檬。用一杯加了柠檬的温水开始新的一天有助于启动肝脏和胆囊，这是我们强烈推荐的另一种做法。这也有助于你喝更多的水。你每天应该喝至少相当于你体重1/32的干净、过滤过的水（即一位64 kg的女性每天需要喝大约2 kg水）。

小球藻

小球藻是一种绿藻，已被发现可以抑制重金属（包括汞、砷和铅）进入血液。它含有所谓的植物螯合肽，其作用类似于天然螯合剂。顺便说一下，螯合疗法指将乙二胺四乙酸注射到血液中以去除体内重金属和／或矿物质。这种疗法就像天然药物一样天然，但有时会被滥用。当患者患有肠漏综合征（更多内容参见第八章）时，他们的血脑屏障也会受损。对屏障功能受损（和那些具有排毒SNP）的人进行螯合治疗会导致严重的神经系统问题。对患有活动性癌症的患者，我们不建议这样做。然而，已有证据显示，小球藻等食物具有温和的金属螯合作用。小球藻对肝脏具有很强的化学保护作用，已被发现可诱导肝癌细胞凋亡。[19]

小球藻生长在淡水中，也有海产种类。你可以自己种植小球藻。它也有粉末形式，便于添加到绿色饮料或水中以代替麦草粉（由于任何形式的谷物都具有毒性，我们不建议饮用麦草饮料），而且海洋蔬菜可以给人体带来很多好处。最后，小球藻还被发现有助于排毒。不过，就小球藻以及下面讨论的叶绿素而言，我们必须注意的是，它们的铜含量都很高，因此有血管生成问题的人和／或血铜水平高的人应该避开这两种东西。

叶绿素

叶绿素是在植物和藻类中发现的绿色色素，可吸收阳光并利用其能量从二氧化碳和水中合成碳水化合物以促进生长。以类似的方式，它能够结合和"捕获"肠道中的毒素，防止它们被吸收并促进排出。在动物实验中，人们发现叶绿素可以降低生物利用度并加速多种环境致癌物（包括苯）的排出，并且还能使人免于辐射伤害。叶绿素"捕获"毒素的能力在中国启东居民的身上也得到了证明，启东是黄曲霉毒素诱发肝癌的高发地区。与未接受治疗的人相比，180名受试者每天服用100 mg叶绿素3次，其尿液中DNA-黄曲霉毒素结合物（DNA突变的标志物）的水平下降了55%。[20] 叶绿素的最佳食物来源包括所有叶类蔬菜，特别是有机菠菜、欧芹和豆瓣菜。一些从业者推荐麦草饮料，因为它们的叶绿素含量高；然而，我们仍然不推荐谷物或草类，因为它们不是人类基因熟悉的食物。

西蓝花芽

西蓝花芽是十字花科蔬菜家族的成员，长期以来因其在多个层面促进排毒的能力——包括增强身体清除污染物的能力——而受到赞誉。我们还推荐其他十字花科蔬菜，包括西蓝花、花椰菜和抱子甘蓝，所有这些都非常有助于肝脏排毒。不过，西蓝花芽是其中的翘楚。在一项对大约300名中国成年人进行的随机对照实验中，那些连续3个月每天饮用西蓝花芽制成的饮料的人对两种已知致癌物——苯和丙烯醛——的排泄率增高了。在12周的时间里，苯的排泄率增高了61%。我们强烈支持在你的日常饮食中添加西蓝花芽，特别是当你居住在机场或加油站附近时。（提示：西蓝花芽很容易在家里用芽苗菜种植套装种植。）

奶蓟

这种带有尖刺的可食用植物有鲜艳的粉红色花朵，可能导致触摸它的人中毒，但对肝脏来说是一种强效药物。经过小心收获和去除穗状花序，其新鲜的根部实际上是可食用的。它具有强大的抗氧化性，能够保护肝脏免受化学损伤，对第一阶段的排毒有支持作用。此外，因为奶蓟的根部可以抑制肝脏储存的谷胱甘肽的消耗，所以它对第二阶段的排毒也非常有益。奶蓟除了对肝脏有益外，还有10多种强大的抗癌作用，包括抑制癌细胞生长和抑制炎症。因为奶蓟提取物对肝脏排毒的两个阶段都有如此强大的作用，所以对于在化疗期间是否使用它，人们还有疑虑。不过，许多肿瘤营养专家表示，奶蓟不会增高化疗药物的肝脏清除率，也不会削弱其功效。它可以趁新鲜时食用，也可以作为花草茶饮用，在美国各地均有种植。

洋蓟

洋蓟这种蔬菜是蓟属植物——菜蓟的可食用花蕾。在民间医学中，它们成功治疗过肝脏疾病。更科学地讲，洋蓟含有咖啡酰奎宁酸，对肝脏具有再生和保护作用。洋蓟还能促进胆汁的分泌和脂肪的消化，促进肝脏排毒。在洋蓟中发现的强效的多酚类抗氧化剂有助于预防和管理前列腺癌、乳腺癌和白血病。研究发现，洋蓟叶可食用部分中的抗氧化剂芦丁、槲皮素和没食子酸能够诱导癌细胞凋亡并抑制其增殖。[21] 洋蓟叶配蛋黄酱、油、香蒜酱或内脏酱，就是一顿极佳的低碳水、高脂肪晚餐。

◎ 通过禁食和热量限制减小有毒物质负荷和抑制癌症发展

生病时吃饭，就是喂饱你的病。

——希波克拉底

与其吃药，不如禁食一天。

——普鲁塔克（Plutarch），希腊历史学家

　　禁食的现代定义是出于治疗或宗教目的，在特定时间段内戒除除水以外的所有食物和饮料。在人类进化的大部分时间里都有食物稀缺的时候，因此在农业革命之前，禁食是人类生存的正常组成部分。定期禁食对人类健康和避免疾病绝对至关重要。每个人都可以从每天至少禁食6小时开始习惯禁食。也许就其强大的、多方面的好处而言，禁食已融入世界各地的文化。它是最早得到研究支持和正式发表在专业书刊上的解毒方法，并具有其他几个有据可查的益处，比如支持免疫系统再生。

　　人是有韧性的，可以在没有食物的情况下存活大约40天，正如印度精神领袖圣雄甘地所证明的那样（尽管我们不建议长期禁食，但你可以找一个能够监督你的人一起尝试）。在禁食期间，人体内的胰岛素减少、生长激素增加、脂肪组织被消耗，从而释放储存的毒素。人们已发现，禁食可降低人体内多氯联苯和农药二氯二苯基三氯乙烷的水平，还可减轻化疗药物的毒性作用。禁食是一种动物本能：当野生动物生病时，它们会停止进食；同样，当人们接受化疗时，他们的食欲会下降。当细胞暴露在毒素中，身体就会自动发出停止进食的信号。

　　禁食是身体排毒的最好和最自然的方式之一。那些断言不能通过禁食来排毒的人可能没有学过解剖学和生理学。移行性复合运动（MMC）是一种反复出现的运动模式，在禁食期间出现在胃和小肠中，并被进食中断。在禁食期间，MMC每90~120分钟被激活一次，并通过胃肠道清除残渣和细菌。当这些细菌停滞不前时，它们会过度生长，并可能导致一种被称为小肠细菌过度生长的病症，这是一种越来越常见的肠道疾病。细菌的过度生长会导致化合物的释放，这些化合物会损害DNA并抑制人体对营养物质的吸收，包括对氨基酸和维生素B_{12}的吸收，这两种营养物质都是第一阶段和第二阶段排毒的关键因素。一般来说，美国人吃得太多，吃得太频繁。睡前进食会抑

制MMC。事实上，研究发现，最好将白天的进食时间限制在8小时以内。

禁食是短期饥饿的一种形式，它会导致细胞切换到被称为"抗逆性的差异性"的保护模式。在这种模式中，葡萄糖、IGF-1以及其他许多蛋白质和分子的水平发生显著变化，这些变化能够保护健康的哺乳动物细胞免受各种毒素的侵害。然而，癌细胞不会进行这种切换，这使得它们更容易受到化疗药物和其他抗癌药物的影响。在一项研究中，10名禁食并接受化疗的患者报告说禁食不仅可行，还减少了包括恶心在内的多种副作用。这项研究以及加利福尼亚大学洛杉矶分校的巴尔特·隆哥（Valter Longo）博士关于饥饿和营养反应基因对细胞保护作用的持续研究，发现了大量令人难以置信的证据来证明禁食具有诸多好处。在动物实验中，短期饥饿为小鼠提供了全面的保护，但对注射到小鼠体内的神经母细胞瘤细胞来说，短期饥饿没有起到抵抗高剂量化疗药物依托泊苷的作用。这些基于饥饿的策略提高了化疗的效果。[22]

多年来，我们在实践中也发现了这一点。选择在化疗之前、期间和之后禁食的患者似乎可以轻松克服细胞毒性作用，恶心的情况减少，体内的能量也没有消耗，甚至脱发（化疗常见的副作用）的情况也减少了。几十年来，人们都知道长期限制热量摄入可以预防癌症或延缓癌症的发展，但尽管有临床上的证据，但其减重效果阻碍了它在临床上的应用。此外，在临床实践中，那些在禁食期间确实减重的人一旦再次开始进食，其体重就会恢复如初。总之，禁食有助于健康细胞在化疗中存活并减轻毒性作用，而癌细胞是导致毒性的罪魁祸首。因此，禁食绝对应该被视为一种辅助化疗的方法，与在化疗期间尽可能多吃的建议形成鲜明对比。

此外，禁食和限制热量摄入（将热量摄入量减小30%~70%）都对免疫系统有非常大的影响，包括增加巨噬细胞和NK细胞的活性。2003 年，《医学年鉴》（*Annual Review of Medicine*）上的一篇文章称，在致癌实验中，禁食和限制热量摄入是最有效、适用范围最广的癌症预防方法。[23] 此外，据目前倡导癌症代谢理论的主要科学家、《癌症是一种代谢性疾病》的作者托马斯·赛弗里德博士称，限制热量的饮食方式是专门针对IGF-1/PI3K/Akt/HIF-1信号通路的，这些信号通路是导致癌症（细胞增殖、规避细胞凋亡和血管生成）的标志。禁食的治愈能力惊人！

通过禁食减小有毒物质负荷可以通过多种不同的方式来实现。我们建议，在化疗前24~72小时禁食，并在化疗后的第二天用一顿高脂肪餐来结束禁食，从而进一步促进生酮。多年来，许多接受化疗的患者已经采用过这种方式。为了预防癌症，每月禁食3~5天、仅饮用水或绿茶是极好的。绝对不要在禁食期间喝蔬果汁或柠檬减肥法所推荐的饮料（水中加红辣椒、柠檬汁和枫糖浆），因为两者都含有极高的糖分（例如，一杯胡萝卜汁含有9 g糖和22 g碳水化合物），会促进癌细胞生长而非抑制癌细胞生长。相反，我们推荐我们研发的"生酮清洁绿色饮料"：绿茶、柠檬汁和融化椰子油的混合物。间歇性禁食也是一种很好的方式，这包括每周两天禁食或将热量摄入限制在每天400~600 kcal。2007年，《美国临床营养学杂志》称，隔日禁食——每隔一天"禁食"，在禁食日女性摄入400 kcal热量，男性摄入600 kcal热量——与血糖、胰岛素和IGF-1水平降低有关。长期坚持该禁食方式还与减小患癌症的风险有关。归根结底，除了减小有毒物质负荷和刺激免疫系统外，禁食还有助于保持理想的体重。而且，由于毒素储存在脂肪细胞中，身体脂肪细胞减少也就意味着一个人的毒素储存空间减小了！

◎ 桑拿的力量

有趣的是，身体排毒第二好的方法是在桑拿浴室中出汗。有趣的是，数千年来，就像禁食一样，桑拿和蒸汽浴已经成为多种文化的一部分。"桑拿"在芬兰语中的发音为"sow nah"，意思是"澡堂"。两千多年来，蒸桑拿一直是芬兰人的一种生活方式，它是芬兰人发明的。从排毒的角度来看，已发表的证据表明，运动配合高温桑拿或淋浴、增加摄入烟酸（一种让你空腹服用时会出汗的B族维生素）和电解质替代物，可降低体内化学物质（包括多氯联苯和六氯苯）的水平。

该方法由科学协会创始人L. 罗恩·哈伯德（L. Ron Hubbard）提出，最初被称为哈伯德净化法。今天，摄入烟酸、蒸桑拿和／或用木炭粉冲洗的方法在全球各地被应用，大大降低了人体内的毒素水平。蒸桑拿和提高体温可以降低体内双酚A、邻苯二甲酸盐和其他毒素的水平。当我们的患者不出汗时，我们总是担心。这可能是排毒功能受损的迹象，而蒸桑拿是一种真正鼓励出汗的方法。

在家里蒸桑拿的一种方案是每周蒸3次，每次蒸30分钟（红外线桑拿很棒）。每次蒸桑拿前，空腹服用约100 mg烟酸，然后使用干刷法20分钟（去除死皮并刺激淋巴系统）和进行20分钟高强度运动以刺激血液循环。（请注意，烟酸是一种血管扩张剂，会让你感到皮肤潮红和发热，这可能令你不舒服，但不必担心。）如果你家没有桑拿浴室，你可以一边在浴缸中泡澡一边喝西菖草茶或姜茶。热水淋浴或泻盐浴也可以促进排毒，而且更加温和。

◎ 结语

在我们的环境和日常生活用品中，存在大量未经检测的化学物质，这会导致癌症，这也正是人类远离自然环境生活，进而导致疾病产生的典型案例。有毒物质负荷会导致许多体质要素的不平衡，包括免疫抑制、激素失衡、氧化应激和炎症。除了我们在整本书中提倡的清洁和低糖饮食外，积极努力避开或清除环境致癌物和毒素对于创造不适合癌细胞生长的环境同样重要。禁食在抗癌过程中会产生强大的代谢作用。出汗具有强大的排毒作用，西蓝花芽、洋蓟和蒲公英等食物也是如此。

在下一章中，我们将探讨与癌症相关的最令人兴奋、最具进化性、最具革命性和最新兴的体质要素：微生物群。事实证明，微生物群能否保持健康也取决于食物的代谢作用。

第六章

强大的微生物群：体质要素的核心

一切疾病都始于肠道。

——希波克拉底

微生物群是我们了解如何预防和管理癌症的最新盟友。生活在你体内和体表的数万亿微生物构成了这个脆弱的全身器官，它可以增强或减弱你对癌症的易感性，并且促进或延缓癌症的发展。这些有益微生物也被称为有益细菌，它们在癌症中的作用直到20世纪90年代末才被医学界认识到。事实上，"致癌菌群"是研究特定微生物在致癌过程中所起作用的新兴领域的一个术语。关于微生物群的新信息不断出现。自从研究人员在过去的几十年里开始探究微生物和癌症之间的关系，这些研究结果令人震惊。我们了解到，细菌参与调节癌细胞增殖，诱导癌细胞凋亡，调节炎症，训练我们的整个免疫系统，影响食物和药物的代谢；它们对基因组的稳定性也有深远的影响。[1] 这些看不见的微生物对我们体质的影响比基因组的影响大得多。

事实上，由于微生物有自己的DNA，微生物群实际上被认为是人类的"第二基因组"。没错，在我们每个人体内，每个微生物都有一套完整的非人类DNA。

在前农业时代，在人类养成现代的日常卫生习惯之前，尘土像棕色毯子一样覆盖着人体，那时人体中的微生物种群更加多样和丰富。数百万年来，人类没有穿鞋；人类没有自来水，没有抗菌肥皂，没有经过消毒处理的蔬菜，没有抗生素；人类吃富含纤维素和微生物的食物。现代个人卫生和环境卫生的改善，加上抗生素的过度使用和标准的美式饮食，导致我们体内对抗癌症的微生物生态系统灭亡，同时引发了一系列人为的非传染性疾病，如癌症。食物和生活方式的选择与人体中有益细菌的存在有关，同时，食物和生活方式的选择也控制人体中的致病或致癌微生物。所以，不要洗澡，从花园里拔一根带泥的芦笋，边吃边继续阅读吧。

◎ 微生物群到底是什么？

回首过去，人类一直在与这些共生（英文名称为"commensal"，源自拉丁语，意思是"共用一张餐桌"）微生物共同进化。共同进化指两个或两个以上相互作用的种群相互适应变化的过程，这里的种群包括猎物和捕食者，植物和食草动物，或者微生物及其人类宿主。两种生物生活在一起，并受益于对方的存在。事实上，根据广为接受的内共生理论，人类线粒体实际上是由细菌进化而来的细胞器！两个不同的物种从受益于共同生活和工作时起，共生关系就产生了。一种生物体生活在另一种生物体内部，就叫内共生。内共生理论认为，如果一个较大的宿主细胞摄取了细菌，它们就可以相互依赖生存，从而形成一种永久的关系。根据人类进化理论，人类首先是微生物。线粒体与细菌细胞有着惊人的相似之处，并且拥有自己的DNA。经过数百万年的进化，线粒体在细胞中的分布有一定的特征，无法在细胞外生存。请记住，线粒体负责产生维持生命和身体生长所需的90%以上的能量。线粒体驱动新陈代谢，支持线粒体的健康是以新陈代谢为中心的癌症治疗方法的核心。由于越来越多的证据表明线粒体DNA编码基因的突变会导致癌症的发展，我们不能忽视它们的结构、功能和起源（也就是微生物）。

人类身上单个微生物的数量是人类细胞数量的10倍，其总重量约为3 lb，和人类大脑的重量差不多。换句话说，你体内大约90%的细胞严格来说是非人类细胞。相反，它们是微生物细胞——细菌、原生动物和真菌的细胞。这些微生物为宿主（也就是我们人类）执行大量的新陈代谢和保护任务。整个微生物生态系统存在于人体内外表面的每一处。毛囊有自己的一套微生物，腋窝、鼻腔、皮肤和腹股沟也是如此。从嘴巴到肛门、贯穿你身体的神奇管道——胃肠道——是绝大多数微生物的家园。在口腔中，牙齿和牙龈之间是微生物最丰富的区域。（当患者的癌细胞比较活跃时，或者当他们正在接受癌症治疗时，他们需要尽量避免进行牙科治疗，特别是根管治疗。牙科治疗会将潜在的致病菌释放到血液中，我们已经看到很多癌症患者在进行牙科治疗后其癌症复发了！）从口腔往下，结肠是人体中细菌的大本营。每毫升结肠包含的细菌比地球上的人口还多。

每个菌群有不同类型的微生物，其类型是根据与我们的关系进行划分的。共生微生物，也被称为微生物区系，从我们的身体得到好处，但我们没有从它们那里得到好处。大多数共生细菌在它们原本所在的地方对人类是无害的，但它们如果迁移到一个意想不到的地方，就可能导致人类生病。特定的微生物应该生活在人体的特定区域，执行特定的任务。例如，化脓性链球菌是健康人鼻子里的共生菌群的一部分，但如果进入喉咙，就会导致扁桃体炎和链球菌性喉炎。

共生菌（或有益微生物）与人类存在一种互惠互利的关系。共生菌的一个典型例子是拟杆菌。它的"糖生物组"包含了能够代谢碳水化合物的最大基因集合。这些微生物和其他许多微生物一起，是宏量营养素、微量营养素的代谢和合成所必需的。这是许多发现肥胖症、糖尿病和微生物之间联系的研究的基础。[2]

最后一类是致病性微生物。它们受益于人类，但如果它们数量过大，就会导致人类生病。胃部感染幽门螺杆菌会引起炎症和破坏胃黏膜，导致淋巴瘤。它是胃癌的主要病因。虽然幽门螺杆菌已被归为1级致癌物，但它也可能在抑制胃食管反流病和食管癌的发展方面发挥作用。[3]

保持所有这些细菌的平衡对维持人体内的平衡至关重要，而有益细菌有助于抑制致病性微生物。不同解剖部位的微生物群落组成不同，而微生物群组成的失衡（也称为生态失调）是人类疾病的一个主要成因。癌症、自身免疫性疾病、肥胖症、哮喘、孤独症、结肠炎、精神障碍和疫苗反应减弱等，都与微生物群有关。事实上，是我们的微生物群在作怪。

但是，不良饮食、抗生素、无菌环境和其他对微生物群健康的威胁会导致有害细菌过度生长和有益细菌耗尽。太多的致病菌可以导致原位癌。例如，2013年发表在《美国国家癌症研究所杂志》（*Journal of The National Cancer Institute*）上的一篇研究报告称，结肠癌患者往往有较高水平的梭杆菌（一种促进肠道炎症并促进癌细胞生长的细菌）和低水平的梭状芽孢杆菌（一种细菌，可以通过分解膳食纤维素和碳水化合物来防止结肠癌的发生）。同样，患乳腺癌的女性和未患乳腺癌的女性的乳腺组织微生物群也存在显著差异。[4]

就像拥有独特的指纹和脸一样，每个人都拥有独特的微生物群，而且微生物群因性别、饮食、气候、年龄、职业、卫生、接触动物等环境因素的不同而不同。婴儿的第一次"细菌接种"发生在出生时：通过阴道出生的婴儿被类似于其母亲阴道微生物群的细菌群落（主要是乳酸菌）包围。[5] 出生后，婴儿自身的微生物群通过环境接触和母乳喂养继续被"殖民"。微生物通过婴儿吃的、摸的和放进嘴里的东西聚集，婴儿以一种进化的方式"组装"自身的微生物群。

和狗一起长大的孩子和家里没有狗的孩子拥有不同的微生物群。从6个月到3岁，婴幼儿体内物种持续增加，肠道中大约有100个物种，而成年人肠道中大约有1000个物种，它们的功能也发生了变化。婴幼儿体内有产生叶酸的微生物（甲基化所需要的！），而成年人体内有更多的能够获取叶酸的微生物。到3岁时，幼儿体内的微生物群看起来和成年人的很像，而且变得稳定。

处于青春期、妊娠期和更年期等生理阶段会导致微生物群发生一些特定的变化，之后微生物群会恢复正常。处于青春期会引起皮肤油脂的变化，从而影响皮肤上的微生物群；而怀孕会引起阴道微生物群的变化，导致物种的生长，这些物种将在婴儿出生时包围婴儿并从中受益。非自然事件，如接受剖宫产术、进行抗生素治疗、进行化疗、承受慢性压力、饮食变化和其他许多事件，也会导致微生物群的变化或失衡（失调）。但是不要害怕：即使你的微生物群被化疗药物或抗生素破坏了，它也是可以修复的。（请参阅本章末尾的"代谢微生物群重启计划"。）

◎ 微生物群对健康和癌症的作用

强大的微生物群在人类健康中发挥至关重要的作用，比如免疫作用、消化作用和代谢作用。我们仅列举这几个。如同小提琴手或鼓手，特定的微生物有特定的作用，它们可以起到协调身体功能的作用，但也可能走调。例如，脆弱拟杆菌在很大程度上被认为有助于对抗其他细菌和真菌；然而，它也会对人不利，在没有其他微生物控制的情况下会导致结肠癌。所有的微生物必须在一个和谐的环境中共同发挥作用。

下面是一些不同微生物所发挥的作用。

• 将超过50%的外来生物、激素和毒素排出体外是由有益的肠道细菌促成的。

而致病菌可以直接分泌有毒物质，同时有抗炎作用。

- 细菌可以改变人类细胞的 DNA，从而导致癌症的发生。马里兰大学医学院的科学家们发现，细菌的基因转移和过度增殖与健康细胞转化为癌细胞有关。

- 微生物是许多维生素和其他膳食营养素——包括维生素 B_{12}、维生素 K、纤维素和蛋白质——的消化、吸收和合成所必需的。它们还负责合成叶酸，而叶酸是由多种乳酸杆菌产生的。[6] 如前所述，叶酸对于发生甲基化或基因沉默的表观遗传过程至关重要。

- 肠道微生物可以显著影响某些癌症治疗方法的疗效。多项研究证实，某些化疗药物和放疗都依赖肠道微生物群来成功消除肿瘤。无菌小鼠的肿瘤无法用这些药物消除。

- 最近的研究发现，肠道微生物群的组成受癌细胞的存在影响，并参与了癌症相关恶病质的发展。然而，有益细菌互相之间的混合，包括罗伊氏乳杆菌和加氏乳杆菌的混合，可以减少炎症、厌食症和肌肉萎缩。[7]

我们不断地因这些看不见的微生物所做的事情而感到震惊。你将了解到，是我们体内的微生物使大豆和它的代谢物具有或不具有抗癌的功效，这些微生物也在很大程度上参与雌激素代谢的过程。虽然研究仍在继续揭示微生物群在癌症中发挥的许多不同作用，但是我们认为微生物群对免疫系统起关键作用，其中一个很重要的原因是：我们与微生物共生。

◎ 微生物群：免疫系统的私人教练

由于人体的免疫系统具有识别、反应以及对外来分子和自身分子做出反应的惊人能力和作用，所以它是健康和疾病发展过程的中心。从根本上说，是微生物群训练免疫系统做到这一点的。在缺乏微生物群有效训练的情况下，免疫系统无法学会区分哪些是可以安全进入人体的，哪些是需要做出反应的，这导致了免疫系统对诸如花粉、霉菌、猫的皮屑和花生等无害环境因素的随意的、不当的反应。正如我们现在所看到的，各种过敏症的发病率都在上升。2013年，美国疾病控制与预防中心的报告称，1997~2011年，儿童食物过敏的病例增加了约50%。这在很大程度上要归咎于我们体内缺失的微生物。一个有力的证据出现在2015年1月，澳大利亚研究人员使用鼠李糖乳杆菌这种益生菌治疗了80%的花生过敏患者，同时让患者逐渐增大了花生的食用量。对花生过敏的孩子能够再次吃花生了，因为益生菌治好了过敏症！

如果微生物群失衡，人体的免疫系统就不能正确地识别和忽视无害的人体健康细胞和组织。这可能导致错误和不必要的自身免疫反应和炎症反应。由于现代的卫生习惯，我们的身体缺少很多必要的微生物，我们的免疫系统已经开始对抗不构成威胁的东西，比如我们的甲状腺和关节。我们的肠道和结肠黏膜拥有的免疫细胞所占的比例最大，超过80%！没有有益的肠道微生物的存在，免疫系统很容易被有害细菌侵入。事实上，研究已经发现，某些形式的致病菌能够抑制和"关闭"参与免疫反应的维生素D受体（第七章对此有更多介绍）。[8] 这样的例子不胜枚举。关键是，微生物群是我们体质要素的核心。那么，为什么我们的身体这艘"大船"上到处都是"海盗细菌"，好细菌却纷纷"弃船逃生"呢？让我们来看一看吧。

◎ 微生物群受到的威胁

很多事情都会对我们微生物群的健康产生积极或消极的影响。但微生物群面临的许多威胁是可以避免、预防和解除的！对那些无法避免的威胁，人体有一种令人难以置信的治愈能力。然而，我们不能忽视的是，癌症的发病率似乎与现代生活对微生物群的威胁共同快速增长。现在是时候去阻止许多正在对我们的微生物群造成严重破坏的因素继续存在了。

剖宫产

这种手术发明于罗马时代。通过腹部切口将胎儿从母体内取出，在某些情况下是必要的，可以挽救胎儿、母亲或两者的生命。谢天谢地，西方医学为真正需要的人提供了这个选择！然而，随着这种手术变得越来越安全和常见，它已经成为一些母亲的首选——用来避免阴道分娩的痛苦，适应工作的安排，还有其他许多原因。它也是一些医生的首选，因为它用时更少，更赚钱，更容易安排。2013年，在美国，剖宫产的平均费用比顺产的平均费用高出大约50%（分别为27 866美元和18 329美元）。[9] 难怪1996~2011年，美国的剖宫产率上升了50%。[10]

那么，这有什么问题呢？答案很简单：婴儿在出生时就被"接种"了错误的细菌。通过剖宫产出生的婴儿会被母亲皮肤表面的细菌（包括葡萄球菌）包围，而通过阴道出生的婴儿会被母亲的阴道微生物包围。婴儿通过阴道出生是有原因的。母亲传给婴儿的特定细菌可以训练婴儿的免疫系统区分朋友和敌人。这一过程启动了婴儿的免疫系统，旨在保护婴儿一生免受疾病的影响。最近的研究发现，通过剖宫产出生的婴儿在童年后期患哮喘、过敏和自身免疫性疾病的风险增大。[11] 与经阴道分娩的婴儿相比，通过剖宫产出生的婴儿长大后超重的可能性大26%，肥胖的可能性大22%。

需要再次说明的是，有时剖宫产势在必行。当这种情况发生时，我们有机会通过将母亲的阴道分泌物摩擦到婴儿身上来人工"接种"。［关于这方面的更多信息，请参阅托尼·哈曼（Toni Harman）和亚历克斯·韦克福德（Alex Wakeford）合著的《你的宝宝的微生物群》（Your Baby's Microbiome）一书。］

饮食：母乳喂养、转基因食品和低纤维素饮食

对儿童肠道菌群和长期免疫发育影响最大的营养因素是是否进行母乳喂养。俗话说，母乳最好。在大量研究中，母乳喂养与一系列积极的健康结果（从减少耳部感染到减小患白血病的风险）有关。事实上，因为母乳是地球上最不可思议的超级食物，一些成年人已经开始用它来对抗癌症。瑞典的研究人员在人乳中发现了一种名为HAMLET（对癌细胞具有致命作用的人 α-乳白蛋白的英文缩写）的物质，它具有选择性杀死癌细胞的能力。

人乳含有丰富的有活性的白细胞、免疫球蛋白和寡糖，它们为双歧杆菌属的一种有益细菌提供营养。毫不奇怪，相对于身体其他部位，女性乳房有独特的微生物种群。变形菌门是在健康乳房组织中发现的主要微生物种群，在身体的其他部位发现的变形菌门只占很小的比例。相反，大肠杆菌和芽孢杆菌在癌变的乳房组织中占主导地位。乳房组织会产生高浓度的脂肪酸，而这些细菌是脂肪酸的代谢者。变形菌门也是母乳中最主要的微生物。研究表明，配方奶喂养婴儿和母乳喂养婴儿之间细菌定植模式的差异导致了婴儿免疫系统和抵御病原体的基因表达的差异。遗憾的是，配方奶喂养的孩子患癌症的概率是那些吃了6个月以上母乳的孩子的8倍。[12]

世界卫生组织建议母乳喂养至2岁，纯母乳喂养至6个月。在古代，儿童到四五岁时还要靠母乳喂养，而在一些地方，孩子吃母乳到7岁。遗憾的是，目前美国的趋势显示，不到50%的母亲进行母乳喂养的时间在6个月内，只有27%的母亲进行母乳喂养12个月。根据美国疾病控制与预防中心的数据，这意味着美国大约70%的婴儿在一岁前就开始吃配方奶粉了。糟糕的是，即使是有机品牌的配方奶粉，也会对人体特别是微生物群造成伤害，因为它们含有大量的炎性脂肪、牛奶蛋白、大豆蛋白和糖，而且不

含免疫复合物和微生物。市场上的婴儿配方奶粉还可能含有转基因玉米和大豆成分。研究表明，草甘膦会破坏肠道菌群，导致艰难梭菌过度生长，进而产生一种名为"对甲酚"的有毒化合物。这种副产品已被确定为可能与孤独症相关的众多因素之一。[13]

最近的数据显示，在因艰难梭菌感染住院的儿童中，一岁以下的婴儿占26%，而且自1997年以来，美国儿童感染艰难梭菌的比例一直在迅速上升。[14] 草甘膦已被证明可以优先杀死有益的乳酸杆菌和双歧杆菌，同时引起病原体的过度生长。有几篇论文提出，大量食用转基因食品是儿童腹腔疾病发病率上升的原因，而自1950年以来，儿童腹腔疾病的发病率增高了3倍多。[15]

婴儿通常在6个月大的时候开始吃辅食。2015年3月，一项针对8900名2~11岁儿童的调查发现，只有不到10%的儿童每天食用推荐的4~5份水果和蔬菜，而50%以上的儿童摄入的糖超过每日推荐摄入量。植物性食物中的纤维素是微生物群的首选食物，但遗憾的是，许多儿童没有从食物中获得任何纤维素。加工食品，比如盒装麦片，对微生物群来说就像推土机，有助于有害细菌的过度生长。我们喂养婴儿的首选食物是动物肝脏、蛋黄、鳄梨和绿色蔬菜泥。

美国成年人的饮食也好不到哪里去。2014年，美国人均每日膳食纤维素摄入量为16 g，而每日推荐摄入量为38 g。2009年，美国农业部经济研究局发现，美国成年人每天摄入的热量中，仅有3%来自水果，5%来自蔬菜（大多是土豆）。这与19世纪末工业革命之前人类所吃的富含纤维素和以植物为主的食物大相径庭。膳食纤维素是有益细菌赖以生存的唯一食物；纤维素太少会让它们饥饿，然后死亡。我们身体中的微生物群以数百种不同的富含纤维素的植物根茎为食，而非以麦片为食。

可糟糕的是，现代饮食充满了改变微生物群的食物。糖和人工甜味剂（如阿斯巴甜和糖精）已被发现会改变微生物群，从而破坏人体正常的血糖控制。精制面粉和麦片会喂养我们肠道中有害的、不正常的细菌和其他微生物。食用含有谷蛋白的谷物，如小麦和大麦，会引发连蛋白的释放，这种蛋白质会导致肠漏、肠壁损伤和自身免疫反应（参见第七章中的"免疫系统受损的原因"）。研究人员还发现，过度饮酒会直接损害消化道细胞，导致肠道炎症。最后但并非最不重要的是，乳化剂，一种类似于洗涤剂的食品添加剂，会改变肠道微生物群的组成，导致炎症和其他各种健康问题增多，包括代谢综合征和结肠炎。[16] 所有这些因素都可能导致小肠内的细菌过度生长，这种情况在过去几十年里迅速增多。反对以谷物为主的高糖饮食的证据是毋庸置疑的，但我们真正需要着手解决的是抗生素滥用的问题。

抗生素滥用

抗生素出现于1943年。青霉素永远地改变了医学，使我们有能力成功地治疗细菌性疾病，如肺炎和其他许多疾病。这是医学上的奇迹。1945年，总共有大约65人接受了抗生素治疗，而在2010年，抗生素的使用超过2.58亿个疗程。目前的估计是，美国人从儿童期到20岁平均使用了17个疗程的抗生素，甚至在2岁之前平均使用了3个疗程的抗生素。治疗任何疾病，从普通感冒到耳部感染，再到上呼吸道感染（其中最多20%的感染是由细菌引起的，大多是由病毒引起的），很多医生给孩子开抗生素就像奶奶给孩子发糖一样容易。在人类的存在过程中，人类一直与细菌共存。（抗生素的英文名称"antibiotic"的字面意思是"反生命"；益生菌的英文名称"probiotic"的字面意思是"促进生命"。）使用大量广谱抗生素的结果类似于为了得到一棵树砍伐了整座森林。这是一个大问题，因为抗生素不仅会导致DNA的氧化损伤，还会直接针对并损伤线粒体。[17] 从新陈代谢的角度来看，线粒体的受损是癌症发生的根本原因之一，因此我们真的需要注意这个问题。

目前的观点认为，抗生素只能在生死关头使用。事实上，许多细菌感染可以自愈或用益生菌和具有抗生素特性的草药治愈。我们已经在患者和我们自己的孩子身上验证过几百次。如果预防性抗生素治疗被推荐作为癌症治疗的一部分，通常是因为免疫抑制，你一定要先向你的自然疗法肿瘤医生或营养治疗师咨询。使用抗生素的副作用之一是深度疲劳，更不用说线粒体损伤了。事实上，除非肠道微生物群完整，否则某些癌症治疗方式是无效的，稍后我们会详细说明。

可悲的是，即使你没有刻意服用抗生素类药物，你也可能从饮食中摄入足够的抗生素，从而造成损害。在美国，农场使用的抗生素从1999年的1800万磅增加到2011年的近3000万磅。在美国销售的所有抗生素中，几乎有80%用于促进农场动物的生长，并存在于非有机肉类、鸡蛋、牛奶和奶酪中。低剂量的抗生素生长促进剂的一部分作用是通过降低抑制脂肪消化的肠道酶活性实现的，所以动物能够消化更多的脂肪，进而体重增加更多。就像抗生素会导致动物增重一样，它们对人类也有同样的作用。尽管美国食品药品监督管理局规定农民在使用最后一剂抗生素和动物被屠宰之间留一段缓冲时间，但这个规定是否被认真执行很少受到监管。超市里的食物被允许最高有10%的抗生素残留，但是经检测发现，其中的抗生素残留几乎都超过了10%。例如，两杯牛奶可能含有50 μg以上的四环素，这种药物会损害DNA。由于其副作用（包括引发牙科并发症），我们不建议8岁以下的儿童服用四环素。我们再怎么强调选择有机食品的重要性都不为过。那么，抗生素的替代品是什么呢？以下草药已被人类使用了数千年。在跳上"抗生素巴士"去污染原始的土地之前，和你的医生谈谈使用这些草药的问题。

具有天然抗生素特性的草药

虽然使用抗生素确实有其特定的时间和场合，但过度使用抗生素导致了目前超级细菌、DNA损伤、自身免疫性疾病和癌症剧增的危机。在人类存在的历史中，植物早已被用作一线药物，用于治疗从疼痛到消化不良的一系列疾病。由于我们拥有古老的基因组，与我们共同进化的植物因其某些特性仍然能够发挥药用价值，对抗现代的疾病。

有3种可作为食物食用的草本植物具有令人难以置信的天然抗生素特性，能保护人体内的微生物群和线粒体免受损害，它们是大蒜、辣根和牛至。更好的是，这3种植物都有超越微生物群的好处，能够提供强大的免疫功效和其他抗癌功效。

大蒜具有一定的抗菌性，但矛盾的是，它对我们体内的微生物群有益。一项研究表明，大蒜会伤害我们肠道里的一些有害细菌，而让有益细菌完好无损。事实上，3瓣大蒜的抗菌作用相当于成年人剂量的青霉素的作用。（在青霉素出现之前，生大蒜被用来治疗伤口的感染。）常见的致病性细菌对抗生素产生耐药性的概率是对大蒜产生耐药性的概率的1000倍。[18] 还不止如此。大蒜不仅能抑制癌细胞生长，诱导癌细胞凋亡，还能刺激包括脑癌细胞在内的某些癌细胞凋亡的线粒体途径。[19] 应该每天食用大蒜！

辣根是一种辛辣的多年生植物，与芥菜、卷心菜和其他十字花科蔬菜有亲戚关系。我们在第五章简略提到过它对排毒有益。它还具有非常强的抗生素特性，在德国被批准用于治疗尿路感染和上呼吸道感染。人们已经发现，在治疗耳部感染、某些类型的流行性感冒、由细菌引起的肠胃疾病和肺炎方面，含有辣根的制剂与抗生素一样有效。[20] 辣根还含有大量的抗癌化合物——硫代葡萄糖苷，它可以增强肝脏排出致癌物的能力，调节炎症，增强人体对癌症的抵抗力，并抑制肿瘤的生长。我们建议在沙丁鱼沙拉或蔬菜汁中加一匙辣根。

牛至是著名的意大利香料，通过破坏白色念珠菌——肠道菌群中的酵母菌——为肠道提供保护，防止肠道感染。牛至油中的几种成分（包括香芹醛）已被发现可以使已经产生耐药性的危险微生物失去活性。乔治敦大学医学中心的研究人员发现，牛至油对耐抗生素的葡萄球菌有效。[21] 此外，牛至油已被发现具有非常强大的杀伤作用，能够对抗结肠癌、乳腺癌和前列腺癌。我们总是把植物性药物治疗和食疗当作主要的治疗方法。只有在这些治疗方法都不起效的时候，我们才考虑使用抗生素。现在，让我们来看看对我们的微生物群有害的其他威胁。

无菌环境

根据被广泛接受的假说，生活在现代超洁净的环境中是儿童过敏、哮喘和癌症发病率激升的原因。大量的家用抗菌产品和清洁用品阻碍了有益微生物的生长。我们都在电视上看到过用抗菌湿巾来保证孩子"安全"的广告，但事实恰恰相反。历史上，人类首先用水清洗身体和家中的细菌，然后使用含有维生素D的猪油肥皂。人类制作肥皂的第一个确凿证据出现在古罗马，当时人们用山羊油和木灰制作肥皂。现代抗菌皂是一种用于表面消毒和消灭细菌的化学试剂，它们还会破坏皮肤上有助于吸收维生素D的微生物。

盗贼油：早期的洗手液

有这么一个故事：在 15 世纪瘟疫暴发期间，一群小偷在抢劫尸体时被抓捕。人们发现，尽管他们与死于瘟疫的人接触过，但明显没有受到感染。原来，他们使用了丁香油、柠檬油、肉桂油、桉树油和迷迭香油的混合物。1996 年，一项实验室检测发现，市场上的一种盗贼油在对抗空气中的细菌方面有效率达到90%。[22] 我们可以在乘飞机旅行时用它来擦手和脖子，还可以用它来打扫工作台面。在普通感冒和流行性感冒盛行的季节，我们让患者在工作时把它喷洒到空气中。它闻起来好极了！你也可以自己调配。下面是经典的配方。

40 滴有机丁香芽精油

35 滴有机柠檬精油

20 滴有机肉桂树皮精油

15 滴有机桉树精油

10 滴有机迷迭香精油

将所有精油滴到一个黑色的玻璃瓶中，混合均匀即可。你可以调整原料的分量，或者加入其他抗菌的精油，比如牛至精油、百里香精油或茶树精油。

三氯生是一种抗菌剂和抗真菌剂，广泛应用于许多不同的产品，如洗手液、消毒剂、塑料厨具、案板、儿童高脚椅、铅笔、除臭剂、衣服、玩具、床上用品和其他织物。当人体中的细菌长时间接触三氯生时，基因突变就会发生。2014年发表在美国化学学会杂志《化学毒理学研究》（*Chemical Research in Toxicology*）上的一篇研究报告称，三氯生和另一种商业用化合物辛基酚能促进人类乳腺癌细胞的生长。使用优质的老式肥皂和水，我们可以像使用这些含剧毒的抗菌产品一样保持清洁。幸运的是，2016年秋天，美国农业部禁止了19种用于抗菌皂的化学物质，其中就包括三氯生。遗憾的是，大多数公司都在用具有免疫毒性的苯扎氯铵来替代三氯生，而苯扎氯铵也是一种抗菌剂。

药物和化疗

抗炎药、抑酸药和化疗药物都会损害肠道微生物群。化疗药物会对肠道微生物群造成严重破坏，也就是引发胃肠道黏膜炎。这就是在化疗期间使用益生菌而非抗生素对维持免疫功能特别重要的原因。化疗和放疗改变了肠道细菌的数量，从而减少了参与食物代谢的关键菌株。这可能是体重减轻和随后恶病质出现的主要原因。质子泵抑制剂（一类抑制胃酸分泌的药物）的使用与微生物种类的显著减少相关，并且使用者体内的致病菌（包括链球菌）会显著增加。使用埃索美拉唑（一种胃药）这样的质子泵抑制剂与细菌感染（包括艰难梭菌感染）风险增大有关，但这类药物是美国第二大类处方药。在很多情况下，治疗胃酸反流很容易，你猜对了，使用益生菌！

检测你的肠道微生物群

如果你正在寻找评估你的肠道微生物群状态的先进方法，你可以向检测机构或你的医生咨询有关全面的粪便分析、寄生虫学评估或小肠细菌过度生长的测试（SIBO 测试）的信息。《布鲁姆：在现代世界中还你一个最初的肠道》（*Bloom: Reconnecting with Your Original Gut in A Modern World*）一书的作者杰夫·利奇（Jeff Leach）领导的美国肠道项目在 2016 年提供了测试，结果将用于一个大规模的研究项目。

◎ 代谢微生物群重启计划

到目前为止，我们希望我们已经清楚地阐明了微生物群对你的整体健康以及癌症预防和发展所起的关键作用。因为我们的线粒体实际上是自然界中的微生物，所以采取饮食疗法来平衡我们的微生物群和使其重新繁殖是最有效的癌症代谢疗法之一。那么，我们如何通过深度营养来促进微生物群的健康呢？通过3个主要途径：食用特殊的食物、用益生菌治疗和改变生活方式（包括卫生习惯）。（没错，我们不需要每天洗澡，也不需要洗手液和抗菌湿巾。把你自己弄脏一点儿！）

当然，你吃什么对你肠道微生物群的组成影响最大。许多研究团队都比较了低脂、高纤维素饮食与西方美式饮食的效果。在某些情况下，微生物群的组成会在几天内发生变化；一些物种增多，而另一些物种减少。尽管我们的基因需要很久才能适应这么多种不同的饮食方式，但微生物群会对我们的饮食做出动态反应，因此，我们的身体才能适应这么多不同的饮食方式。我们体内的微生物群和基因组需要的饮食方式是——最适合我们当前和长期的代谢需求的饮食方式。下面列出的食物对于保护有益细菌以及修复由许多外在威胁导致的微生物群失衡至关重要。

纤维素

纤维素是植物的组成成分，存在于我们推荐的植物性食物，如蔬菜和水果中，也存在于我们不推荐的植物性食物，如谷物和豆类中。膳食纤维素是非淀粉多糖，不能被人体中的消化酶分解。因此，纤维素就像刷子一样通过我们的胃和小肠，然后进入我们的大肠，基本上完好无损。然后，纤维素在大肠中被微生物群消耗。

纤维素有两种类型：可溶性纤维素和不可溶性纤维素。可溶性纤维素溶于水后形成凝胶，很容易被结肠中的微生物消耗（发酵）。可溶性纤维素的最佳来源是抱子甘蓝、亚麻籽和芦笋。不溶性纤维素不溶于水，不形成凝胶，也不容易被细菌消耗。不溶性纤维素有助于控制食物在我们消化道中的黏稠度以及食物通过的速度，其最佳食物来源是卷心菜和芹菜。这两种纤维素都很重要。

除了减缓碳水化合物转化为葡萄糖的速度，纤维素还可以作为有益细菌生长的主要燃料。我们肠道中的一些细菌非常特殊，它们甚至能消化特定亚型的纤维素。膳食纤维素在大肠中被细菌发酵时，会产生一些副产品，包括短链脂肪酸。一些短链脂肪酸（特别是丁酸）被发现对结肠健康和减小结肠癌患病风险至关重要。事实上，丁酸还能阻止胰岛素抵抗的发展，增强线粒体功能。[23] 丁酸在代谢和线粒体活动中起主要作用。

就像你经常听到的那样，高纤维素饮食是预防和管理癌症的关键因素。尽量多吃各种各样的蔬菜。如果支持你的微生物群是你的首要任务，那么你每周要努力吃下30~40种不同的植物，每天摄入40 g纤维素。（请注意，生酮饮食的一个常见副作用是便秘，因为食物从富含纤维素的谷物变为高脂肪食物。在饮食中添加下面推荐的蔬菜、亚麻籽粉和车前草籽壳中的可溶性纤维素，并且补充充足的水分，有助于预防便秘。）

顺便说一下，还有一些抗性淀粉也会在小肠中逃避消化和吸收。最近，在减肥圈中，关于原始饮食，大家有一些对抗性淀粉好处的争论。抗性淀粉的许多追随者都在寻找一种叫作"工业抗性淀粉"的东西。这种淀粉是用化学方式制作的转基因玉米淀粉，换句话说，就是一种商业生产的玉米淀粉。从我们了解和观察到的情况来看，食用孤立形式的抗性淀粉会对我们微生物群的健康产生适得其反的效果，我们不建议这样做。请吃掉整株植物！

益生元与益生菌

根据世界卫生组织的定义，益生菌指活的微生物，摄入足量的益生菌对人的健康有益。益生元是一类能促进肠道共生菌（特别是乳酸杆菌和双歧杆菌）生长的营养化合物。简单地说，益生菌是活的微生物，而益生元是它们的食物。

例如，益生元、菊粉和低聚果糖能够抑制梭状芽孢杆菌的生长，防止便秘和腹泻，保持血糖水平稳定，甚至被发现有助于降低肝脏疾病患者的氨水平。益生元对至少8种致病菌（包括李斯特菌和弯曲杆菌）有拮抗作用。

如果在化疗期间或服用一个疗程的抗生素后补充益生菌，我们推荐的剂量是每天800~1000亿个菌落形成单位。（请注意，使用其中一种或两种益生菌都会导致前三四天腹胀或腹痛，因为有害细菌会死亡。这些症状通常在持续使用或减少使用3~4天后消失。）

试着寻找尽可能多的不同菌株的益生菌补充剂。研究发现，我们的体内微生物群在晚上最活跃，所以睡前是服用益生菌和益生元的理想时间。每90天换一种品牌的益生菌，这样可以从各种菌株中获得最大的益处。此外，服用益生菌补充剂对你的健康有极大的好处，尤其是当你不能每天食用下面列出的2~3种食物时。尽管任何一种蔬菜对你都有好处，但请记住，烹饪会减少蔬菜中25%~75%的益生元，所以吃生蔬菜是最佳选择。

◎ 最适合微生物群的食物

每天都必须综合食用有利于体内微生物群的食物，最好每餐都这样做。以下是最有利于微生物群的食物，它们含有益生菌或益生元，或两者都有。

韭葱

富含纤维素、维生素K以及具有其他抗癌特性使这种蔬菜成为微生物群的超级食物。韭葱是葱属的一种蔬菜，可以用来做汤或炒鸡蛋。请注意，一杯韭葱含有6 g碳水化合物，所以如果你进行的是低碳水化合物饮食，你就要适度食用韭葱。在人类食物项目中研究微生物群的杰夫·利奇建议每周食用一棵韭葱。

洋姜

研究人员通过动物实验发现，食用洋姜可以显著增加胃肠道微生物的种类，特别是双歧杆菌和乳酸杆菌。这种看起来像土豆的蔬菜富含可溶性纤维素——菊粉。它是一种天然的低聚糖，属于碳水化合物的一类，被称为果聚糖。从很小的量开始食用洋姜（¼个含有6.5 g碳水化合物，可能在人的肠道内产生气体），把它们切成薄片，与大蒜、橄榄油一起炒。

发酵食品和加工食品

古代，在世界各地的饮食中，乳制品、水果、蔬菜、肉类和海鲜都通过发酵来保存。研究者认为，古代的狩猎采集者在食物匮乏的时候会吃腐烂和发酵的水果，而反复食用这样的食物让人类产生了对发酵的水果的偏好。我们已发现，人类制作发酵食品主要发生在过去的7000年里。最初，发酵可以延长食物的保存时间。在人类进化的过程中，这项技术是很有利的，而且对人类健康有好处。发酵的蔬菜，如酸菜和泡菜，是一些国家的人每餐都吃的食物，富含益生菌。加工的调味品，如乳酸发酵蛋黄酱、芥末、辣根酱、辣椒酱、青瓜酱、莎莎酱、鳄梨酱和沙拉酱，都可以提供数十亿的天然益生菌。

鱼露和咸鱼酱是已知的最早的鱼酱，是将鱼血和鱼肠放在盐水中、使其发酵制成的。要想用一种更现代（更可口）的方式制作食物，你可以尝试制作发酵的卷心菜（德国酸菜）、大蒜和萝卜。你如果购买市面上的发酵食品，确保购买的是没有经过巴氏杀菌的，因为巴氏杀菌意味着食品被加热到很高的温度，其中所有的活细菌都被杀死了。

野生芦笋及人工栽培芦笋

芦笋在印度和亚洲其他地区作为一种植物性药物有着悠久的历史，因为它含有一种被称为皂苷的植物营养素。皂苷除了具有抗癌活性，还可诱导人的胃腺瘤细胞凋亡。人们还发现，皂苷是芦笋的主动免疫系统的主要组成部分，是一种天然"抗生素"。研究表明，它具有抗菌特性。芦笋富含有利于微生物的纤维素，一整杯芦笋只含5 g碳水化合物，是进行生酮饮食的人的绝佳选择。

发酵的鱼

饮食中有发酵的鱼的国家，其癌症的发病率往往是全球最低的。在日本，流行的发酵鱼包括鲫鱼寿司、鱼露和盐辛。瑞典的腌鲱鱼也叫"酸鲱鱼"，是发酵的波罗的海鲱鱼，至少自16世纪以来，是瑞典北部的传统美食。挪威腌鳟鱼是挪威的发酵鳟鱼。有趣的是，富含蛋白质的食物（如鱼）经过发酵，不仅其整体蛋白质含量和生物利用度得到了提高，其中的重金属等有毒成分也减少了。[24]

梅子醋

这种发酵的醋对身体有碱化作用；它还可以消除疲劳，帮助消化，防止恶心。用梅子醋制作的饮料应该是那些接受常规癌症治疗的人的日常饮料，因为它可以减轻全身的毒性。梅子醋中的柠檬酸被认为是一种抗菌物质，有助于增加唾液的产生，帮助食物消化和营养吸收。梅子醋有非常浓郁的酸味，这使它成为一种很好的调味品，可以用来给酥脆的蔬菜（如萝卜）调味。

萝卜

萝卜这种易于种植的蔬菜是一种叫"阿拉伯半乳聚糖"的独特膳食纤维素的重要来源。除了增强NK细胞（NK细胞可以攻击癌细胞）的活性，阿拉伯半乳聚糖还具有其他许多有效的抗癌作用，包括抑制癌细胞转移，防止辐射引起的损伤。[25] 萝卜中的纤维素也有助于产生丁酸，它是我们之前提到的能够促进线粒体功能的短链脂肪酸。萝卜的碳水化合物含量很低，是一种非常有效的蔬菜，适合进行生酮饮食的人食用。

黑树莓

黑树莓是低糖水果，一杯含有8 g可溶性纤维素和丰富的鞣花酸。鞣花酸是一种已知的有效抗菌、抗病毒和抗癌的化合物。难怪我们体内的微生物群喜欢这些！植物营养素，如在黑树莓中发现的鞣花单宁可以通过发送促进细胞凋亡的信号来减少癌细胞数量。[26] 黑树莓中的化学物质也保护吸烟者口腔中的微生物群，并可能减小他们患口腔癌的风险。俄亥俄州立大学的研究表明，在饮食中添加黑树莓的老鼠患结肠癌的比例减小了60%~80%。黑树莓的抗氧化剂含量是蓝莓的3倍，而且黑树莓非常好吃！

◎ 关于纤维素

毫无疑问，我们将继续了解强大的微生物群及其在健康和癌症方面所起的作用。似乎每天都有新的研究成果发表！不过，我们应该马上采取行动来保持我们体内微生物群的整体健康。避免食用转基因食品和使用了抗生素的动物性食物，同时多食用富含纤维素的食物和发酵食品，是增强这一体质要素的饮食法的核心。

随着我们对体内微生物群如何帮助训练免疫系统有了初步了解，接下来我们将更详细地探讨免疫系统的特定细胞和它们发挥作用所需的营养物质。一步接一步，一个系统接一个系统，通过解决与体质十要素中的每一个相关的问题，让身体变得更有复原能力。一次吃一种刚采摘的高纤维素蔬菜，有助于慢慢削弱癌细胞。

第七章

免疫功能：保持深度营养

大自然是一场数字复利游戏。随着寿命的延长，我们的免疫系统和健康正受到污染、压力、受污染的食物和与年龄有关的疾病的攻击，因此我们需要所有可以获得的帮助。

——保罗·史塔曼兹（Paul Stamets），
真菌学家、作家和食用药用蘑菇的倡导者

只要提供适当水平的维生素、矿物质和其他营养素，人体本身就可以战胜疾病。

——莱纳斯·鲍林（Linus Pauling），
两届诺贝尔奖获得者
（1954 年，诺贝尔化学奖；1962 年，诺贝尔和平奖）

现在，即使是你读这句话的这一刻，你的免疫系统也正在努力工作。数以百万计的细胞在你的血液中就像你自己的国土安全部队一样运作和循环。它们正在寻找并摧毁身体外部和内部的外来入侵者（如细菌或病毒），也正在快速区分和摧毁癌细胞。为了识别这些有害的入侵者，免疫细胞需要区分应该在体内的细胞和不应该在体内的细胞。要做到这一点，它们需要知道"自家人"和"外来人"之间的区别。正如我们刚刚读到的，微生物群发出相关指令。这就如同比赛时两支球队的队员穿着不同颜色的球衣，本不应在体内的外来元素（感染性生物体、外来蛋白质）与体内原有的细胞和蛋白质穿的"球衣"颜色不同。这些"球衣"（在这种情况下被称为细胞标记物）会提醒免疫细胞有外来入侵者存在并且前来处理。听起来很简单，对吧？那么一般来说，人体的免疫系统应当能战胜所有的疾病。虽然听起来很简单，但这个过程可能很棘手，因为癌细胞有令人难以置信的能力来伪装自己，它们可以抑制人体的免疫功能，甚至招募免疫细胞为自己服务。正常情况下，免疫系统的工作是监控身体中的所有细胞，确保它们不癌变。这一过程被称为免疫监视，它提供了防止癌症发展的重要保护。癌症是如此强大的对手，以至于我们的免疫系统必须处于优势地位才能赢得竞争的胜利。

今天，我们的免疫系统遇到了麻烦。它变得手无寸铁、精疲力竭，并被各种现代生活方式和饮食习惯——包括谷物和糖食用过量、压力大、营养缺乏、微生物消耗和药物滥用——所迷惑。我们的免疫系统对抗癌症的能力显著降低，免疫监视系统也被削弱。现代食物实际上会对我们的免疫系统造成攻击。成群的类似于恐怖分子的抗原通过每天的标准美式饮食侵入我们的身体。听起来太夸张了吧，但这是真的。我们的基因和胃肠道无法很好地适应现代食物（如谷物、豆类、食用色素和乳化剂），从而导致肠道通透性增强，即所谓的肠漏综合征。肠漏综合征是现代免疫危机的根源，是本章要讲的重点之一。肠漏综合征加上有严重营养缺陷的美式饮食，导致我们的免疫团队普遍营养不良。例如，据估计有75%~97%的美国人缺乏维生素D。[1] 科学家发现，维生素D对于激活我们的免疫防御至关重要，如果维生素D摄入不足，某些免疫细胞将无法对身体中的严重感染或癌症做出反应并抗击它们。这些细胞被称为T淋巴细胞或T细胞，它们是一种白细胞，是我们拥有的最强大的抗癌细胞之一；没有维生素D，它们就像没有球棒的曲棍球运动员一样不能发挥作用。[2]（我们将在本章后面更深入地讨论特定营养素的作用。但是，既然你已经了解了维生素D的重要性，如果你非常确定你的医生认为营养与癌症没有关系，你可能要考虑换一位医生了。）

由于我们讨论的许多因素（包括高糖饮食），大多数美国人的免疫系统长期受到抑制。这样的证据无处不在。免疫系统疾病（与癌症相关或无关）的发病率正在上升，统计数据说明了一切：2000~2009年，自身免疫性疾病增加了近25%。（当免疫系统将"自家人"误认为"外来人"并开始主动破坏自身组织时，自身免疫性疾病就会出现。）自身免疫性疾病包括1型糖尿病、乳糜泻、风湿性关节炎、桥本甲状腺炎和多发性硬化症，现在影响着$1/5$的美国人。

免疫系统疾病也阻止身体充分对抗感染和疾病，其中最常见的是各种白血病和淋巴瘤，它们自1973年以来增加了20%。根据白血病和淋巴瘤协会的预测，2016年，仅美国就将有171 550人被诊断患白血病、淋巴瘤或骨髓瘤。在美国，大约每9分钟就有一人死于血液系统癌症。在血液系统癌症（如白血病）中，异常的免疫细胞快速产生，这些细胞不能像健康免疫细胞那样对抗感染。一个健康的免疫系统会一刻不停地监视并消灭身体自然产生的许多癌细胞——在它们有机会聚集并形成肿瘤之前。因此，保持我们的免疫系统健康是预防和管理癌症的基石。

在过去的15 000年里发生的极端饮食变化在近200年间以令人眩晕的速度发展，不仅如此，人类还暴露在不断升级的压力之下，并且面临处方药滥用、化疗、疫苗接种、糖的过量食用、抑制发热、体内微生物被根除，以及广泛的营养缺乏。难怪我们的免疫系统混乱、疲惫和透支，而它面临的攻击还在继续。随着时间的推移，脆弱的免疫系统变得更容易感染，而慢性感染会导致进一步的免疫系统衰竭，从而创造出一个对癌症发生非常有利的环境。

据估计，全世界5%~15%的癌症是由病毒引起的。病毒是一种微小的、只在其他生物体的活细胞内复制的感染因子。因为病毒从一开始就存在于地球上，所以病毒很有可能是农业革命之前出现的癌症的主要病因。在本章中，我们将概述免疫系统是如何工作的，以及癌细胞如何逃开它的监视。我们将详细介绍免疫系统所面临的主要威胁，包括几乎所有的加工食品甚至有机食品中的成分。而且，我们将讨论西方医学中激活免疫系统的方法：通过使用靶向免疫疗法或自然疗法（如使用槲寄生提取物）激活免疫系统。

好消息是，你可以用深度营养疗法来激活你的免疫系统——通过饮食来修复肠道，让所有癌症患者获得他们体内缺乏的顶级营养物质，包括维生素D、硒、药用蘑菇——并且通过森林浴这样的生活方式来调节免疫系统。如果在前面的问卷中你的免疫功能部分得分很高，你似乎很少患或从来没有患普通感冒和流行性感冒（这两种情况都可能是免疫系统出问题的信号），你患有自身免疫性疾病或慢性病毒感染，那么这一章对你来说特别重要。你的身体有惊人的自愈能力。它只是需要合适的"工具"！

◎ 免疫系统是如何工作的

人体免疫系统涉及多个器官，包括胸腺、脾脏、扁桃体和淋巴结等。淋巴管、多种白细胞和生活在组织中的特殊细胞共同作用形成我们的免疫系统。胸腺位于心脏上方的胸部中央，是免疫系统的主要腺体。胸腺激素刺激主要免疫细胞的发展，调节免疫功能。这些免疫细胞（T细胞）在胸腺中成熟并接受训练，然后被释放到身体的其他部位。像人猿泰山一样轻拍你的胸部一分钟左右，你就通过一个叫作"胸腺跳动"的过程稍微激活了你的免疫系统。婴儿出生后，胸腺的活动最活跃；随着人年龄的增长，胸腺的活跃程度会下降，而轻微的震动可以促使胸腺活跃起来。另一个关键的免疫器官是脾脏，它位于左上腹部。这是许多淋巴细胞和其他免疫增强化合物储存的地方。通过了解免疫细胞（参见表7.1）、器官和腺体，我们就明白为什么这个系统被称为免疫系统了。

表 7.1 主要的免疫细胞及其功能

免疫细胞种类	功能
自然杀伤细胞（NK 细胞）	NK 细胞是一种白细胞，是先天性（非特异性）免疫系统的组成部分；NK 细胞非常擅长摧毁癌细胞并将其从血液中清除
B 细胞	B 细胞是一种可以产生抗体来应对抗原的淋巴细胞；记忆 B 细胞是 B 细胞的一种特殊亚型，它可以记住病原体，并在重复感染时更快地产生抗体
T 细胞	T 细胞是由胸腺产生的，主要有三种亚型： 辅助性 T（Th）细胞：识别抗原并帮助刺激 B 细胞产生抗体；产生激活其他 T 细胞的细胞因子，几乎所有适应性免疫反应都需要这些细胞因子。有两组 Th 细胞：Th1 细胞、Th2 细胞。Th1 细胞更多地参与细胞介导的免疫过程，可以认为处于抗癌模式；Th2 细胞更多地参与体液介导的免疫过程，可以认为处于自身免疫或抗体模式 调节性 T 细胞（Treg 细胞）：以前被称为抑制 T 细胞，Treg 细胞可以抑制、调节或关闭免疫反应 杀伤性 T 细胞：也被称为细胞毒性 T 细胞，可以杀死感染、损坏或癌变的细胞
巨噬细胞	负责检测、吞噬以及消灭病原体和癌细胞的免疫细胞

如你所知，多种白细胞参与免疫过程。白细胞是保护身体免受传染和其他外来入

侵的免疫细胞。所有的白细胞，包括B细胞、T细胞和NK细胞，都来自骨髓中的干细胞。

◎ 先天性免疫与适应性免疫

免疫系统通常分为两部分：先天性免疫系统和适应性免疫系统。正如我们在第六章中了解到的，我们体内的微生物构成了我们免疫系统的第三个重要的部分。事实上，我们体内的微生物基本上是所有免疫细胞的"教练"。如果没有微生物，我们的免疫性细胞就像一群踢足球的小孩子：没有组织，没有经过训练，把球踢进自家的球门。先天性免疫系统是我们的身体与生俱来的，它由许多部分组成，包括肺部、鼻腔及肠道内壁的皮肤和黏膜。检测到抗原时，先天性免疫系统是第一响应者，也是第一道防线。当这种情况发生时，巨噬细胞和NK细胞这样的免疫细胞会刺激炎症反应（包括发热和组织肿胀），在此期间大部分病原体和抗原会被破坏。

免疫系统的适应性（或获得性）免疫是一种由抗原引起的特异性免疫反应。随着时间的推移，适应性免疫系统暴露在不同的环境下，包括暴露在食物和灰尘中的环境微生物中，就会产生免疫反应。一旦抗原或病原体被识别出来，适应性免疫系统就会创建一支免疫细胞大军，专门攻击该抗原或病原体。适应性免疫细胞可以保留对特定抗原的记忆，从而在之后对同一入侵者反应更快、更有效。这就是疫苗起作用的原理。据估计，人体可以产生足够的抗体来识别总共10亿个不同的目标。这非常惊人！一方面，母亲通过胎盘和母乳将足够的抗体转移给她的孩子，从而保护孩子免受母亲多年前接触过的抗原的影响；另一方面，母亲如果通过群体免疫避免了儿童时期的危险感染，就可能因为无法转移特定的保护性抗体而使她的孩子处于危险之中。[3] 在某些情况下，通过避免接触某些病毒来阻止免疫力的发展，可能不会促进长期的免疫系统健康。记住，人类在没有疫苗的情况下存在了几百万年。而我们知道的自身免疫性疾病直到1900年左右才出现，也正是在那个时候人类开始积极接种疫苗。我们开始怀疑这种增强免疫功能的方式是否是最好的。

◎ 肿瘤中 Th1 细胞与 Th2 细胞的平衡调节

在健康的免疫系统中，两种辅助性T细胞——Th1细胞和Th2细胞协同工作，就像跷跷板两头的兄弟一样，帮助保持免疫反应平衡。Th1细胞驱动先天性免疫反应，通常对抗病毒和细菌。它们还能消灭癌细胞。Th1细胞免疫反应激活其他免疫细胞，包括NK细胞、杀伤性T细胞、其他辅助性T细胞、Treg细胞、巨噬细胞和IL-2细胞因子。Th2细胞驱动适应性免疫反应，促进抗体的产生以对抗毒素和过敏原等外部威胁。参与Th2细胞免疫反应的主要免疫细胞是产生抗体的B细胞。

　　一个健康的免疫系统可以选择产生哪种类型的细胞，并且很容易在Th1细胞免疫反应和Th2细胞免疫反应之间来回切换。相反，不健康的免疫系统会陷入其中一种反应，导致一种免疫细胞过度激活，就像跷跷板一头的孩子很重，让他的兄弟在空中待得太久一样。当其中一个系统更活跃时，它可以抑制另一个系统的活动，导致所谓的Th1优势或Th2优势。当Th1细胞和Th2细胞的活动失衡时，炎症增加，有效免疫功能下降。

　　自身免疫性疾病源于典型的Th1优势，即身体将"自家人"误认为"外来人"。这种反应与谷蛋白和其他食物过敏有关。Th2优势与抗生素和杀虫剂的过度使用有关。当我们接触到过敏原时，Th2细胞就会超速运作，导致大规模的炎症反应。随后，免疫系统杀死癌细胞的能力被抑制。在发达国家，大多数人受到Th2优势的困扰。这是因为人们的身体不像过去那样暴露在寄生虫和细菌中（因为过度使用洗手液、肥皂和抗生素），免疫系统没有得到足够的训练或发展。越来越多的研究发现，故意让婴儿暴露在充满细菌的环境中，可以使其机体得到更加强效的保护，这样他们在以后的生活中可以免受过敏、哮喘和其他自身免疫性疾病的困扰。

　　由于Th1优势模式被认为是抗癌模式，当人体处于Th2优势时，其清除体内癌细胞的能力减弱，患癌症的风险就会增大。幸运的是，人们发现某些化合物能够同时刺激Th1细胞和Th2细胞。更幸运的是，一些化合物（包括维生素D、益生菌和槲寄生中的化合物）可以调节跷跷板的支点。我们应多了解一些信息，比如癌细胞如何成功逃避免疫系统的摧毁并招募免疫细胞为其工作，以及营养在这一过程中所起的作用。

◎ 癌细胞与免疫系统

　　就像一个穿着黑色衣服躲在阴影里的人，癌细胞能够制造伪装，使其免受免疫系统的检测和摧毁。癌细胞生长时，它逃避免疫系统的能力会增强，尽管癌细胞体积增大了。这可以以多种不同的方式发生。首先，癌细胞可以产生炎症细胞因子以及其他能麻痹NK细胞活性的物质。这很不好，因为NK细胞就像免疫系统的特种部队，它们能够消灭转移性癌症，并在预防癌症复发和扩散方面发挥关键作用。然而，NK细胞的活性会被低蛋白质饮食、压力和毒素抑制。[4]

特定类型的巨噬细胞可以嵌入肿瘤内部，目的是激活破坏性免疫反应，但最终会帮助肿瘤生长。这些罪魁祸首被称为肿瘤相关巨噬细胞（TAM），它们分泌生长因子，刺激血管生成，分泌有助于血管转移的酶，抑制适应性免疫系统，中和任何抗癌活性。肿瘤相关巨噬细胞在大多数恶性肿瘤中都有发现，在某些情况下占肿瘤的50%以上。巨噬细胞正常工作时可以吃掉癌细胞，这正是我们希望它们做的。但是当维生素B_{12}或维生素B_6摄入不足或个体对食物过敏时，巨噬细胞的水平和功能就会受到损害。[5]

从免疫监视的角度来看，身体的某些部位（如肺部和胃肠道）问题更大，因为它们所处的环境相对开放，比身体的封闭部位（如骨骼）暴露于更多的抗原中。由于胃肠道具有吸收膳食营养素的作用，它的表面积巨大。仅小肠的表面积就比皮肤大200倍。小肠的各个部分被称为派尔斑或聚集性淋巴结节的淋巴组织覆盖，这些淋巴组织可以过滤掉包括癌细胞在内的死亡细胞，并携带大量的淋巴细胞。当消化系统遇到有害或致病性抗原时，聚集性淋巴结节中的细胞会提醒其他T细胞，并指示B细胞开始产生抗体以消除致病性抗原。但由于饮食富含谷物、豆类、糖、食品添加剂和人工食用色素，胃肠道不断暴露在无穷无尽的抗原中。这就产生了慢性免疫反应和炎症反应，让癌细胞在混乱中逃脱。也许你想知道像全麦面包这样看似无害的东西是如何摧毁免疫系统的？下面，我们就解释一下。

◎ 免疫系统受损的原因

我们知道，生活方式（如吸烟、饮酒、久坐不动的生活方式）以及过度的卫生习惯都会导致免疫功能失调。不用说，下面列出的所有东西我们都应该避开。我们进一步了解到，化疗和放疗等常规癌症治疗也会显著抑制免疫功能，我们会对接受这些治疗的患者采取特别的预防措施。正如我们之前提到的，糖会严重抑制我们的免疫功能。糖进入人体后，会像胡椒粉一样喷向免疫细胞，使其瘫痪数小时。这就是为什么普通感冒和流行性感冒盛行的时段通常在万圣节前后：不仅因为日照减少导致人体内维生素D水平下降，还因为万圣节是一个让我们肆意吃糖果的节日。残酷的事实是，如此多的美国人所吃的高糖食物导致其免疫功能长期受到抑制。但是，对于凝集素、乳化剂、食用色素这些非天然食物中的额外物质以及营养缺乏和药物滥用，人们还没有给予足够的重视，而所有这些都共同抑制了人类的免疫功能。我们需要了解这些因素是如何削弱我们的免疫功能的，以便避开它们并使免疫系统重新获得平衡。

免疫系统攻击者 1 号：食物过敏原和肠漏

食物提供了最多的外来抗原，并对免疫系统提出了最大的挑战。进入我们口中的每一口食物和饮料都要经过消化道，那里的免疫屏障会努力工作，将致病入侵者与身体隔离开来。基本上，从口腔到肛门，我们的消化道由一层特殊的上皮细胞构成的保护屏障将其与外部环境隔开。形成这一保护屏障的细胞由一种叫作紧密连接蛋白的结构连接在一起。这些紧密连接蛋白允许维生素和氨基酸等宏量营养素和微量营养素从消化道内部通过屏障进入血液，同时将杀虫剂等有毒颗粒挡在屏障之外。如果这层上皮细胞和紧密连接蛋白出现漏洞，那么现代食物中的大量外来抗原就会突然进入血液。这样的漏洞经常出现。这被称为肠道通透性或者肠漏综合征。据估计，多达80%的美国人患有这种疾病。

想想你家里的管道系统。这些管道是为了将水从你家的水槽、浴缸或马桶中输送出去。但当其中一根管道出现漏洞时，水就会溢出并破坏周围的地板。这就是患肠漏综合征时会发生的情况（尽管我们肠道中的漏洞要小得多）。大的食物颗粒、杀虫剂、毒素、激素、转基因食物分子、抗生素等本不应该从消化道逃逸。但当它们成功逃逸后，它们会向整个免疫系统发出警报，并且随着时间的推移，导致慢性Th2免疫反应。那么，是什么破坏了紧密连接蛋白，造成了这些漏洞呢？很多东西都可以，但主要是谷蛋白、豆类、乳化剂和溶剂，它们是标准美式饮食中的主要组成部分。从本质上讲，这些食物和成分含有蛋白质或其他活性物质，会在我们的肠道中造成小孔，我们要不惜一切代价避开它们！

谷蛋白

谷蛋白是一种存在于许多谷物（包括小麦、大麦和黑麦）中的蛋白质。研究人员已经证明，食用这些含谷蛋白的谷物会导致连蛋白水平增高。这种情况发生在每个人身上，无论他们是否患有乳糜泻。随着连蛋白水平的升高，肠道细胞之间的屏障被溶解，细胞之间出现允许抗原直接通过的空隙。然后免疫系统攻击这些抗原，导致食物敏感、炎症、自身免疫性疾病和癌症。[6] 事实上，研究人员已发现，连蛋白失调存在于胶质瘤患者身上，并与严重的脑癌相关。[7] 连蛋白的活性也与口腔鳞状细胞癌、肺癌和胰腺癌有关。[8] 小麦蛋白还与超过17种的自身免疫性疾病（包括1型糖尿病）有关。[9] 你如果还不相信不吃小麦和其他谷物对预防癌症是绝对关键的举措，那就继续读下去。

凝集素和乳化剂

凝集素是一种黏性小的蛋白质，大量存在于许多食物中，也被发现会导致肠道通透性和免疫功能失调。它们会粘在不同的人体组织上。当凝集素因为肠漏进入血液时，它们会粘在多个器官和组织，比如甲状腺、肝脏、肾脏、前列腺、乳房、脑下垂体和胰腺上。当这种情况发生时，针对凝集素的免疫反应无意中导致与凝集素结合的组织发炎。其结果就是器官特异性自身免疫性疾病（如桥本甲状腺炎）以及器官特异性癌症的发展。此外，在谷物和豆类中发现的凝集素已被发现能够抑制淋巴细胞的产生和刺激肿瘤坏死因子，进一步促进免疫功能失调和自身免疫过程。[10] 因此，我们建议患者避免食用所有豆类，包括花生、鹰嘴豆、扁豆、黑豆、斑豆、大豆和芸豆。豆类不仅对人类来说是一种相对较新的食物，而且富含碳水化合物，但蛋白质含量并不算高。扁豆是蛋白质含量最高的豆类之一，一杯扁豆含有40 g碳水化合物，而只含有18 g蛋白质。相反，一杯沙丁鱼含有0 g碳水化合物和37 g蛋白质。

另一种对肠道的伤害来自几乎所有加工食品都含有的合成食品添加剂——乳化剂。食品中最常用的乳化剂是单甘油酯、二甘油酯、聚山梨酸酯-80、大豆卵磷脂和羧甲基纤维素。乳化剂也被发现会加重肠道渗透性，改变肠道菌群，并直接导致结肠炎。乳化剂是一种表面活性剂，它能让油和水混合并保持乳化状态。（想想把油和醋混合在一起摇晃，除非加入乳化剂，它们在静置几分钟后就会分离，对吧？）乳化剂抑制水油分离，而人类多年来一直用鸡蛋作为乳化剂。今天，合成乳化剂市场被认为是食品添加剂市场中增长最快的部分。这些化学制品广泛用于制作面包、巧克力、乳制品、饮料、沙拉酱和冰激凌。我们通常以为在健康食品商店里买的食品都很健康，其实，事情不像我们想的那么简单，因为很多健康食品含有大豆卵磷脂。商店里售卖的几乎所有的有机巧克力棒都含有大豆卵磷脂。你可以在你购买的食品的成分表中找找，看有没有大豆卵磷脂。许多食品不含合成乳化剂，我们称其为"全食品"，这些才是我们可以食用的。

人工食用色素

引起肠漏综合征的成分还包括人工食用色素。在酸奶、谷类食品、橡皮泥和糖果等产品中广泛使用的色素（如柠檬黄）都是由石油制成的。是的，制造汽油的物质也在果脆圈里！在过去的50年里，食品中人工合成的食用色素的使用量增加了500%。研究发现，人工食用色素不仅会对肠道造成结构性损伤，还会对脾脏和胸腺造成损伤。研究还发现，人工食用色素直接与某些增强免疫力的氨基酸、赖氨酸和精氨酸结合，还会导致白蛋白（蛋白质的一种形式）水平降低。白蛋白不足对有恶病质症状的患者是非常不利的。同时，人工食用色素还与皮炎、鼻炎和哮喘等常见免疫系统疾病有关。此外，人工食用色素与儿童行为问题的联系是不可否认的。有很多天然的方法可以给食物上色，例如有机食品公司在针对儿童的产品中使用甜菜汁之类的东西。

现在我们已经确定了导致肠漏综合征的主要元凶，而了解另一个降低免疫力的因素也很重要，那就是营养缺乏。美国人已经因为食用加工食品而营养缺乏，而肠漏综合征通过阻止免疫系统有效运作所需的关键维生素和矿物质的吸收，进一步加剧了这一情况。接下来，我们要明确免疫系统所依赖的营养物质，这样我们就可以开始吃更多有营养的食物了。

免疫系统攻击者 2 号：营养缺乏

健康的免疫系统需要充足的宏量营养素和微量营养素。仅仅缺乏其中一种营养素就会导致免疫反应的改变，即使缺乏程度相对较轻也会造成这种影响。[11] 营养和免疫之间的联系是明确的，营养缺乏是导致免疫力低下的最常见原因。营养不良和维生素缺乏是由营养密集的整株植物和动物性食物食用不足引起的。[12] 特定的微量营养素（维生素和矿物质）和宏量营养素（包括蛋白质中的氨基酸）是免疫系统所必需的。免疫系统需要的主要5种微量营养素是维生素A、维生素C和维生素D，以及矿物质硒和锌。这些营养素连同完全蛋白质，通过许多不同的机制支持免疫系统，包括调节免疫细胞功能，支持抗癌的Th1免疫反应，产生抗体和细胞因子，激活T细胞、B细胞、NK细胞和巨噬细胞，等等。[13]

一些临床研究也明确了每种氨基酸在各种免疫反应中所起的特定作用。例如，精氨酸被证明可以增强细胞免疫机制，特别是T细胞功能。在一项对术后手术患者的研究中，与对照组相比，补充精氨酸的患者的T细胞反应增强了，辅助性T细胞增加了，T细胞功能也能更快地恢复。研究人员发现，补充精氨酸可以增强高危手术患者的免疫功能，增强他们抵御感染的能力。[14] 含硫氨基酸蛋氨酸、半胱氨酸、同型半胱氨酸和牛磺酸的不足会对T细胞的功能产生不利影响。活化T细胞可以直接或间接地杀死癌变的细胞。活化T细胞正是新的靶向免疫治疗药物（如派姆单抗）的目标。（更多关于免疫治疗的内容将在稍后介绍。）所以，为什么不吃些富含精氨酸和硫的阿拉斯加帝王蟹或虾来增强你的免疫功能呢？

素食或纯素食的一个害处是对免疫系统造成不利影响。人们早就知道，缺乏膳食蛋白质会损害免疫系统，增强人体对传染病的易感性。[15] 蛋白质缺乏会导致免疫缺陷，从而导致感染的频率和严重程度增高。[16] 胸腺萎缩和淋巴组织的消耗会导致免疫细胞衰竭，无法产生抗体。研究表明，即使某些蛋白质的摄入量减小25%，免疫系统也会受到严重损害。不仅氨基酸的缺乏会损害免疫系统，氨基酸之间的比例不平衡也会损害免疫系统。你真的想冒险把升糖指数高和富含凝集素的谷物混合在一起，从而制造出一种完全蛋白质吗？不。你的免疫系统就像你的DNA一样，需要全部的氨基酸才能发挥作用。对你的免疫系统来说，最好的食物之一就是用散养鸡的骨头熬的鸡汤。研究发现，骨汤中有几种成分可以激活T细胞和B细胞。

当谈及免疫系统的营养，我们的身体需要的不仅仅是每天摄入的多种维生素（可能包含也可能不包含生物可利用的维生素形式）。免疫系统的营养应该来自人类过去几百万年的饮食。原因我们会在稍后谈到。正如必须有全部元素才能构成一个氨基酸分子一样，维生素和矿物质之间会发生令人难以置信的协同作用。在许多情况下，它们需要合作才能发挥作用。

维生素 A

维生素A不只是一种维生素，还是一组相关的脂溶性营养素。（提示：脂溶性意味着必须存在膳食脂肪，维生素A才能被吸收，因此维生素A的食物来源和营养补充剂应与膳食脂肪一起摄入。）维生素A主要有两类：类维生素A和类胡萝卜素。类维生素A是维生素A的前体，存在于动物性食物，如肝脏、肾脏和黄油中。类胡萝卜素包括胡萝卜素和叶黄素，它们存在于植物中。类胡萝卜素含量最高的植物包括蒲公英根、抱子甘蓝、羽衣甘蓝和菠菜。类胡萝卜素可被人体转化为类维生素A。然而，这种转化会被基因突变、胆汁酸不足、微生物不平衡、过量饮酒、接触有毒化学物质、蛋白质水平低、锌水平低、甲状腺激素不平衡以及使用某些非处方药和处方药所抑制。[17] 简而言之，在现代生活中，很多时候植物来源的胡萝卜素并没有转化为活性形式的维生素A。因此，我们不能依赖植物来源的类维生素A。

类维生素A和类胡萝卜素都为身体提供不同类型的抗癌益处，但特定的免疫、抗炎和基因方面的益处只能从维生素A的类维生素，特别是维A酸中获得。[18] 就免疫系统而言，维生素A中的视黄醇具有多种作用。维生素A缺乏会妨碍黏膜上皮细胞的再生。这意味着如果没有足够的维生素A，肠道上那些渗漏的紧密连接蛋白就无法修复。此外，维生素A前体可增强抗体反应、肿瘤细胞毒性和NK细胞活性，并调控白细胞和Treg细胞功能。遗憾的是，2012年美国健康和营养调查的结果显示，超过50%的美国人缺乏各种形式的维生素A。我们需要多吃富含维生素A和胡萝卜素的食物，如动物肝脏、蒲公英根、藏红花或深色的樱桃番茄。

维生素 C

尽管美国人抵制天然药物，但大多数美国人都熟悉维生素C。当他们患普通感冒或流行性感冒时，他们会服用维生素C片或通过喝橙汁来摄入维生素C（这是错误的）。维生素C被称为"免疫维生素"是有充分理由的，它与免疫系统有高度相关性。它也被证明具有明显的抗癌作用。然而，糟糕的是，超过40%的美国人缺乏这种维生素，超过75%的癌症患者缺乏这种维生素——这预示着预后不良。美国人不仅没有吃足够的富含维生素C的食物，包括巴巴多斯樱桃、花椰菜、红彩椒、玫瑰果和抱子甘蓝等，而且经常处于压力状态下，而维生素C这种水溶性维生素会在人感到压力时被迅速消耗殆尽。当我们的身体遭遇任何类型的压力时，肾上腺会消耗储存的维生素C，好像它已经没多大用处了一样，这解释了为什么大多数人在遭遇压力事件后会生病。

在我们继续解释维生素C有多么不可思议之前，让我们简略地讨论一下橙汁，因为许多人认为他们从喝橙汁中获得了免疫方面的好处，但事实恰恰相反。橙汁在盒子里放3天之后就失去了将近⅓的维生素C（以抗坏血酸的形式存在）；而大多数人购买橙汁的时候，它已经装在盒子里5天以上了。[19]（顺便说一句，一个切开的哈密瓜不到24小时就会失去30%以上的维生素C。）此外，8 oz橙汁含有24 g糖，这几乎相当于4个橙子所含的糖分，但橙汁不含纤维素。我们很确定我们的祖先不用水果榨汁！一个完整的橙子只含有7 g糖，还含有2 g纤维素，更不用说果皮含有抗癌的萜烯以及海绵状白色组织含有黄酮了。整个橙子对免疫系统来说是更好的选择。血橙是营养最丰富的橙子，其含糖量比普通脐橙的低。

后面这段话为我们提供了一个很好的比喻，让我们了解糖会如何损害免疫系统：糖和维生素C有相似的化学结构，并在白细胞中竞争吸收；它们都想从同一扇门进去，但门只有一扇。即使是适度的血糖升高也会妨碍维生素C进入免疫细胞。糖从本质上抵消了维生素C的免疫益处。如果你喝了1 L汽水或吃了100 g糖，白细胞的活性就会降低40%。[20] 这显然是有问题的，因为多摄入维生素C已被证明可以减小几乎所有类型的癌症（包括乳腺癌、结肠癌和胰腺癌）的患病风险。

20世纪70年代中期，两次获得诺贝尔奖的生物化学家莱纳斯·鲍林博士和他的同事伊万·卡梅伦（Ewan Cameron）博士首次将维生素C引入癌症治疗领域。在一项比较研究中，鲍林和卡梅伦给一组绝症患者每天服用10 g（10000 mg）维生素C，另一组不服用维生素C。服用维生素C的患者的存活率几乎是不服用的患者的5倍。[21]

在过去的40年里，我们了解到维生素C具有许多增强免疫力和抗癌的功效。

- 具有抗病毒和抗菌的特性。
- 能够增高干扰素（肿瘤形成时产生的一种信号蛋白）水平。
- 能够选择性地增强对癌细胞的毒害。
- 能够减少毒素对DNA的致癌作用。
- 能够增强NK细胞活性。
- 能够增强抗体反应，是产生免疫球蛋白所必需的。
- 是一种抗血管生成、抗炎、低剂量口服即有效的抗氧化剂。

由于维生素C已被证明具有所有这些令人印象深刻的功效，目前，在治疗晚期癌症的诊所里，医生会给患者静脉注射维生素C，而且世界各地的许多临床试验都对其进行积极研究。当静脉注射的维生素C剂量高于口服耐受剂量时，它会成为一种促进氧化剂，其作用类似于化疗，但能对健康细胞提供更强大的保护。静脉注射的维生素C被发现可以稳定许多癌症，阻止肿瘤的生长和扩散，并增强人体对化疗的反应。患者必须先筛查，确认未患葡萄糖-6-磷酸酶缺乏症，才能进行下腔静脉注射，因为患有这种遗传性代谢性疾病的人无法承受如此高剂量的维生素C，可能发生溶血（红细胞破裂）或严重的肾脏问题。最后我们要说的是：你如果服用维生素C补充剂，请确保它的来源清洁，因为大多数维生素C补充剂都来自转基因玉米。

维生素 D

和维生素C一样，维生素D在免疫领域也得到了应得的关注。维生素D被称为"阳光维生素"（也被认为是一种激素），维生素D缺乏已被证明与多种癌症（包括结肠癌、乳腺癌、前列腺癌和卵巢癌）的易感程度较高有关。[22] 维生素D缺乏还会增加自身免疫问题和增高感染易感性。[23] 维生素D水平低可能是由许多因素造成的：单核苷酸多态性；食用富含维生素D_2而非维生素D_3的食物；食用富含维生素D的食物过少；使用防晒霜（人类的皮肤细胞可以利用阳光合成维生素D）或日照时间不足；使用刺激性强的肥皂，从皮肤上去除了帮助合成维生素D的关键微生物群。（为了避免这种情况，纳沙医生喜欢告诉她的患者："只用肥皂洗你的腋窝就行了！"）

到达皮肤的紫外线是合成维生素D_3——维生素D的一种活性前体形式——所必需的，而晒太阳在11月到来年3月的美国东北部地区很难实现。这可能就是当地冬天诊断出的癌症比夏天多的原因。[24] 超过一半的美国人每天都使用防晒产品，这类产品会阻碍维生素D的合成，减少维生素D代谢产物的循环。这导致其可用形式不足，除非口服足够的量。记住，防晒霜直到1936年才被发明出来。在此之前，人类不仅花更多的时间在户外活动，而且不涂防晒霜。第一例被证实的黑色素瘤病例发生在1987年。我们当然不是说晒伤好，但避免所有的阳光照射也可能是非常有害的。当你考虑到大多数美国人每天在户外的时间不到15分钟，你就明白我们为什么会遇到麻烦了。

很多人不晒太阳，也不吃含维生素D的食物。我们吃的维生素D有两种形式：合成维生素D_2（麦角钙化醇）和天然产生的更有效的维生素D_3（胆钙化醇）。维生素D_2最早是在20世纪20年代早期生产出来的，它是从经过辐射的麦角甾醇中提取出来的，麦角甾醇是从黑麦和小麦上生长的麦角菌中提取出来的物质。[25] 这项技术申请了专利并授权给制药公司，这导致一种被称为固醇生素的维生素D_2制剂被开发出来。维生素D_2现在存在于大多数强化牛奶、谷物和维生素中。它的生物活性远低于天然存在的维生素D_3，后者在鱼肝油、冷水鱼（如鲑鱼、沙丁鱼、鲭鱼和鲱鱼）、黄油和蛋黄中含量最高。20世纪30年代的临床试验发现，鱼肝油可以将普通感冒的发病率降低1/3，这是因为鱼肝油中的维生素D_3含量很高，也是因为鱼肝油中维生素A的含量很高。研究表明，维生素D可能只有在维生素A的直接配合下才能激活其受体。食物的协同作用不应该被忽视，我们也不应该继续从食物中分离和提取维生素和其他化合物。相反，我们需要关注食物本身。[26]

就维生素D在癌症和免疫系统中的作用而言，维生素D的受体在B细胞和T细胞上都有表达，这些免疫细胞的活性可以根据这种强效维生素的存在或缺失而升高或降低。维生素D就是这样调节先天性免疫反应和适应性免疫反应的，这种功效也使其可以平衡Th1细胞和Th2细胞。

多达95%的美国人缺乏维生素D，因此，在我们看来，检测维生素D水平是一种癌症预防策略，它同乳房X线检查一样重要，甚至更重要。检测能影响维生素D受体位点的SNP也很重要。我们在几乎所有的患者身上都发现了维生素D受体的SNP，这些人通常需要比那些没有SNP的人补充更多的维生素D。维生素D受体的SNP也与包括前列腺癌在内的更严重的恶性肿瘤有关。[27]

硒

作为一种微量矿物质，硒对免疫系统有很大的影响。硒的摄入量低会增大患各种癌症的风险。当我们意识到保持谷胱甘肽过氧化物酶的活性需要硒时，我们并不觉得奇怪。谷胱甘肽过氧化物酶是保护我们免受炎症源性癌症的主要抗氧化酶。硒缺乏会导致免疫抑制，包括NK细胞活性受损。一项研究发现，每天摄入200 μg硒能使NK细胞的活性提高80%，使淋巴细胞的抗癌能力提高118%！这种矿物质还可以保护身体免受重金属汞和铅的伤害。硒还具有保护基因的作用。与健康的非携带者亲属相比，那些BRCA1基因突变的人每个细胞的双链DNA断裂频率明显更高，但通过补充硒，断裂的频率大大降低了。[28]

硒的最佳食物来源是巴西坚果。我们给癌症患者最常见的营养处方之一就是每隔一天吃6颗巴西坚果。这样一份坚果能够提供700%的RDA硒、19 g脂肪，而且只含有3 g碳水化合物。因此，巴西坚果适合作为生酮饮食中的主要食物。在化疗期间吃巴西坚果也很重要，因为这时人体对硒的需求量增大了。其他富含硒的食物包括虾、羊腰和鲣鱼。硒的植物性食物来源包括芦笋和香菇。（如果你被建议服用硒补充剂，请确保它是甲基化的。）

锌

最后一位免疫营养"超级明星"是锌。锌几乎与免疫功能的方方面面相关。它对中性粒细胞（另一种白细胞）和NK细胞的正常发育和功能至关重要。缺锌通过阻止T细胞的某些功能和Th1细胞因子的产生来影响适应性免疫。[29]锌可以改善胸腺功能，并且可以使免疫系统恢复功能，使其在普通感冒和流行性感冒盛行季节发挥功效。锌的另一个好处是它能与铜竞争吸收。高铜水平是许多癌症的驱动因素，因此用锌来平衡铜水平是有益的。在评估素食者和纯素食者的营养是否充足时，其锌水平也值得注意。动物性食物提供的锌最多，最好的来源是牡蛎、牛肉、鱼和贝类。富含豆类和全谷物的饮食中植酸的含量高，植酸会抑制锌的生物利用率。[30] 其他适合生酮饮食的锌的食物来源包括南瓜子和山核桃，可以将它们浸泡一夜以减少其中的植酸。

总之，增强免疫功能最好的方法之一就是在你的饮食中添加富含上述维生素和矿物质的食物。要每天食用，而非仅仅当你患普通感冒或流行性感冒的时候食用。现在，让我们来仔细看看当今美国最常用的处方药以及它们对我们免疫系统的影响。

免疫系统攻击者 3 号：营养消耗类药物

处方药有其使用时间和场合，我们绝对不建议任何人在没有向医生咨询的情况下停止用药。许多药物可以拯救生命，我们非常感谢它们的存在。然而，了解这些药物如何影响我们的免疫系统并且可能导致免疫抑制也很重要，特别是当你考虑到药物的流行程度时。近3/5的美国成年人服用处方药。2015年发表在《美国医学协会杂志》上的一篇研究报告称，20岁及以上人群使用处方药的比例在2012年上升至59%。服用5种或5种以上处方药的美国人占15%。处方药的支出也在飙升。根据IMS医疗保健信息学研究所的一份报告，2014年美国人在处方药上的花费超过3740亿美元。同时，美国人还存在药物滥用问题。

虽然这些药物确实有很大的益处，但其中大多数的作用是为了抑制我们身体发出的症状信号。抗酸药、抗组胺药、抗生素、激素、非甾体抗炎药、类固醇、抗抑郁药以及抑制甲状腺和降低胆固醇的药物是最常用的药物。在第六章中，我们将处方药归为线粒体损伤的主要因素。我们也讨论了抗生素的破坏性影响。问题是，很多药物都滥用了，在很多情况下，它们会导致药物诱导的营养消耗。

例如，抗酸剂、组胺H2受体拮抗剂（H2受体阻滞剂）和质子泵抑制剂是治疗胃灼热、胃食管反流和消化性溃疡的常用药物。根据说明书所说，它们的使用时间最长为两周。然而，大多数人使用了更长时间。大量研究发现，这些药物会导致多种营养缺乏：它们显著增大了维生素B_{12}缺乏的风险，减少了叶酸、铁和锌的吸收。因此，不仅甲基供体消耗殆尽，关键的免疫营养物质也不足。

使用激素替代疗法或服用避孕药的女性会缺乏维生素B_6、维生素B_{12}、叶酸和镁。正如你能想象到的，当主要的甲基供体和免疫营养物质很快消耗殆尽，在缺乏治疗性饮食或营养补充剂的情况下，免疫缺陷就发生了。同时使用利尿剂和受体阻滞剂治疗高血压会产生疲劳、焦虑和失眠等副作用，这往往导致医生开出更多的药物。然而，这些药物会消耗人体内的镁和锌，而这两种元素都是保持免疫和精神-情绪平衡所必需的。

营养素对身体中每一个细胞的代谢活动都是必不可少的。它们在新陈代谢过程中消耗殆尽，需要通过食物中新的营养物质来补充，或者在某些情况下，通过营养补充剂补充。一些药物通过加速代谢速率来消耗营养素，但是医生很少同时开这些营养素的补充剂。［你如果想知道你的药物治疗是否会导致营养消耗，可以参阅有关药物和维生素相互作用的书，比如艾伦·R. 加比（Alan R. Gaby）的《药物-草药-维生素相互作用指南(A-Z)修订和补充第二版：同时使用普通药物和天然补充剂改善健康，避免副作用》（*A–Z Guide to Drug-Herb-Vitamin Interactions Revised and Expanded 2nd Edition: Improve Your Health and Avoid Side Effects When Using Common Medications and Natural Supplements Together*）。］

除了处方药，过度使用非处方药也对我们的免疫系统产生了重大影响，尤其是当这些药物是给儿童使用的时候。

退热药扑热息痛的危害

一项对2万多名儿童进行的大型研究表明，扑热息痛（美国人用的是泰诺）的使用，即使一年只使用一次，也可能产生永久的、危及生命的影响。来自西班牙科鲁尼亚大学的研究人员询问了10 371名6~7岁儿童的父母以及10 372名13~14岁青少年的父母，看看他们的孩子是否患有哮喘以及确定孩子在婴儿期或一岁以内是否使用了扑热息痛。研究人员发现，在年纪小的那一组中，每年只服用一次扑热息痛的儿童患哮喘的风险比未服用的大70%；每月服用一次或更多扑热息痛的儿童患哮喘的比例是其他人的5倍；扑热息痛不仅会引起免疫问题，还会直接损害DNA。[31]

扑热息痛最常用于退热。可讽刺的是，我们本应该为发热感到高兴。发热实际上是免疫系统正常工作的信号。我们在20世纪七八十年代才开始抑制发热，这是一个完全现代的概念。在大多数情况下，发热是一个积极的迹象，是儿童或成年人具有活跃的免疫系统的有力证据。据说，希波克拉底曾说过，"只要让患者发热，我就能治愈任何疾病"。发热就像一台天然的净水器，能杀死细菌、病毒，破坏细胞，诱导本不应该存在的细胞凋亡。当我们抑制发热时，我们是在抑制身体抵抗疾病的能力。通常人们对高热的担忧是它可能导致癫痫发作，但这类癫痫发作不会造成长期损害。它们看起来很可怕，但你可以把它们看作身体通过摇晃来冷却的方式。

抑制发热还会导致病毒扩散，从而促进疾病的传播。纳沙医生从不考虑抑制低于39.2℃的发热（是否抑制发热取决于患者的舒适度）；如果患者在体温更高的情况下感觉舒适，发热可能对他起到了一定的作用。对纳沙医生来说，如果一位癌症患者没有高热，那就更可怕；在这种情况下，她不得不担心患者的免疫系统失灵了。发热实际上会使免疫系统升级。事实上，在很长一段时间里，利用高温来诱发发热被应用于治疗癌症，并且取得了巨大的成功。

热诱导治疗："科利毒素"和热疗

1891年，被称为"免疫疗法之父"的威廉·B. 科利博士（Dr. William B. Coley）给一位不宜动手术的癌症患者注射了链球菌有机体。他推测，感染引起的发热的副作用之一可能是使恶性肿瘤缩小。他是对的。这是免疫疗法的第一个案例。免疫疗法的理论基础是通过刺激或增强患者的免疫系统来攻击肿瘤。德国和墨西哥的一些诊所仍在使用"科利毒素"以及新一代的致热疗法。

与此同时，德国也有医院使用高温（41.1~42.7℃）诱导全身热疗并同时进行化疗。事实上，欧洲的许多癌症诊所提供热疗、放疗、化疗，或者用槲寄生和维生素C来治疗。热疗很少单独使用。它的作用更像特洛伊木马，允许治疗药物进入癌细胞，诱导癌细胞凋亡。热可以改变身体的微循环，有助于克服抗药性。纳沙医生认识几位Ⅳ期癌症患者，他们使用了其他所有的疗法，然后在热疗的帮助下获得了完全的缓解。热疗是一种有益的免疫疗法，所以你可以与你的医生讨论是否选择使用，并在抑制低热前三思！

西方治疗癌症的新灵丹妙药：免疫疗法

正如我们所知，我们的免疫系统有巨大的潜力来摧毁肿瘤而不伤害健康的组织。但我们也意识到，抗击癌症不仅仅是免疫系统的工作，身体的其他部分也在发挥作用。这是免疫疗法——一种新的灵丹妙药——的局限性之一。靶向治疗就是一个例子，它只关注癌症的一个方面，而不关注整个身体。当然，自从1971年尼克松抗癌以来，免疫疗法是否科学成为人们热议的话题。我们相信，这种免疫疗法让大家的钱和心思都用在了对的地方。但是，尽管一些人断言免疫疗法将在未来10年取代化疗，但这项"月球计划"在很大程度上是失策的。有几种不同类型的免疫疗法。单克隆抗体疗法就是其中之一。单克隆抗体是合成的免疫系统蛋白质，旨在攻击癌细胞的特定部分。尽管这种方法在理论上是正确的，但是免疫治疗很重要的一方面是，如果患者的免疫系统不完备，或者患者正处于自身免疫过程，那么即使是强大的免疫疗法也不会起作用，甚至对身体有害，包括造成严重的自身免疫激活，导致肺、肝脏、肾脏等器官的衰竭。

很大一部分肺癌患者还患有自身免疫性疾病，这使得他们不适合这些日益流行的免疫疗法。得克萨斯大学西南医学中心哈罗德·C. 西蒙斯综合癌症中心的肿瘤学家和研究员萨阿德·汗博士（Dr. Saad Khan）在2016年夏天报告称，免疫疗法带来了不可预测的、可能严重且潜在不可逆的自身免疫性毒性，存在影响多种器官的风险。如果采用联合免疫治疗方案，这些不良事件的发生率可能超过50%。

答案是从内部解决癌症的问题，而非在伤口上绑绷带。我们需要关注的是内在免疫调节疗法，比如深度营养疗法，以及最早的免疫疗法——槲寄生疗法。

槲寄生疗法：最早的无毒免疫疗法

这种带有白色浆果的欧洲槲寄生（拉丁语学名为 *Viscum album*）自1917年就被成功地用于治疗癌症，尽管它作为一种治疗脾脏疾病的药物的历史可以追溯到希波克拉底时代（公元前460~370年）。槲寄生疗法是世界上被研究得最多的癌症综合疗法，迄今已有7000多项研究成果发表。它也是使用最多的综合疗法：80%~85%的德国和瑞士医生以及60%~70%的欧洲其他国家的医生在化疗和放疗中使用过槲寄生。众所周知，它可以减少贫血、嗜中性白细胞减少、血小板减少、肝毒性、恶心和呕吐等不良副作用，还可以提供姑息性支持，改善生活质量，治疗疼痛，减少腹水，提高生存率。槲寄生具有以下作用机制和特征。

- 槲寄生凝集素对癌细胞的细胞膜有直接的细胞毒性。
- 通过降低血管内皮生长因子水平来抗血管生成。
- 稳定 / 修复 DNA。
- 抑制癌细胞扩散。
- 抗炎。

- 免疫调节（刺激巨噬细胞、T 细胞、NK 细胞、树突状细胞、细胞因子等）。
- 作为一种引发发热的药物，作用类似于"科利毒素"的作用。
- 提高患者整体生活质量。
- 可以皮下注射、静脉注射，直接注入肿瘤、腹腔腹水和胸腔积液。

纳沙医生在约翰斯·霍普金斯大学的一项一期临床试验中担任顾问，该试验使用槲寄生治疗所有实体瘤。自2006年以来，她一直在私人诊所使用这种药物，取得了巨大的成功，并继续培训美国各地诊所的医生正确使用这种药物。槲寄生疗法是一种非常强大的免疫疗法，有助于治疗各种癌症。除了槲寄生疗法，还有其他很多方法可以以无毒的方式增强免疫功能。现在，让我们转向另一种治疗方法：注重深度营养来优化免疫功能。

◎ 重启免疫代谢系统

如果你在前面问卷中的免疫功能部分得了高分，患有自身免疫性疾病，希望预防或缓解癌症，或者希望在化疗后强化你的免疫系统，那么使用下面的方法是一个很好的开始。令人惊讶的是，有如此多的食物具有保持免疫系统健康的功效。当然，禁食可能是重建免疫系统最有效的方法之一。几项研究发现，禁食至少两天可以使因化疗和癌症而受损的免疫系统再生。研究人员发现，禁食实质上是打开了一个再生开关，促使干细胞产生新的白细胞，完全重建整个免疫系统。我们在第五章关于排毒的部分详细介绍了禁食的益处，但禁食还有一个重要的免疫方面的益处。在这里，我们讨论支持免疫系统的营养和生活方式，包括遵循排除饮食法，使用药用蘑菇、森林浴和水疗法。这些都是你可以通过你对食物和日常生活方式的选择来实现的。它们被证明可以增强免疫力，而且碰巧没有副作用。

排除饮食法和肠道修复

给你的免疫系统提供治疗所需的营养和休息的最好方法之一，是遵循30~90天的古式自身免疫排除饮食法，特别是当你患有自身免疫性疾病时。有许多不同的方法来实行排除饮食法，但核心内容保持不变，这就是为什么我们建议你与一位了解营养知识的医生合作。坚持30天或更长时间（时间越长越好）不吃谷物、豆类、糖和乳制品。还要避免食用所有含凝集素的食物，包括坚果、种子、鸡蛋、所有加工食品和茄科的所有植物，后者包括番茄、土豆、茄子、黏果酸浆（墨西哥绿番茄）、彩椒和辣椒。由于富含凝集素和茄碱，茄科植物对很多人来说都是有问题的，这两种物质都被证明会促进肠道通透性和增加炎症。这些化合物是植物抵御昆虫、疾病和捕食者的防御武器。它们基本上是保护植物不受捕食者侵害的内在毒素，对风湿性关节炎等炎症性自身免疫性疾病患者没有什么好处。

对一些人来说，遵循排除饮食法会引发如同戒断反应（戒毒或戒酒后的反应）的副作用。我们的一些患者报告有头痛、疲劳、肠道功能改变、易怒、强烈的渴望和其他排毒症状。坚持下去，并让你的自然疗法医生知道你的症状。有些症状的出现是因为人们渴望他们最易过敏的东西。你的免疫系统每天都在对抗特定的抗原，然后这些抗原突然被清除了，这就会激发你对某种食物的渴望。当谷蛋白从饮食中被去除后，习惯血糖失衡和高谷蛋白饮食的人可能经历碳水化合物减少的情况。一开始，我们的患者会告诉我们："我的身体没有谷物就不能正常工作，我又累又饿。"但这是不正确的，这代表患者的胰岛素抵抗程度高，所以他们需要避免食用富含凝集素的谷物！此外，由于谷蛋白在大脑中起着阿片类药物的作用，当它被去除时，人们会感到极度抑郁。阿片类药物的食物来源消失了！［食物对人的身体肯定有药物般的作用。要了解更多信息，请阅读神经学家戴维·珀尔马特（David Perlmutter）的佳作《谷物大脑》（*Grain Brain*）。］当你遵循排除饮食法时，添加像骨汤这样的食物，像牡蛎这样富含锌的食物，以及像韭葱和酸菜这样富含益生菌的食物，都有助于肠道修复。［有很多很棒的书可以帮助你进行排除饮食。我们喜欢的书有米基·特雷斯科特（Mickey treescott）的《自身免疫原始饮食食谱》（*The Autoimmune Paleo Cookbook*）和特里·沃尔斯（Terry Wahls）医生的《沃尔斯协议》（*The Wahls Protocol*）。］

这种饮食法的"刺激阶段"指你开始在饮食中每3天增加一种食物，看它们是否会引起反应。一般来说，我们建议将某些食物永久地拒之门外，但如果你想知道某种食物是否会引起反应，上面所说的就是一种解决方法。当你重新吃某种食物时，你可能头痛、咳嗽、消化不良、腹痛、关节痛或有其他不适。过敏症状可能在吃这种食物后的30分钟内出现（即时过敏），也可能延迟到3天后出现（延迟发作过敏），这就是为什么最好3天后再添加新食物的原因。我们通常建议排除和重新添加某些食物至少坚持30天，然后进行食物过敏测试。如果你患有肠漏综合征，并且很快进行食物过敏测试，那么你会发现你经常吃的大多数食物可能让你产生过敏反应，这会令你非常沮丧！这时，你应该在一段时间内不吃这些食物，使你的肠道恢复，然后慢慢重新开始尝试这些食物。好消息是，大多数人报告说，一旦不吃这些食物，他们就感觉好多了，而且他们没有兴趣再吃它们！你是你自己最好的医生，如果你的身体不喜欢某种食物，它会告诉你。

药用蘑菇

另一种增强免疫功能的方法是食用药用蘑菇。自古以来，蘑菇在东方医学实践中就被视为药物。它们是最能增强免疫力的一类食物。蘑菇含有多种生物活性代谢物，可以增强和调节我们的免疫系统。过去和现在的许多临床试验已经或正在评估使用药用蘑菇提取物治疗癌症的益处。无论是本身还是作为癌症治疗的辅助药物，蘑菇的许多益处已经显现。蘑菇已被发现通过对抗化疗和放疗的一些副作用（包括恶心、骨髓抑制、贫血和抵抗力降低）来抵消化疗和放疗的副作用。[32] 我们首先要强调的是云芝和舞茸，这两种蘑菇都显示出强大的免疫增强功效和抗癌活性，包括阻止肿瘤的形成。这些蘑菇含有多糖，这种物质可以通过增强巨噬细胞和NK细胞的功能来增强免疫防御。

我们建议将药用蘑菇纳入日常饮食，但也有证据表明，一个月一次的蘑菇盛宴（连续3天吃各种各样的蘑菇）就像禁食期只吃蘑菇一样，对免疫系统非常有帮助。就像你轮换食用益生菌一样，轮换食用不同种类的蘑菇也是个好主意，这样可以获得最大的益处。新鲜的、干的、粉状的各种蘑菇都非常适合炒菜和做汤。我们推荐食用整个蘑菇（最好带有茎甚至部分菌丝），而非吃蘑菇提取物。

许多超市都有蘑菇（只要确保它们是有机的！），当地的农贸市场也是采购不常见蘑菇的好地方。（在开始服用任何类型的蘑菇提取物之前，一定要向你的自然疗法医生咨询，因为有些蘑菇可能干扰某些药物的功效。另外，除非有专家指导，否则不要在野外采摘蘑菇；也不要吃生蘑菇，因为它们可能致癌，最好吃熟的。）

现在，我们将简要介绍几种肿瘤学研究得最彻底、也最有效的蘑菇。

云芝

一项为期7年的临床研究由美国国立卫生研究院资助，并由明尼苏达大学和西雅图巴斯帝尔大学共同参与，研究发现冻干的云芝可以极大增强处于Ⅰ期、Ⅱ期、Ⅲ期乳腺癌的女性的免疫功能，并且可以使肿瘤缩小。[33]

舞茸

这种蘑菇也被称为"森林中的母鸡",生长在树根附近。这种蘑菇已经在人体临床试验中被发现可以抑制肿瘤生长。它也被发现可以增加白细胞介素、中性粒细胞、T细胞和巨噬细胞的产生,同时减轻化疗的副作用。[34]

香菇

2015年佛罗里达大学的一项实验表明,连续4周每天吃煮熟的香菇可以增强免疫力。[35] 通过对比实验前后的血液检测结果,研究人员发现受试者的免疫细胞功能增强,炎症减少。

灵芝

灵芝含有β-葡聚糖,这是一种被证明具有抗癌和免疫刺激活性的多糖。最近的研究表明,灵芝可能增加NK细胞对各种癌细胞的细胞毒性。它们还可以防止辐射造成的损伤。[36]

狮鬃菇

狮鬃菇已被证明能刺激NK细胞和巨噬细胞的活性,也能抑制血管生成,有助于缩小肿瘤。人们还发现,当这种蘑菇与化疗药物阿霉素结合使用时,一种原本具有耐药性的肝癌可以得到治愈。[37]

冬虫夏草

有证据表明,冬虫夏草是一种免疫调节剂,具有增强和抑制先天性免疫和适应性免疫的作用。它能增强NK细胞的活性,并被发现能启动T细胞对微生物病原体和肿瘤的反应。[38]

◎ 生活方式自然疗法:森林浴和水疗

通过简单的日常使用,很多方法可以提高你的免疫系统功能。事实上,许多方法看起来如此简单,以至于我们很难相信它们真的有效。日本的森林浴就是一个例子。

这种冥想式的散步或在树林中进行冥想，旨在让人们与大自然重新建立联系，被发现能增强免疫系统功能。2005年，一群日本成年男女参加了一系列研究，目的是明确森林浴对人体免疫功能的影响。在这项研究中，受试者经历了三天两夜的森林旅行，并在旅行后的第2天和第3天以及第31天采集了血样和尿样。研究者发现，森林浴无意中促进了人体对树木中的抗微生物挥发性物质——植物杀菌剂（木材精油）的吸入。其中两种物质是α-蒎烯和柠檬烯。他们还发现，在旅行后至少30天内，受试者的NK细胞活性增强，这表明每月进行一次森林浴可以使个体保持较高水平的NK细胞活性。[39]这是一个很好的例子，说明花时间在大自然中对体质健康十分重要！

另一种自然元素——水，以及用它进行的治疗——水疗，在整个人类历史中一直在使用。今天，水疗是一种基本的治疗方法，广泛应用于自然医学的实践。水疗指在不同地点和不同时间，把水处理成不同水温、水压的形式（水、冰、水蒸气）来进行内外清洗。一种流行的养生法是先洗3分钟热水澡，然后洗32秒冷水澡，交替几次。

体质水疗是另一种水疗，通过特定的方式在躯干上使用热毛巾和冷毛巾来刺激免疫系统。湿袜子疗法（或暖袜子疗法）可以在家里自行使用。这种方法要求睡觉时穿着湿冷的棉袜，并在棉袜外面套干羊毛袜。早晨，双脚会暖和起来，免疫系统也会恢复活力！多年来，纳沙医生对她的许多成年患者甚至是儿童患者使用了这种疗法，成功地帮助他们从病毒性和细菌性疾病中恢复，并且帮助免疫系统虚弱的人增强了免疫力。研究发现，连续几个月每天短暂地洗冷水澡也能够增强免疫力，并且提高非淋巴瘤类癌症患者的生存率。[40]用冷水冲洗有其科学依据。

◎ 免疫系统重整旗鼓

我们的免疫系统对免疫监视——我们的身体识别癌细胞的生长并对此做出反应——至关重要。但由于现代饮食含有大量的糖、谷物、凝集素和人工食用色素，免疫系统的作用正在减弱。这些食物会导致肠漏综合征，它会严重削弱和过度刺激免疫反应。现代饮食通常缺乏营养丰富的蔬菜而含有过多的药物，导致免疫系统保持健康所需的维生素和矿物质的水平低到危险的程度。

在实行排除饮食法之后，食用蘑菇和其他能够增强免疫力的食物，以及在大自然中待上一段时间，可以给你的免疫系统提供它需要的东西，让它重整旗鼓。这真的是

湿袜子疗法

湿袜子疗法也叫暖袜子疗法，适用于治疗喉咙痛（或喉咙的任何炎症或感染）、颈部疼痛、耳部感染、头痛、偏头痛、鼻塞、上呼吸道感染、咳嗽、支气管炎和鼻窦感染。反复使用效果最好，直到你感觉完全好了。

物品准备：

1 双白色棉袜

1 双厚羊毛袜

1 条毛巾

1 个足够大的碗，可以装下袜子

一些冰块

足以装满碗的冷水

方法说明：

把棉袜完全浸泡在冷水中。把袜子拧干，直到不滴水为止。温暖你的脚。（这非常重要！如果不先让你的脚变得温暖，这种治疗方法就不会那么有效，而且可能对你有害。）可以通过把脚泡在温水里或洗 5~10 分钟热水澡来让你的脚变暖。用干毛巾擦干双脚和身体。先把湿冷的棉袜穿在脚上，再把羊毛袜穿在脚上。直接上床睡觉。不要受凉。整晚都要穿着袜子。到了早上你会发现，湿棉袜变干了，而且你睡得很好。

可能的！免疫系统和我们下面要讨论的一个体质要素紧密相关。我们已经了解了免疫系统是如何依赖炎症发挥作用的。接下来，我们将讨论炎症，它被认为是癌症的最大驱动因素。正如你猜测的，炎症过程受到饮食的深刻影响。免疫力低下让癌细胞肆无忌惮，而炎症让癌细胞获得帮助它们奔跑的运动鞋。

第八章

炎症-氧化关系：
用食物扑灭癌症之火

不要用自己的刀叉自掘坟墓。

——谚语

疼痛或疾病越严重，必须做出的改变就越多。这些改变包括改掉坏习惯，或养成一些更好的新习惯。

——彼得·麦克威廉姆斯（Peter McWilliams）

没有火花就不能生火。

——布鲁斯·斯普林斯汀（Bruce Springsteen）

这一章我们要讨论的是两个相互交织的癌症促进因素——炎症和氧化。它们都是现代不均衡饮食的结果，两者互相产生不良影响，又共同形成恶性循环，而这是癌症发展的根源。炎症被认为是癌症的主要前兆；基因损伤是点燃火焰的火柴，而炎症是维持火焰的气体。炎症发生时，会刺激人体产生具有高度破坏性的自由基（带有未配对电子的分子），自由基又称活性氧。当体内活性氧的含量和抗氧化剂（活性氧的中和剂）的含量不平衡时，人体就会产生氧化应激。氧化应激会导致基因和线粒体损伤，进而向NF-κB发出信号，而NF-κB是介导所有炎症过程的主蛋白，可以引发炎症级联反应（一个打另一个，另一个会加倍还击）。

当今最常见的代谢紊乱和疾病都是炎症-氧化性疾病的结果，比如关节炎、感染、过敏、自身免疫性疾病、鼻窦炎、心血管疾病、结肠炎和癌症。[1] 人类过去对传染病充满恐惧，而如今已变成恐惧炎症。美国人正处于这种恐惧之中，而我们不良的饮食习惯正在助长这种猖獗的炎症-氧化循环。饮食因素是导致炎症和氧化应激的主要原因，主要包括炎性脂肪的过度摄入和植物性抗氧化剂的摄入不足。美式饮食含有大量的合成脂肪和反式脂肪，这些脂肪常用于加工食品，如沙拉酱、烧烤酱、玉米油、大豆油、红花籽油、棉籽油、微波食品、面包、薯条、比萨、炸薯条、饼干、冰激凌、糕点、人造黄油和快餐等。与此同时，我们的饮食仍然缺乏健康的ω-3脂肪酸，这些脂肪酸存在于冷水鱼、橄榄油、核桃和深绿色食物中。哪一种是你今天食用最多的？

糟糕的是，这种危险的脂肪酸失衡刺激了环氧合酶-2（COX-2）的产生，这种酶与炎症和疼痛有关（所以阿司匹林、布洛芬和萘普生钠这些COX-2抑制剂都是美国最常见的非处方药）。我们旧石器时代的祖先摄入的ω-6脂肪酸和ω-3脂肪酸的比例约为1∶1，而在现代饮食中它们的比例接近20∶1，有时甚至差距更大。自19世纪50年代以来，抗炎的ω-3脂肪酸的消耗量减少了近$1/5$，而促炎的ω-6脂肪酸的消耗量则增加了一倍。[2]

这种现代饮食趋势是炎症发生的根本原因，我们只有采用传统的饮食方法才能扭转这种趋势。然而，西方医学使用的药物治疗掩盖了许多美国人所经历的慢性疼痛。我们不能再像以前那样，每天早上吃两片阿司匹林，然后打电话找医生咨询。我们应当意识到，慢性炎症会导致DNA损伤和免疫抑制，抑制细胞凋亡，对化疗有抵制作用，促进肿瘤生成、增殖和侵袭，促进血管生成，导致血管转移。[3] 当富含ω-6脂肪酸的食物被身体吸收时，身体会产生大量的致炎副产品——活性氧。但是，许多美国人没有通过饮食摄入足够的抗氧化剂（如植物中的维生素C，以及浆果、生可可和山核桃中的类胡萝卜素）来消除炎症。这些食物曾经是人类的主食，但是在现代人的餐桌上几乎消失了。据美国疾病控制与预防中心的估计，超过90%的美国人没有摄入足够的膳食抗氧化剂，而只有9%的人每天食用2~3杯蔬菜。[4] 每多吃一片薯片而少吃一片卷心菜，那些破坏DNA的活性氧的数量就会超过抗氧化剂的数量，基因损伤随之发生。然而，正如我们在本章中所说的，只要食用适量且适当的食物，炎症和氧化应激都是可以预防的。

事实上，食用治疗剂量的抗炎食物和富含抗氧化剂的食物应该是治疗癌症的必要方法之一。为什么这样说呢？因为我们的身体经常受到致炎物质的攻击。为了预防炎症和氧化而吃东西是绝对需要我们慎重考虑的事情。我们已经在介绍其他体质要素时讨论了各种与炎症相关的话题，所以现在你应该明白，过量食用谷蛋白和谷物会导致肠漏综合征，这是促进炎症发生的一个重要因素。接触有毒化学物质不仅会引起炎症，还会导致大量自由基产生。近²⁄₃的美国人超重，而超重会导致促炎性细胞因子IL-6和C反应蛋白（CRP）的产生，它们是关键的炎症指标。

不过，我们还没有深入探讨脂肪这种令人困惑的营养素。由于吃高脂肪食物是我们推荐的生酮饮食法的核心，因此我们必须理解最早的"脂肪饮食先驱"之一乌多·伊拉斯谟（Udo Erasmus）所说的"脂肪可以治疗癌症，杀死癌细胞"。

对许多美国人来说，关于好脂肪和坏脂肪的争论仍然是含糊不清的。自从20世纪70年代安塞尔·基斯（Ancel Keys）提出脂肪导致心脏病的假说以来，人们被灌输了许多关于脂肪的错误信息。多年来，关于脂肪的谣言通过主流媒体的不实报道逐渐传播开来，并最终传播给未受过营养学知识培训的医生，他们没有质疑这一观点。

遗憾的是，大多数美国人可能仍然对某些脂肪（例如鸡蛋中的脂肪和低密度脂蛋白胆固醇）对人类健康有积极影响感到困惑。幸运的是，最近证实，糖业协会曾聘请过3位哈佛大学的科学家发表了一篇评论文章，他们在诋毁饱和脂肪酸的同时，最大限度地减少了糖与心脏健康之间的联系［这篇文章2016年发表在《美国医学会杂志·内科学》（JAMA Internal Medicine）上］。这些公然发表的谎言和掩饰之辞（还有更多没有被我们发现！）最终揭示了低脂饮食法是毫无根据的。简而言之，当我们停止食用一直存在于人类饮食中的天然脂肪（如优质的肥鱼）并开始食用合成脂肪时，慢性炎症、心脏病和癌症接踵而至。没有什么比早餐从吃鸡蛋换成吃麦片更能助长炎症发生了。富含碳水化合物的谷物会促进体重增加和血糖紊乱，而且减少摄入健康脂肪让我们感到暴躁。

在过去的50年里，脂肪的一个明显的生物特质似乎被许多人忽视了：胆固醇是产生所有压力和性激素所必需的。它对我们的身体非常重要，所以我们的肝脏会自然生成它。对心脏健康有害的是糖。现在有数百项研究可以证明这一点。［要想了解更多，请阅读尼娜·泰科兹（Nina Teicholz）的畅销书《脂肪大惊喜》（*Big Fat*

Surprise），或加里·陶布斯（Gary Taubes）的《好热量，坏热量》（*Good Calories, Bad Calories*）。] 猪油和黄油一直都比人造黄油好。

在本章中，我们将更详细地讨论炎症和氧化过程是如何起作用的，以及药物在对抗炎症方面是如何不起作用的。我们将通过提供支持化疗和放疗期间摄入膳食抗氧化剂的证据来澄清关于抗氧化剂的争论，因为很多含有抗氧化剂的食物通常被不了解营养科学的内科医生否定。我们还将讨论必需脂肪酸，并揭穿亚麻籽是ω-3脂肪酸重要来源的谎言（它不是，尽管它有利于调节激素）。我们推荐的旨在消除炎症和氧化的癌症代谢疗法将重点放在富含ω-3脂肪酸的食物、关键的抗氧化剂、可食用的草本植物和新兴的接触地面（皮肤与地面接触）的生活方式上。

现在，让我们来看看炎症是如何起作用的，它在癌症发展过程中的作用，现代食物究竟是如何引起炎症的，以及西方以药物为中心的疗法是如何不仅不能治愈我们的癌症，而且使我们更糟的。

◎ 炎症：无法愈合的伤口

炎症的发生实际上是一个正常的保护过程，旨在保护组织，在身体受伤的时候促进伤口愈合。当你的脚趾骨折时，我们的老相识NF-κB就会触发急性炎症的4个基本信号：发红（由血管扩张引起）、发热、肿胀和疼痛。通常情况下，骨折的脚趾会立即变红、摸起来发热、肿胀、疼痛和抽动。这是一系列保护反应，帮助受伤的组织修复和再生，同时保护它们免受微生物感染。当NF-κB介入时，它会刺激多种化合物，包括活性氧、中性粒细胞、COX-2酶、白细胞介素、前列腺素和细胞因子（如TNF），同时激活血管生成，使受伤部位形成新血管。

在脚趾骨折的情况下，发生急性炎症是一件好事，它只会持续比较短的时间（通常为几天或几周）。但急性炎症转变为慢性炎症的话，就会造成问题。对血管生长的长期刺激为不断生长的癌细胞提供了食物和氧气，这就是为什么炎症经常被称为"无法愈合的伤口"。那么，是什么导致了慢性炎症呢？是食用现代的加工脂肪、谷物和糖。每天吃这些食物就像日复一日、月复一月、年复一年地撞伤你的脚趾。遗憾的是，标准的美式饮食是引发慢性炎症、心脏病和癌症的主要原因。研究发现，那些饮食中有较多ω-6脂肪酸的人的DNA损伤是那些饮食中有均衡脂肪酸的人的40倍。[5]

实际上，慢性炎症被认为是癌症发展的主要先兆，它在癌症病例中所占的比例不小于25%。慢性炎症还可导致关节炎和结肠炎等炎性疾病。许多癌性患者之前都患有特定器官的慢性炎症。例如，患有慢性支气管炎的人患肺癌的可能性比其他人大15%~20%，而那些患胃炎的人更容易患胃癌。对慢性炎症患者来说，因为其体内触发炎症的"开关"一直没有被关闭，所以他们需要长期服用减少急性炎症反应的药物，这就相当于每天撞伤脚趾，每天吃止痛药。

癌细胞中NF-κB的持续激活与炎症介质（如TNF、白细胞介素6、前列腺素E2）和活性氧的产生和水平升高有关。前期炎症反应的保护作用转变为损害作用，因为炎症反应通过激活与细胞增殖和癌变有关的基因成为促进肿瘤生长的因素。当肿瘤坏死因子长期、低水平存在于体内时，它们通过鼓励癌前组织完全转化为恶性肿瘤来促进癌症的发生。事实上，肿瘤促进性炎症是所有癌细胞共有的十大特征之一。NF-κB的激活吸引了第七章讨论过的被称为肿瘤相关巨噬细胞的"变节免疫细胞"进入肿瘤。肿瘤相关巨噬细胞有危险性，因为它们会产生促炎性细胞因子IL-6，而IL-6又会刺激炎症指标CRP的产生。不仅CRP水平与化疗药物的耐药性相关，而且IL-6和CRP都能刺激活性氧的产生，损害人体的抗氧化防御机制。[6] 这是一个完美的例子，说明了体质十要素是如何相互关联的。在这里，炎症和免疫过程可以一起引发氧化应激。这也是为什么我们不能用"一个突变、一个目标、一种药物"的模式来对抗癌症的另一个原因。很明显，我们可以用癌症代谢疗法来调节整体的体质，而不仅仅是消除肿瘤。

◎ 恶病质是一种炎症反应

炎症还会导致恶病质，这是癌症最致命的地方。恶病质指癌症患者身体的消耗，这种综合征导致50%~80%的癌症患者最终死亡。恶病质是一种多因素的炎症反应，导致患者无意识和持续的体重减轻，并伴有全身炎症。当癌变的细胞发出包括IL-6在内的促炎性细胞因子时，它们就开始从肌肉和其他部位释放蛋白质。[7] 这些蛋白质被送到肝脏，在那里被转化为葡萄糖来喂养生长中的瘤细胞。在癌症治疗期间，恶病质是医生迫切要求患者控制体重减轻的原因。"想吃什么就吃什么，就是不要减重！"是癌症患者最常得到的、有时也是唯一的营养建议。

我们有必要了解的是，恶病质实际上以代谢为基础，而非以热量为基础。研究已经证明，恶病质患者很少对热量摄入增加有反应。[8] 这一点很重要，因为西方肿瘤医生总是让恶病质患者食用高糖食物等促炎症食物，这只会让情况更糟。同癌症一样，恶病质显著地改变了患者的新陈代谢，不能简单地通过使热量输入和输出相当来使症状消退。在患者患恶病质期间，其体内蛋白质合成减少，蛋白质降解增加，因此确保氨基酸的大量摄入和完整摄入就变得至关重要，同时患者还应该保持低血糖。研究还发现，生酮饮食不仅减少了癌细胞的生长和繁殖，还抑制了癌症引起的恶病质。[9] 增重奶昔实际上是致命的。

说到体重减轻，我们必须区分两种类型：病理性体重减轻（恶病质）和有益的治疗性体重减轻。我们的每一位进行生酮饮食的患者都迅速减重至少10 lb。这是一种治疗性体重减轻，而且是一件好事。一般来说，他们减少的是10 lb重的炎症物质！健康的瘦和恶病质不属于同一类别，我们总是这么告诉患者和他们的家人，他们总会因体重减轻而感到紧张不安。事实是这样的：禁食比不断吃不合适的食物能更有效地稳定并逆转恶病质。通过摄入不合适的膳食营养素（如糖和碳水化合物），从葡萄糖这种燃料中受益的只有癌细胞，而非健康细胞。虽然西方肿瘤学一直在提倡尽可能多地吃东西以防体重减轻，但最近的研究表明，减重实际上对许多癌症患者有益。

有一些检测可以告诉我们患者是患有恶病质，还是通过吃不健康的、促进炎症的食物使体重减轻了。实验室检测可以通过检测白蛋白、蛋白质和C反应蛋白来证明患者是否患恶病质。如果这些检测的结果证实患者患恶病质，我们就会立即让他们大力补充营养，这并不是说让他们补充高热量食物或高碳水化合物食物，而是让他们努力生酮。癌症患者在患恶病质期间根本没有胰岛素反应，这是加速患者死亡的原因之一。继续吃促炎症和高糖的食物只会加快恶病质本身的破坏速度。这与西方医学中根深蒂固的观点截然相反。很明显，当你得了癌症时，吃冰激凌是没有用的。我们接下来要讨论的是膳食脂肪是如何引起炎症的，细胞癌变的火花是如何在我们的身体里闪现的。

◎ 前列腺素和必需脂肪酸

好脂肪对健康至关重要，它们的主要作用是保持人体中每个细胞的形状和结构的稳定。人体可以制造大部分脂肪酸，除了两种必须由饮食提供的脂肪酸——ω-3脂肪酸和ω-6脂肪酸。因此，它们被称为必需脂肪酸。利用这些脂肪酸，我们的身体可以通过多步骤的过程来产生强大的、类似于激素的最终产物——前列腺素（PG）。前列腺素主要有三组，PGs1、PGs2和PGs3。ω-6脂肪酸需要通过COX-1酶的作用来制造具有消炎作用的PGs1。但是ω-6脂肪酸也通过COX-2酶的作用来制造PGs2，COX-2酶是从花生四烯酸中提取的。PGs2可以抵消PGs1的作用，特别是当PGs1的数量超过PGs2的数量时，这种不平衡会促进炎症。ω-3脂肪酸也可以通过COX-1酶的作用产生抗炎的PGs3。

在这里我们想简单地提一下素食者常说的一个观点：花生四烯酸主要来自牛肉、鸡肉、鸡蛋和猪肉。在商业饲养的动物中，有一些是用非天然的玉米和大豆喂养的，这些动物的肉所含的ω-6脂肪酸非常多，因此这些动物性食物会引发炎症。2010年3月发表在《营养杂志》（*The Nutrition Journal*）上的一篇综述文章，对草饲牛肉和谷饲牛肉中的脂肪酸和抗氧化剂含量进行了研究，并确定草饲牛肉的ω-3脂肪酸含量是谷饲牛肉的2~5倍。几项研究还发现，与谷物喂养的动物相比，完全吃草的动物所含的维生素A更多，所含的抗癌和抗氧化剂谷胱甘肽和超氧化物歧化酶也更多。

天然食物总是具有更多的抗炎和抗氧化的优点。即使是人工养殖（用谷物喂养）的鱼类，其蛋白质含量也比野生鱼类的低20%，促炎症的ω-6脂肪酸含量是野生鱼类的2倍，ω-3脂肪酸含量更低，营养成分也更少。如果肉类是引发炎症的根本原因，那么我们的祖先和以肉类为主要食物的北极居民患心血管疾病的比例将大得惊人。但是他们没有。心血管疾病直到农业革命之后才广泛出现。简而言之，可以吃肉，但要确保肉是有机的，提供肉的动物是食草的。

综上所述，PGs2是由COX-2酶（非甾体抗炎药的主要靶点，也被称为COX-2抑制剂）使用ω-6脂肪酸合成的。PGs1和PGs3是由COX-1酶主要使用ω-3脂肪酸合成的。PGs1和PGs3的主要作用是阻止PGs2的产生。当我们饮食中的ω-3脂肪酸不足时，PGs2就占主导地位，从而引发炎的"野火"。

除了PGs1和PGs2的不平衡会导致炎症这个障碍，我们的身体需要克服的另一个障碍是创造有益的PGs3，这个过程需要一些维生素和矿物质参与。当身体中的维生素C、维生素B$_6$、维生素B$_3$、镁、褪黑激素和锌不足时，PGs3就会停止产生。它停止产生是因为对其生成途径至关重要的两种酶——Δ-5去饱和酶（D5D）和Δ-6去饱和酶（D6D）——不能被合成。正如我们从第七章中了解到的，大多数美国人都极度缺乏维生素C和锌。这就是炎症问题变得复杂的根源。反式脂肪（油炸食品、薯片等加工食品中的）、辐射暴露、衰老和酒精进一步抑制抗炎性前列腺素的产生，导致D6D的活性显著丧失，并与炎症和肿瘤的发生有关。[10]

◎ 百威减肥法的真面目

百威减肥法是一种被大家吹捧的抗癌疗法，这里我们会对这种方法进行批评，并从中获得一些启发。20世纪50年代，德国生物化学家约翰娜·百威（Johanna Budwig）博士鼓吹亚麻籽对健康有利。根据她的研究，癌症患者总是缺乏维持细胞膜完整性所必需的脂肪酸。她指出，他们还缺乏白蛋白，这是一种由肝脏产生的蛋白质。白蛋白的缺乏解释了她在癌症患者中看到的频繁的贫血和恶病质的情况。癌症患者的血氧水平也很低，因为血液中氧气的转运体——血红蛋白——的生成需要脂肪。她得出的结论是，癌症必然引起必需脂肪酸的缺乏，并假设向身体补充脂肪将有助于治疗癌症。根据她的假设，她给她的晚期癌症患者开的"药"是一种叫"夸克"的脱脂牛奶蛋白质和亚麻籽油的混合物。她还向患者推荐胡萝卜汁、荞麦、虹鳟鱼、新鲜蔬菜，以及亚麻籽油灌肠。说到脂肪，她的想法是正确的。但遗憾的是，如果D5D和D6D无法发挥正常的作用，那么亚麻籽油仍然处于ω-6脂肪酸状态，会导致更多的炎症；如果人遭受辐射，那么这种影响会进一步加剧。不需要D5D和D6D就能产生抗炎前列腺素的ω-3脂肪酸的唯一来源是富含脂肪的深海鱼类。这可能有助于解释为什么我们通常不推荐亚麻籽油，而更推荐高质量的鱼油来帮助癌症患者阻止PGs2的产生。

◎ 从种子到油：有毒的精制油

现代脂肪之所以具有致炎性，还因为它们的加工方式，以及它们的本质——对人类基因组来说是外来的"非食物"。氢化植物油发明于1907年，1910年宝洁公司（当时是一家肥皂制造商）为此申请了专利。他们之所以这么做，是因为他们相信这种油会为他们提供成本更低的产品以代替猪油用于制作肥皂和烹饪。人们对这种油最早的描述是：它是一种含植物油（更可能是棉籽油）的食品，通过部分氢化或硬化成为类似于猪油的白色或淡黄色均匀固体。这项发明的特殊目的是提供一种缩短烹饪时间的食品。该专利获得批准后，宝洁公司进行了大规模的宣传，说服家庭主妇们放弃黄油和猪油，转而使用新型反式脂肪。这又是一个营销骗局：为了推销工业化食品而诋毁动物脂肪。

当向植物油中添加氢（这个过程被称为氢化）以使其更加固化时，反式脂肪就产生了。部分氢化的植物油被食品制造商用来改善食品的质地、延长保质期和稳定风味。它是现代面包类食品在货架上放几个月而不腐烂的原因。值得庆幸的是，2015年夏天，美国食品药品监督管理局朝着正确的方向迈出了一步：要求食品制造商在3年内去除产品中所有的部分氢化油（但到目前为止，它们仍然存在于许多食品中）。然而，食品仍然允许含有转基因油脂和致炎的油脂，包括棉籽油（因其对激素的负面影响而被称为男性避孕药）、大豆油、玉米油、菜籽油、红花籽油等，它们存在于大多数的加工食品中。当你阅读食品包装上的成分表时，你很难找到不含或者说至少不含上述任何一种成分的食品。即使是有机品牌的加工食品也严重依赖这些现代合成油。

蛇油销售商：最早的 ω-3 脂肪酸推销员

从水蛇身上提取的蛇油几个世纪以来一直是中医使用的药物，主要用于治疗关节方面的疾病，如关节炎和滑囊炎。它是在 19 世纪中叶随着中国劳工到美国修建横贯大陆的铁路而传入美国的。令人惊讶的是，最初由中国人销售的蛇油确实为工人们缓解了修建铁路带来的疼痛。

后来人们发现，水蛇油的舒缓功效可归因于其中丰富的 ω-3 脂肪酸，这种脂肪酸大量存在于生活在较冷环境中的冷血动物体内。ω-3 脂肪酸不会像 ω-6 脂肪酸那样在寒冷的水中变硬。根据 1989 年发表在《西方医学杂志》（*Western Journal of Medicine*）上的一篇文章，中国的水蛇油含有 20% 的二十碳五烯酸（EPA），这是人体最容易利用的两种 ω-3 脂肪酸之一。[11] 相比之下，鲑鱼（最受欢迎的 ω-3 脂肪酸食物来源之一）最多含有 18% 的 EPA。

遗憾的是，19 世纪大多数的蛇油销售商发现，从另一种蛇身上获取益处较少的油更加有利可图，这让蛇油的名声变得不那么好了。

过去，油是人们在家里使用木槌和手动楔式锻压机压榨出来的，无须加热。用来榨取橄榄油的石臼和压榨机的历史可以追溯到公元前5000年，它们一直被人们使用到工业革命时期。而在现代的制油过程中，豆类或种子暴露在有毒漂白剂、除臭剂、溶剂、高温和其他精炼工序中。精制油是相当于白面粉或白糖的液体：它们缺乏营养，高度致炎，对人有害。更重要的是，当这些油被加热（如煎炸或烘烤）到很高温度后，它们会在人体内引起严重的氧化应激反应。

选择正确提取的油至关重要。冷冻保存和瓶装保存很重要，用合适的温度烹饪也很重要。低温慢煮是健康烹饪的关键！我们建议避免使用所有的精制油，并且确保购买的食油不含一种以上的成分，或者即使有，也不含 ω-6 脂肪酸（参见表8.1）。橄榄油、亚麻籽油和大麻籽油不应该加热。如果需要加热，就使用椰子油、草饲猪油、草饲牛油或牧场黄油。

表 8.1　ω-3 脂肪酸与 ω-6 脂肪酸的食物来源

含 ω-3 脂肪酸的抗炎食物	含 ω-6 脂肪酸的促炎食物
鱼类（鲑鱼、沙丁鱼、鲭鱼；鱼子酱）	红花籽油和葵花子油
水蛇油	菜籽油
亚麻籽油（在某些情况下）和大麻籽油	葡萄籽油
核桃	小麦胚芽油
黑醋栗籽	棉籽油
洋紫苏	大豆油
萝卜苗	人造黄油
南瓜子油	起酥油

◎ 西方医学调节炎症

美国人每年消耗非甾体抗炎药（例如阿司匹林和布洛芬）300亿片以上，其销量超过其他任何非处方药的销量。2015年，治疗关节炎的阿达木单抗是最畅销的处方药，它的销售额超过86亿美元。阿达木单抗是TNF抑制剂（TNF是与许多炎症，包括类风湿关节炎和炎性肠病有关的细胞因子）。2010年12月的《药品、医疗保健和患者安全》（*Drug, Healthcare and Patient Safety*）杂志上的一篇研究报告总结道，TNF-α 抑制剂是强效药物，在抑制肿瘤监测以及促进癌细胞生长和增殖方面具有理论上和实际的风险。临床试验表明，在淋巴坏死因子治疗后出现淋巴系统恶性肿瘤的比例高于预期。[12] 这又是一个药物被用来阻断或抑制身体自然反应的例子，在这种情况下，炎症反而会导致癌症。

非甾体抗炎药在预防癌症方面被研究的原因是它们具有减少炎症的作用。这些药物已被发现通过减少某些促炎性细胞因子（如IL-6和TNF）的产生来阻断癌变。然而，它们也带来了严重的副作用：改变人体内的微生态，抑制线粒体功能，增加胃肠出血。阿司匹林是第一种COX抑制剂，现有的COX抑制剂超过50种。

许多COX抑制剂的主要问题是它们同时阻断COX-1和COX-2。COX-1对于维持胃肠道黏膜的完整性至关重要，因此使用COX抑制剂会导致肠漏综合征。

可的松是皮质醇（一种应激激素）的合成形式，是一种类固醇，用于风湿性关节炎的治疗，也经常用于癌症的辅助治疗。可的松、氢化可的松和其他糖皮质激素的问题在于，它们会导致血糖水平的短期峰值，使得使用它们时人体几乎不可能出现酮症。此外，它们的使用也干扰了维生素D、锌、叶酸、维生素B_6和维生素B_{12}的代谢，导致甲基化基本停止，同时引起免疫问题和表观遗传问题。你可能在短期内获得抗癌效果（减少炎症），但长期使用这些药物可能弊大于利，而且是错误的。[13]

除了过度使用COX抑制剂、类固醇和TNF抑制剂外，西方医学界还发起了一项耗资数百万美元的新项目，以利用生物电子药物治疗炎症。2015年，美国国立卫生研究院宣布了一项为期7年、耗资2.48亿美元的计划，名为"SPARC"（"Stimulating Peripheral Activity to Relieve Conditions"的缩写，意为"刺激外周活动以缓解疾病"）。简而言之，这项技术使用类似于心脏起搏器的刺激神经系统的植入式电力装置来避免发生TNF。虽然这项技术对生活在慢性疼痛中的人来说似乎很有意思并且令人满怀希望，但它没有抓住重点，而且治疗的是症状而不是疾病本身。

芹菜素是一种天然的植物黄酮，广泛存在于欧芹和甘菊茶中。芹菜素因为能够抑制NF-κB的活性而具有较强的抗炎活性。[14] 木犀草素是一种黄酮类化合物，在芹菜和青椒中富集，已被证明可以减少IL-6的产生。[15] 营养的作用是巨大而深远的，但仍在很大程度上被人们忽视。是时候结束这种局面了。我们必须将重心从治疗癌症转向预防癌症。我们身体的代谢途径是炎症发生、脂肪酸失衡和抗氧化剂缺乏的根本原因。

现在，让我们看看氧化应激在癌症发展过程中的作用。膳食抗氧化剂是打破这种恶性循环的关键因素。

◎ 自由基、线粒体和禁食的作用

正如我们所解释的，当自由基（即活性氧）的产生超出身体通过抗氧化剂的中和作用抵消其破坏性影响的能力范围时，氧化应激就发生了。自由基是一种失去一个或多个电子的原子或化合物，并以一种不受控制的方式来取代电子。就像一个刚刚单身的人在寻找一个迅速回应的伴侣一样，自由基是高度不稳定的，对于在哪里获得它们丢失的电子没有选择性。一个自由基会从它够得着的地方窃取一个电子。自由基从蛋白质中获取电子时，会导致组织变硬，造成激素和酶失效，并且破坏细胞结构。

DNA也很容易受到自由基的攻击。自由基会导致基因损伤，从而导致癌症。自由基造成DNA受损的平均比例实际上相当大。据估计，人类细胞的DNA每天会发生10 000次以上的氧化反应。看到这样的数据，我们再怎么强调抗氧化饮食的重要性也不为过。自由基和抗氧化剂的比例应该是1∶1，每产生一种自由基，不管是通过正常的新陈代谢产生还是通过接触毒素（如精制油）产生，都需要一种抗氧化剂来中和它。当抗氧化剂不足时，自由基就会像愤怒的抗议者一样冲击人体，破坏DNA、线粒体、细胞和组织。

细胞膜是最容易受到自由基攻击的部分之一。自由基一旦破坏了细胞膜，它们就能够进入并破坏细胞内的线粒体。具有讽刺意味的是，线粒体是激发自由基产生的主要细胞器，也是最容易发生氧化反应的细胞器。受损的线粒体利用葡萄糖和氧产生能量的能力降低，导致疲劳、神经病变、记忆丧失、认知障碍，当然还有瓦尔堡效应。即使没有发生瓦尔堡效应，功能失调的线粒体也会吸引自由基，从而无法调节细胞周期、基因表达、代谢、细胞活力、细胞生长和应激反应等。[16]

一个可以观察到的氧化的例子是一片苹果因接触氧气而变成棕色，即褐变。当你把柠檬汁挤在苹果上（柠檬汁是一种抗氧化剂），褐变就停止了。当你需要你的身体工作时，比如锻炼或吃饭时，自由基就会增多。自由基可以由内源性（内部的）和外源性（外部的）细胞物质产生。潜在的内源性来源包括线粒体、细胞色素P450酶和活性炎症细胞。线粒体是自由基最大的来源。在新陈代谢过程中，线粒体消耗摄入的90%以上的氧，燃烧蛋白质、脂质和碳水化合物，并将它们转化为能量和水。这一点足以解释癌症患者为什么需要禁食和限制热量摄入：禁食和限制热量摄入减少了线粒体将食物转化为能量的需要，从而减少了自由基的产生。

自由基的第二大来源是环境因素，如杀虫剂、酒精、睡眠不足、化学毒素、致癌物、辐射、吸烟和铁水平升高等。高糖饮食也会加速自由基的产生，而由高糖饮食导致的体重增加会导致C反应蛋白和促炎性细胞因子IL-6的增多和单独生成。

如你所见，危险的自由基可以通过多种方式产生。现在，让我们来看看它们的天敌——抗氧化剂。

◎ 抗氧化剂的抗癌作用和相关争论

我们如何阻止氧化应激呢？答案很简单，就是摄入抗氧化剂。抗氧化剂从何而来？答案依然很简单：来自某些植物中的植物化学物质。植物化学物质是天然存在于植物中的化合物。世界上有数千种植物化学物质，它们是赋予植物颜色、气味和味道的物质。人体也会制造一些抗氧化剂，包括超氧化物歧化酶、谷胱甘肽过氧化物酶、褪黑激素和COQ10。谷胱甘肽被认为是人体中最强大、用途最广泛和最重要的抗氧化剂。它在抗氧化防御、营养代谢和通过第二阶段排毒代谢致癌物中起重要作用。它还会调节细胞活动，包括基因表达、DNA合成和细胞因子的产生。谷胱甘肽在人体内由3种氨基酸合成，它们是半胱氨酸、谷氨酰胺和甘氨酸。动物实验和临床试验都表明，摄入充足的蛋白质对保持谷胱甘肽充足至关重要（这是对素食和纯素食的又一有力打击）。[17]

抗氧化剂的外部来源包括富含维生素C和维生素E的食物，以及植物化学物质，如黄酮类化合物、萜类化合物和香豆素类。这些来源的抗氧化剂通过提供一个电子来发挥作用，可以中和自由基对蛋白质、DNA、脂质和线粒体的破坏作用。这些抗氧化剂的抗癌作用非同小可！事实上，利用膳食植物化学物质进行肿瘤的化学预防是一种新兴的策略，不仅可以预防癌症，而且可以治愈癌症。[18] 抗氧化剂已被发现具有下列抗癌作用。

- 调节免疫系统的活动。
- 减少炎症。
- 调节激素。
- 具有肿瘤杀伤效应。
- 预防血管生成。
- 预防化疗副作用。
- 诱导癌细胞凋亡。
- 抑制癌细胞转移。
- 支持DNA甲基化和表观遗传。

尽管所有现有的证据都表明食用高抗氧化食物（基本上就是大量的蔬菜）十分重要，但在肿瘤学领域，食用高抗氧化食物仍然具有巨大的争议，甚至常常不被鼓励。

肿瘤学领域争论的问题是，抗氧化剂与放疗和化疗结合有益还是有害。正因为如此，肿瘤医生通常不建议接受放疗或化疗的患者食用富含抗氧化剂的食物和营养补充剂。杰丝曾经遇到过几个患者，他们在治疗过程中被传统的肿瘤医生告知不要吃蓝莓！然而，我们和其他人的研究得出的是另一个结论：抗氧化剂对化疗药物的安全性和有效性没有负面影响。事实上，恰恰相反，它具有正面影响。两者联合使用，可以促进癌细胞的凋亡，同时保护健康细胞，减少副作用。此外，抗氧化剂存在于所有的植物性食物中，你若要完全避开它们，就只能喝蒸馏水。

基思·布洛克（Keith Block），医学博士，美国伊利诺伊州埃文斯顿市布洛克癌症综合治疗中心主任，同行评议医学杂志《癌症综合治疗》（*Integrative Cancer Therapies*）的创办者和主编，畅销书《战胜癌症的生活》（*Life Over Cancer*）的作者。他和他的团队在街区中心对这场争论进行了迄今为止最详细的研究。他们评估了2300多项研究和近5000名患者，没有找到一个显示抗氧化剂的使用干扰化疗的临床证据。"根本没有证据表明抗氧化剂会降低化疗的效果。"布洛克博士在他的书中写道。尼尔·麦金尼博士（Dr. Neil McKinney）在他精心撰写的《自然疗法肿瘤学》（*Nature Pathic Oncology*）一书中表示，有大约1%的研究支持在化疗期间使用抗氧化剂，因为它们能够增强患者的耐受性。肿瘤化疗用药会导致大量的氧化应激，使患者体内严重缺乏抗氧化剂；反过来，正如我们刚刚了解到的，这又会促进广泛的炎症。我们通常建议在化疗和放疗期间食用富含抗氧化剂的食物，如可可粉和酸豆，你可以向你的医生咨询特定的补充医疗方法是否适合你。

检测炎症和氧化应激水平

纳沙医生一直在使用3种她称为"三效"的实验室指标来评估患者的炎症水平：C反应蛋白（CRP）、红细胞沉降率（ESR）和乳糖脱氢酶（LDH）。每种指标都让人对炎症水平、代谢过程和线粒体功能有深入了解，并有助于阐明在特定时间内的抗癌活性或体质要素的稳定性。（她还推荐包括热那亚诊断公司在内的检测机构提供的氧化应激检测。）

代谢途径改善炎症-氧化循环

你如果能控制炎症，就能控制癌症。采用癌症代谢疗法治疗癌症意味着通过治疗性营养干预来减少炎症和降低氧化应激水平。如果不解决炎症的潜在诱因，癌症之火将继续燃烧。药物可能减轻炎症引起的疼痛，但这样只是掩盖了一个非常具有破坏性的过程，这个过程将日复一日地持续下去。因为阻止炎症反应可以防止氧化，反之亦然，所以同时关注高抗氧化性和消炎性食物通常是治疗炎症的关键方法。特定的抗氧化植物性食物、鱼类、药草和生活方式（包括接触地面），可以显著减少炎症和氧化应激。以下是我们打破炎症-氧化循环的具体步骤。

步骤 1. 在饮食中添加抗氧化和消炎的植物性食物和饮料

抗氧化剂存在于植物来源的食物和饮料中，包括水果、蔬菜、芳香植物、香料、坚果、橄榄、巧克力、茶和葡萄酒等。这些植物性食物和饮料具有消炎、抗菌、抗病毒、抗癌和免疫调节特性，对人类健康有益。这也进一步证明了以植物为主的饮食的好处。此外，由于抗氧化剂能够调节基因表达，进而影响癌症中的炎症反应，人们发现它也能抑制癌细胞的生长。[19] 数千种不同类型的抗氧化剂被发现和研究。光是把它们都介绍一遍就足够写一本书了。这里我们将重点介绍两种抗氧化剂——槲皮素和白藜芦醇，它们被证明是炎症和氧化应激的活性抑制剂。[20]

槲皮素：适合所有人的酸豆和洋葱

槲皮素被吹捧为已知的最强效的类黄酮。它无疑是被研究得最多的类黄酮。槲皮素具有清除自由基和抗炎的双重功效，当之无愧地成为抗炎和抗氧化领域的"超级明星"。人们已经发现，它可以抑制COX-2、NF-κB和癌细胞转移。当与绿茶中的类黄酮EGCG结合时，它可以阻止前列腺癌的发展。槲皮素在酸豆、有机苹果（我们推荐青苹果和野生苹果，因为它们含糖量低）和洋葱中含量最高。[21]（顺便说一句，洋葱是再好不过的食物了，其中的植物营养素洋葱素A被发现通过抑制癌细胞增殖来抑制卵巢癌的发展。洋葱应该每天都出现在我们的餐桌上。）其他富含槲皮素的食物包括野桑果、黑醋栗、黑接骨木果和越橘。野桑果对COX-2的抑制效果最好。很多浆果你可能不熟悉。如果是这样，你就从超市和农贸市场之外开始寻找，问问你所在地区的自然学家，看看这些植物是否在你所在的地区生长，或者你自己种植。

白藜芦醇：你喝的葡萄酒的类型很重要

白藜芦醇是抗氧化剂中独一无二的，因为它可以通过血脑屏障，血脑屏障是帮助保护大脑和神经系统的膜。20世纪90年代，当白藜芦醇的抗衰老和抗氧化作用被充分认识时，科学家认为他们发现了"法国悖论"的关键。（你应该知道我们的意思，为什么法国人吃油腻、高脂肪的食物，但其心血管疾病的发病率只有美国人的⅓。）关键是法国人喝富含白藜芦醇的红葡萄酒。研究发现，白藜芦醇可以增高谷胱甘肽水平，减少或防止脂质氧化，并作为一种植物雌激素发挥作用。（当然，美国人已经能够提取白藜芦醇并制成营养补充剂，但它并没有显示出多少益处。请记住，令癌症代谢疗法有效的基石是天然食物，而不是某个孤立的成分。）更重要的是，红葡萄酒还含有强效的单宁酸，它也被发现具有抗癌作用。

虽然我们通常建议每周喝2~3杯在有机、可持续种植和干旱环境下种植的葡萄酿造的红葡萄酒，但这个建议根据个人的癌症类型、肝功能和其他因素而有所不同。更重要的是，并非所有的红葡萄酒都有益健康。农药行动网发现，许多用于酿酒葡萄的杀虫剂被列为已知或可能的致癌物。草甘膦被广泛用于传统方式种植的酿酒葡萄。此外，阻燃化学物质2,4,6-三溴苯酚有时被用于装运葡萄酒或葡萄的木桶、木架和板条箱。这又回到了食物质量的问题上。

步骤 2. 加入关键的抗炎草药

自人类诞生以来，人类就以药用植物的形式使用天然的抗炎药。这些药用植物，特别是白柳叶和绣线菊，为现代的阿司匹林的发明奠定了基础。这两种植物都含有水杨苷，它与阿司匹林（乙酰水杨酸）的化学性质非常相似，有退热、消炎和镇痛的作用。然而，与人工合成的阿司匹林相比，白柳树皮中的水杨苷不损害胃肠道黏膜。[22]

还有其他几种烹饪用草本植物被发现对抗炎和抗氧化都有惊人的效果。黑孜然籽油的功效是阿司匹林的200倍，它在沙拉酱中味道也很棒。我们是草本植物的忠实粉丝。纳沙医生的丈夫、生物化学家史蒂夫·奥特斯伯格（Steve Ottersberg）将香菜、孜然和姜黄称为"三位一体"，并将这三种抗炎的美味组合添加到大多数的料理中。杰丝给她的女儿取名为"Pepper"（意为"黑胡椒"），因为从黑胡椒中提取的化合物可以抑制TNF和NF-κB的活性，同时能增强其他草药（包括姜黄）的效力。我们没有开玩笑，将最有效的抗癌食物添加到你的饮食中最重要的一步就是添加草本植物，而且要添加很多。我们强烈推荐巴拉特·B.阿加瓦尔（Bharat B. Aggarwal）和黛博拉·约斯特（Debora Yost）合著的《治疗性香料》（*Healing Spices*），它对草药药性进行了全面的介绍。阿加瓦尔已经发表了许多关于草药抗炎功效的文章。多亏了他的贡献，再加上其他研究人员在继续探索草药和食物的药用价值，我们才可以将营养疗法用作治疗癌症的一种方法。下面，让我们来仔细看看这些草药。

姜黄：癌症最大的敌人

姜黄是一种原产于印度和东南亚其他地区的草本植物，其深橙色根茎在中医中已经被使用了几千年。姜黄、生姜和小豆蔻都属于姜科。姜黄素是姜黄中被研究得最多的提取物。研究发现，姜黄素对基因突变、癌基因表达以及癌细胞的周期调控、凋亡和转移等生物通路产生影响，具有无与伦比的抗癌活性。姜黄素在多种癌症中显示出抗增殖的作用，并且可以抑制NF-κB。[23]它被认为是一种多功能药物，因为它能够通过与基因表达直接相互作用来调节多个致癌靶点的活性。当与EGCG结合时，姜黄素可以抑制乳腺癌细胞的生长。

最好的消息是，少量姜黄就能够提供我们所需的抗炎功效。几个月的时间内，只要摄入50 mg（大约$\frac{1}{50}$茶匙）姜黄就对健康有益。当然，我们建议摄入更多——每天至少从整块姜黄根茎上刨下相当于1茶匙分量的薄片，或者1茶匙干粉。当然，与单独提取的姜黄素相比，天然的姜黄根茎有额外的好处：它含有3种不同的姜黄素类化合物（姜黄素、双脱氧姜黄素和去甲基化姜黄素）和几种挥发油（包括姜黄酮、大西洋酮和姜酮）。这些不同的物质都有抗癌的特性。姜黄是鸡蛋、炒菜、药用冰沙和黄金牛奶（饮料行业的一种新产品，是一种加了姜黄且加热过的坚果奶或种子奶）的绝佳添加物。

生姜

这种植物根茎最著名的可能是它缓解胃部不适的功效，喝姜茶可以显著减少化疗导致的恶心。它还具有很强的抗炎作用，包括抑制COX-2和NF-κB。生姜的根部富含被称为姜辣素的植物营养素，人们发现姜辣素可以提高包括谷胱甘肽在内的抗氧化酶的水平。另一种生姜提取物——姜粉被发现能激活抗癌基因，同时能激活抑癌基因。你如果想享用这种药草，可以吃腌生姜（去找一些不含防腐剂和食用色素的品牌）、泡生姜或者喝姜茶（将新鲜生姜切碎并泡在热水中）。生姜配鱼也很好。

乳香

乳香树是一种原产于红海沿岸的树，这种树产生的树脂即乳香。乳香被用作熏香和香水的原料已有数千年的历史，有一段时间非常珍贵。它的抗炎活性归因于它抑制TNF的能力。它对大鼠星形细胞瘤和人白血病细胞系具有抗增殖和促凋亡的作用，还能减少胶质母细胞瘤患者的肿瘤组织周围水肿，逆转乳腺癌患者的多发性脑转移瘤，诱导膀胱癌细胞的细胞周期阻滞，抑制癌细胞生长和促进癌细胞凋亡。[24] 你可以将药用乳香精油喷在舌头下部，或者在自制的沙拉酱中加几滴。

步骤 3. 平衡你的脂肪酸：少吃超市里的食物，多吃更原始的食物

很明显，我们的现代饮食充满了促炎脂肪。要想减少氧化应激，你需要放弃超市里的食物，转而购买更原始的食物。你首先要做的是替换掉所有含植物油的调味品（如蛋黄酱、沙拉酱、酱汁、蘸酱等）和包装食品（如饼干、面包等）。将含有菜籽油、棉籽油、大豆油或玉米油的食品打包并扔掉。避免食用油炸食品、快餐、人造黄油、糖果、薯条、肉制品和非自制的烘焙食品。你可能惊讶于在现代饮食中潜伏着这么多不健康的脂肪。阅读所有食品包装上的成分表，即使是在健康食品商店购买的食品也不例外（参见表8.2）。

在减少摄入这些促炎脂肪的同时，你还应通过吃沙丁鱼、鲭鱼、鲱鱼、红点鲑等鱼类来增加ω-3脂肪酸的摄入。奇亚籽、核桃、冷压特级初榨橄榄油（不要用于高温烹饪）和深色绿叶蔬菜也都是ω-3脂肪酸的极佳来源。仅仅1杯荠菜或马齿苋这样的野菜就含有250 mg以上的ω-3脂肪酸。[25] 此外，用150℃以上的温度煮鱼30分钟会消耗75%以上的EPA和DHA。[26]

鱼的汞污染问题让一些人不再吃鱼，但这是不明智的。首先，像凤尾鱼和沙丁鱼这样的小鱼受汞污染较少。其次，汞的毒性受到硒的摄入量的显著影响。汞和硒相互具有化学亲和力，硒能够与汞结合，使其不被人体吸收。事实证明，鱼的硒含量很高。发酵的鱼含重金属较少，也是一个很好的选择。

橄榄油的质量是非常重要的。橄榄油含有几十种多酚，包括抗氧化的维生素E。某些品种的橄榄比其他品种含有更多的抗氧化剂，这样的橄榄包括山羊角橄榄、科拉蒂橄榄、莫拉约橄榄和科拉喜橄榄。橄榄油越苦，它所含的多酚就越多。橄榄油之所以成为地中海饮食的中心是有原因的：橄榄油中的另一种多酚（羟基酪醇）有助于保

护血管免受自由基的伤害。其他多酚，包括芹菜素、橄榄多酚和木犀草素，已经被证明不仅是抗氧化剂和抗炎的营养素，而且是血管生成和转移的强有力的抑制剂（我们将在第九章中讨论）。选购高质量的橄榄油时，要看装瓶日期，而非保质期；确保橄榄油装在深色的玻璃瓶里，确保它是特级初榨、有机且冷压的橄榄油。

表 8.2　脂肪种类和食物来源

脂肪酸家族	脂肪酸类型	食物来源
ω-3 脂肪酸	亚麻酸（LNA）	亚麻籽、核桃、大麻籽、奇亚籽、深色绿叶蔬菜
	亚麻油酸（SDA）	黑醋栗籽
	二十碳五烯酸（EPA）；二十二碳六烯酸（DHA）	冷水鱼（如沙丁鱼、鲑鱼、鳟鱼、鲭鱼）
ω-6 脂肪酸	亚油酸（LA）	大豆油、红花籽油、葵花子油、芝麻油
	γ-亚麻酸（GLA）	琉璃苣油、黑醋栗籽油、月见草油
	花生四烯酸（AA）	商业饲养的动物性食物
	辛酸（CA）	山羊奶
ω-7 脂肪酸	十六酸甘油三酯（PA）	热带植物油（如椰子油和棕榈油）
ω-9 脂肪酸	十八烯酸（OA）	橄榄、杏仁、鳄梨、榛子、澳洲坚果、猪油、黄油
饱和脂肪酸	硬脂酸（SA）	牛肉、猪肉、黄油、可可脂、乳木果油
	软脂酸（PA）	热带植物油（如椰子油和棕榈油）
	丁酸（BA）	黄油
	中链脂肪酸	中链甘油三酯油（MCT 油）
反式脂肪酸	合成部分氢化油	人造黄油、非乳制品、早餐谷物棒、起酥油、烘焙食品

步骤 4. 绿叶和绿草有助于缓解炎症

令人惊讶的是，一些野生植物性食物含有的脂肪酸高达24%。羽衣甘蓝、菠菜和一些野生绿色蔬菜含有 α-亚麻酸，它是 ω-3脂肪酸的组成部分。这也正是为什么草饲动物含有的抗炎的ω-3脂肪酸几乎是谷饲动物的6倍。被贴上有机标签的动物通常也被喂食谷物饲料（比如玉米等）。即使这些混合饲料从技术上说是有机的，我们仍需要记住，谷物不是反刍动物（牛、绵羊和山羊）的天然食物。所以，不要被这样的标签愚弄！利用体内的微生物群，奶牛能够让植物性食物在专门的胃中发酵，从中获得营养。牛的天然食物是草，加上一些叶子、树枝或树皮，而不是玉米。

2001年发表在《科学》（Science）杂志上的一篇同行评议文章得出结论，以谷物为基础的饲料对牛造成了很大压力。不仅如此，它们还会导致牛胃溃疡和瘤胃中大肠杆菌过度生长。用谷物饲料喂养的牛会病得很重，因此需要更多的抗生素来维持生命。因此，即使是有机牛肉，即使是用100%的谷物喂养的奶牛产的奶，也不是最好的选择。有机肉类、蛋类和鱼类根本不够好！奶牛应该用100%的牧草饲养（即使只喂30天的玉米也会改变奶牛的脂肪酸分布，使ω-6脂肪酸多于ω-3脂肪酸）。

鸡是杂食动物，不应该只吃素；它们和其他鸟类一样，喜欢吃蜥蜴和虫子。应该散养它们，让它们啄食虫子。如果要给它们补充任何饲料，最好使用100%有机的、不含大豆的饲料。我们应该吃这样的鸡生的蛋。

核桃也富含ω-3脂肪酸，而奇亚籽、杏仁和山核桃都富含抗氧化剂，包括维生素E。（或许你不知道，核桃的抗氧化价值仅次于山核桃，它们的抗氧化价值在所有坚果中是最高的！）

茴香

可以说，超市的蔬菜区最容易被忽视的一种蔬菜就是茴香。茴香球茎是淡绿色的，有甘草的味道。茴香是最具消炎功效和有助于消化的蔬菜之一。嚼茴香籽已被证明对炎性肠病和绞痛非常有效，在印度是常见的做法。茴香含有茴香脑，这是一种强效的植物营养素。在动物实验中，茴香多次被证明可以通过抑制肿瘤坏死因子（TNF）来减少炎症并帮助预防癌症的发生。（茴香球茎与香肠和卷心菜搭配会是一道美味佳肴，你如果喜欢清脆的口感，会更喜欢这道菜。注意，茴香球茎煮得越久，尝起来就越不像甘草。）

可可豆和高质量的黑巧克力

自17世纪以来，可可豆和巧克力就被认为有药用价值，巧克力爱好者也同意这一观点。与绿茶、红茶或红酒相比，可可豆含有更多的多酚，具有更强的抗氧化力。它还含有大约380种已知的植物化学物质，其中10种是精神活性化合物。从可可豆中可以鉴定出3种多酚：儿茶素（约占可可豆中多酚的37%）、花青素（约占4%）和原花青素（约占58%）。可可豆中的多酚能够调节肠道炎症，减少促炎酶和细胞因子的产生。[27] 可可豆中的酚类物质除了具有抗癌作用和抑制脂质过氧化作用外，还具有抗增殖、抗诱变和化学保护作用。人们甚至发现，可可豆中的多酚可以抑制肉类在高温烹饪时形成的杂环胺的诱变活性。（可可粉撒在牛排上很好吃。）

可可豆也是镁的最佳食物来源之一。100 g 的生可可粉可以提供将近520 mg 镁。一项研究发现，当镁的摄入量增大时，炎症指标CRP、TNF和IL-6水平都降低了。2014年，《欧洲临床营养学杂志》（*European Journal of Clinical Nutrition*）发表了一篇荟萃分析文章，这篇文章揭示了饮食中增加的镁和较低的C反应蛋白水平之间的关联。

导致人体内镁水平低的因素有很多，可以分为两类：镁的摄入量减小，以及镁的流失加剧（通过胃肠道或肾脏）。第一类因素包括酒精中毒（导致营养摄入总体较差）和镁的食物来源（可可豆、杏仁、芦笋、咖啡豆和蛤）不足。2005~2006年，几乎一半（48%）的美国人从食物中摄取的镁少于每日推荐摄入量。[28] 第二类因素包括严重腹泻、压力大、吸收不良和抗生素滥用。[29]

糟糕的是，当可可豆被加工成巧克力后，大部分的抗氧化剂和抗炎化合物都已经流失了。添加到巧克力中的转基因乳化剂大豆卵磷脂、常规的乳制品和大量的糖进一步减少了可可豆的益处。选择可可固形物含量为85%或更高（不含大豆卵磷脂）的优质巧克力、可可粒或纯可可粉是从可可豆中获得最多益处的方法。顺便说一下，可可粒是从可可豆表皮上剥下来的小颗粒。（是的，你在进行生酮饮食时也可以享用可可：食用2茶匙有机生可可粒。这个量看起来很小，却是你所需要的全部，你只需要含有2 g 碳水化合物和0 g 糖的可可粒。信不信由你，可可粒实际上是沙拉中面包块的绝佳替代品。）

接触地面：一种抗炎的生活方式

人类大约在40 000年前开始穿鞋。在大多数早期文明中，凉鞋是最常见的鞋子。美索不达米亚的山民首先穿上了柔软的鹿皮鞋。从那以后，人类发明了厚底鞋。出于某些奇怪的原因，人类还发明了高跟鞋。此后，我们的身体渐渐与地面失去了直接联系。你上次睡在地上是什么时候？你上次光着脚走来走去是什么时候？对大多数人来说，答案是很久之前，甚至永远不会这样做。接地也被称为接触地面，指故意让皮肤与地面直接接触，如光着脚或手与地面接触，或使用各种接地装置。研究发现，接地可以减少甚至预防受伤后炎症的4种主要症状：红肿、发热、肿胀和疼痛。[30]

此外，一些专家断言，我们在一天中积累的自由基带正电荷，而土地表面带负电荷，因此接地会产生巨大的抗氧化作用。杰丝已经开始尝试在树林里光脚散步30分钟，以此取代下午茶。她说，这样做让她的精力、注意力和情绪都有所改善。接地活动能否带来抗氧化的功效还有待评估，但目前她感觉良好，每天都光脚步行上班。

◎ 减轻炎症

抗炎和抗氧化是对抗癌症的两种方式。炎症在美国十分流行，遗憾的是，现代医学以药物为中心的治疗方法会带来副作用，包括患癌症的风险。食用大豆油等经过高度加工的脂肪会导致炎症，而炎症的副作用——氧化——需要通过植物性抗氧化剂来抵消。通过增加摄入ω-3脂肪酸和食用一些特定的植物性食物，如酸豆、洋葱、茴香和药草，实现抗炎和抗氧化的目标都是可能的。抗炎和抗氧化的重要性怎么强调都不为过！炎症是癌症最致命的两个方面——癌细胞生长和扩散——背后的主要驱动因素之一。在下一章中，我们将详细讨论血管生成和转移以及刺激和抑制它们的饮食因素。

第九章

癌细胞生长和扩散：
血管生成和转移

一项医学上的进展——抑制血管生成——有望征服癌症和 70 多种对生命造成威胁的疾病。

——威廉·李（William Li），
血管生成基金会主席和医学主任

癌细胞就如同吸血鬼，最爱吸食的花蜜是血液。

——利塞·阿尔斯库勒（Lise Alschuler）、
卡洛琳·A. 加塞列（Karolyn A. Gazella），
《癌症权威指南》（*The Definitive Guide to Cancer*）作者

在上一章中，我们谈到了炎症，它是点燃癌症之火的火花。在炎症对身体和癌症发展过程的诸多影响中，刺激癌细胞生长和扩散尤为醒目。本章介绍的是癌症开始真正失控时发生的两个过程：血管生成（新血管的形成有助于肿瘤的生长）和血管转移（使肿瘤在新部位发展）。这两个过程也是癌细胞的特征，都涉及血液和循环，通常是最致命的。然而，有一些无毒和以代谢为基础的方法可以阻止这两个过程发生。这些方法有益于我们的体质要素。而对此，西方医学没有合适的方法治疗被癌细胞利用和控制的循环系统，因此难以阻止癌细胞的生长和扩散。

我们每个人身体里的血管都足以绕地球两圈。这些血管向全身的组织和器官输送氧气和营养，并带走它们的代谢废物。可以说，血管既是"送奶者"又是"垃圾收集者"。它们让人体"吃饱"和保持清洁。当人体处于平衡状态时，人体就像一个完美的系统，每个细胞都在发挥自己的作用，促进正常的功能，准时"送奶"，也准时"收垃圾"。大多数情况下，我们的每个组织和器官都待在指定的"接送点"。（红细胞和白细胞除外。）人体主要通过细胞外基质保护血管、细胞和器官免受伤害。这种网状的基质是由无生命物质构成的，它们填补了细胞之间的空隙，既保护了细胞，又将它们连接在一起。细胞外基质的存在是当你倒立时你的胃不会从你嘴里掉出来的主要原因。

但是，癌细胞和肿瘤不遵守这些规则，它们在指定区域之外生长和扩散。事实上，它们已经开发出了获取更多营养和氧气的方法，通过"召集"新的血管（血管生成）来获得更多营养和氧气，这样它们就可以增殖。它们也使用狡猾的策略来突破细胞外基质的厚网，并扩散到全身（转移）。一旦癌细胞转移，癌症患者的症状就会恶化。超过90%的癌症患者死亡是由癌细胞转移造成的。尽管转移性癌症的死亡率很高，但在西方医学界，防止癌细胞转移的靶点治疗方式效果有限。在本章中，我们将列举出当前的研究结果作为证据，推荐以癌症代谢疗法来预防和阻止癌细胞的生长和扩散，这是一种可以配合传统癌症治疗的治疗方法。对患者来说，当癌症明显恶化时，选择当然越多越好。

我们将讨论癌细胞实现这种生长和扩散的机制，以及循环、凝血和血液如何促进其生长和扩散。我们将阐明一些西方流行疗法的缺点和风险。（例如，2013 年发表在《美国医学协会杂志》上的一篇研究报告称，某些降压药物会使患乳腺癌的风险增大2.5倍以上。[1]）我们还将讨论高铜水平、黏稠血液、纤维蛋白原与血管生成之间的关系，并阐明运动是终止血管生成的良方，从而能预防癌症。我们还将重点介绍能够抑制关键转移过程的食物和其中的化合物，包括某些蘑菇和脂肪酸。事实上，我们已经确定，多种食物和其中的化合物可以发挥无毒的、抑制血管生成和转移的作用，包括绿茶、骨汤、芦荟汁和辣椒中的辣椒素等。本章末尾将有详细介绍。

现在，让我们先回顾一下与癌细胞生长和扩散有关的过程和因素。

◎ 血液：循环和血管生成的途径

人体通常不需要重新生长新血管，只有几种例外，比如子宫内膜每个月生长一次，这就是女性月经的原因。通常，身体有一个调节血管生成的系统，这个系统是由刺激物和抑制物构成的。当需要血液时，身体会向某些生长因子（包括血管内皮生长因子，它是一种血管生成刺激因子）发出信号以制造新血管。TNF和IGF-1也能刺激新血管的产生。通常，当不再需要新血管时，血管生成抑制剂阻断血管生长因子的合成和释放。然而，当这一制衡系统失调时，癌症和其他疾病就会发生。血管发育受损会导致动脉硬化和中风的风险增大，而血管过多是肺动脉高血压和子宫内膜异位症发生的原因。除癌症外，许多疾病都与血管生成有关。[2]

癌细胞需要血液供应来生长，还需要快速的新陈代谢来获得滋养。同任何有机体一样，没有营养和氧气，它们就无法生存。任何非常小（直径0.5~1 mm，大约是圆珠笔笔尖的大小）的肿瘤都需要新鲜血液才能生长。就像小吸血鬼一样，癌细胞为了自身的生存而控制了正常的血管生成过程。癌细胞能够促使血管生成并激活血管内皮生长因子，同时使血管生成抑制剂失效。

当微小的肿瘤形成时，它们只有圆珠笔笔尖的大小，然后大多数肿瘤就停止生长了，这被称为"无病症的癌"。身体处于平衡状态时，不会为这些微小的肿瘤提供血液供应，最终它们会死亡。但是当癌细胞缺氧时，它们会更加容易生成。肿瘤生长时人可能出现缺氧的情况，也会出现低血压、慢性阻塞性肺病，以及高原反应和贫血的症状。通过激活被称为"缺氧应激反应"的过程，癌细胞会向邻近的血管发出信号，"说服"它们为自己提供一条血管作为延伸的"生命线"，用来输送癌细胞所需的氧气和营养。癌细胞与新的"生命线"连接后，它们不仅生长，而且喜欢旅行。生长中的肿瘤很少导致人死亡；只有当癌细胞转移到另一个部位，肿瘤才会成为一个很严重的问题。

癌细胞"生命线"的形成是由血管内皮生长因子引导的，因此大多数抗血管生成药物是血管生成抑制剂。血管生成抑制剂的目标是阻止新血管的生长和转移。贝伐珠单抗是我们之前讨论过的一种血管生成抑制剂，它已被证明可以略微提高不同类型癌症患者的存活率，但也会切断身体其他部位的循环，造成严重的副作用，包括严重的高血压、肠穿孔和出血。

◎ 转移：癌细胞如何移动和侵袭

血管是人体中的高速公路系统。从心脏泵出的血液通过包含 190 亿条毛细血管的庞大血管网络输送到远处的组织和器官。当癌细胞发生转移时，一些癌细胞脱离原发肿瘤，即它们最初形成的肿瘤，并进入血管高速公路或淋巴系统、前往新的部位。这就是它们在身体其他部位形成新肿瘤（即继发性肿瘤、转移瘤）的方式。例如，已经扩散到肺部的乳腺癌是转移性乳腺癌，而不是肺癌。

就像渴望发现新大陆的探险者一样，一个不断生长的肿瘤会指定一群"先锋"细胞前往遥远的地方，在那里它们可以形成新的居住地或转移瘤。西方殖民者就是这样获取殖民地的。那么，癌细胞是如何做到的呢？记住，大部分人体组织是由细胞外空间组成的，其中充满了碳水化合物和蛋白质分子的混合物，即细胞外基质。组成细胞外基质的分子彼此相连，形成厚厚的网。为了转移，癌细胞必须通过制造蛋白质消化酶来摆脱这些束缚。癌细胞就像穿越丛林的剑客，在厚密的细胞外基质中肆意穿行。一旦逃离细胞外基质，转移性癌细胞就试图通过两条途径之一进入体循环。对许多癌细胞来说，它们扩散的最佳途径是淋巴系统。（这就是为什么医生经常在手术中对淋巴结进行活组织检查以评估癌细胞是否扩散或者是否需要进行摘除，这些也决定了癌症处于哪个阶段。）癌细胞扩散的另一条途径是通过淋巴间接进入血液或通过血管直接进入血液。

这些"先锋"细胞到达远处的器官后，就有可能长成转移瘤。但大多数都没有。据估计，每天有1000万到10亿个癌细胞被肿瘤释放到血液中，但只有0.001%的会发展成转移结节。一个世纪前，外科医生斯蒂芬·佩吉特（Stephen Paget）就提出了"种子和土壤"假说。他认为，由于转移瘤（"种子"）与其潜在的新器官微环境（"土壤"）之间存在共生作用，转移瘤会对新器官形成一种偏好模式。一些类型的肿瘤能够转移到身体的任何器官中，但最常见的转移目标器官是骨骼、脑部、肝脏和肺部。[3] 当一个人体质要素平衡和健康时，肿瘤就不会发展成转移瘤，因为新环境不支持它。转移瘤本质上是"种子"，只有种在不健康的"土壤"中，它们才能长成有剧毒的、致命的植物。

佩吉特医生提到的一部分"土壤"现在被称为肿瘤微环境。肿瘤微环境由肿瘤内的所有非癌细胞组成，其中包括免疫细胞、细胞因子、生长因子、自由基和其他炎症化合物。肿瘤微环境中的另一种化合物是癌相关成纤维细胞。这些细胞通过促进肿瘤生长、血管生成、炎症和肿瘤转移来促进癌症发展进程。[4] 由于它们与癌症发展的所有阶段有关（它们产生的生长因子促进了血管生成），它们已经成为癌症治疗的一个新兴靶点。[5] 事实上，癌细胞可以促使正常的成纤维细胞（结缔组织中产生胶原蛋白和纤维、构成细胞外基质的细胞）表达促炎基因，进一步加速癌症的发展进程。[6]

肿瘤微环境中存在各种各样刺激或者抑制肿瘤生长的因素。转移瘤作为"种子"将在炎症、免疫受损和高度氧化的环境中茁壮成长。然而，当体质要素得到滋养和优化时，这些坏"种子"就不能发芽。因为血液和循环系统是导致癌细胞生长和扩散的主要系统，了解血液循环的原理以及营养素是如何进入血液循环的至关重要。

◎ 循环：血液黏度与癌症的联系

中医认为，瘀血是癌症的主要原因之一。由于血液瘀滞，血液中的营养物质不能有效进入细胞，细胞产生的废物不能被适当地清除，细胞基本上就会生病。用之前打的比方来说，血液既不"送牛奶"，也不"收垃圾"了。黏度这个术语指血液浓度。就血液而言，其黏度与其在血管中流动的能力直接相关。血液像河水一样流经我们的身体。当河道被大坝或泥石堵塞、河水停止流动时，各种生物就会在其中生长。想想泥坑和清澈的小溪之间的区别。随着时间的推移，"死水"成为各种病原体和细菌的栖息地。在癌症病例中，继恶病质和炎症之后，循环问题是癌症患者死亡的第三大原因。考虑到心脏病几十年来一直是美国人的头号杀手（尽管它很快被癌症取代），美国人显然有严重的循环问题，这无疑与饮食和生活方式有关。

血液黏稠或不流动意味着它更容易凝结。这个过程是这样的：例如在被割伤的瞬间，受损的皮肤组织会激活被撕裂血管（可能是静脉或动脉血管）中的血液里的血小板，它们使血液变得黏稠并像胶水一样聚集在伤口周围，在血管受损部位形成凝块。（血小板是帮助血液凝结的成分，在骨髓中产生。）很快，被称为纤维蛋白的线状蛋白质就会到达凝块处，形成一个结构支架，将其固定在原位（稍后我们将详细讨论它们）。

一个人的正常血小板数量为每微升血液150 000~450 000个。超过这个范围的情况称为血小板增多，反之称为血小板减少。血小板增多是一种血小板过多的情况，可以增大自发凝血或出血的风险，至于到底造成哪种问题，取决于引起它的原因。

癌症和凝血激活是密切相关的。恶性肿瘤可以激活血小板，促进血小板生长和扩散。这些被激活的血小板在肿瘤周围形成，保护它们免受免疫细胞和化疗药物的伤害。被激活的血小板还会创造通路，进入血液，促进血管生成。再一次，一种正常的身体活动被癌细胞劫持和破坏！

血液的高凝状态也会增加纤维蛋白的产生，纤维蛋白是一种有助于凝血的结构蛋白质。纤维蛋白是由纤维蛋白原（一种由肝脏产生的蛋白质）形成的。当组织损伤导致出血时，纤维蛋白原通过凝血酶的作用转化为纤维蛋白。肝素是一种抗凝血剂（或血液稀释剂），通过防止纤维蛋白原转化为纤维蛋白的多级别途径起作用。肝素被用于治疗和预防静脉、动脉及肺部的凝血，还可以减少癌细胞的扩散。它的效果非常好，以至于纳沙医生认为它是一种未被充分利用的抗肿瘤转移药物。

纤维蛋白原水平高表明血液黏稠，并与某些癌症患者的存活率低和治疗效果差有关。升糖指数较高的食物（包括糖）被认为与纤维蛋白原水平高有关。[7]因此，降低纤维蛋白原水平的一种方法是戒糖，另一种方法是食用含有香豆素的植物。香豆素是一种有甜味的化合物，存在于大茴香、桂皮、蒲公英、辣根和野莴苣中。一般来说，香豆素用于香水的制作，若被人体吸收，就会产生抗凝血特性。

◎ 血液流动失调的主要原因

我们在第八章中讨论了脂肪酸比例不平衡有多大危害。这样的不平衡对血液一样有害。反式脂肪，尤其是烘焙食品、油炸食品、人造黄油和人造奶油中的部分氢化油，会增加凝血因子，使血液变黏稠。合成油脂和高糖饮食是导致心脏病和癌症的主要原因。致炎性ω-6脂肪酸可以诱导一种蛋白质的产生，这种蛋白质可以刺激新的血小板产生，并促进血小板的聚集。这也是美国心脏病协会建议人们每周至少吃两次富含ω-3脂肪酸的鱼的原因之一：平衡ω-6脂肪酸的促凝活性。

另外还有两种更基本但非常重要的方法，它们不仅可以促进心血管健康，还可以改变许多美国人的生活方式，那就是：喝足够多的水和运动。没有喝足够的水和缺乏运动是造成血液黏稠的主要原因。另一个因素——铜水平高——也经常在转移性癌症患者身体中发现，它可以促进癌细胞的生长和扩散。让我们更详细地探讨这3个因素。

◎ 脱水和血管生成

脱水比你想象的常见得多，它会对人的体质产生深远的影响，也会促进癌细胞的生长。癌症治疗有副作用，比如呕吐和腹泻，这些会加重癌症患者的脱水症状。为了确保适当的水合作用，一个人每天需要饮用至少相当于体重1/32的干净的水。（也就是说，一个体重130 lb的人每天至少需要喝65 oz水。）但是，并非所有的水的质量都是一样的！很多地方的饮用水存在质量问题。例如，来自城市饮水系统的自来水可能含有氟化物，氟化物对健康的一些有害影响已经开始显现，其中之一是会增加皮肤和骨骼中的血管生成。[8] 随着皮肤癌成为当今最高发的癌症之一，进一步研究在含氟的水中淋浴、泡澡和游泳对促进血管生成的作用是有必要的。

脱水的主要问题是它会导致组胺水平升高。[9] 组胺是肥大细胞产生的一种化合物，是局部免疫反应的一部分。肥大细胞被认为是免疫系统的主要调节细胞，存在于结缔组织，特别是皮肤、肠道和肺部的结缔组织中。当受到病原体（包括食物过敏原，如小麦、牛奶或大豆）刺激时，肥大细胞会分泌TNF和组胺。[10] 组胺的释放使毛细血管渗透性增强，并已被证明可引起类似于血管内皮生长因子促进的血管生成反应。[11] 因此，我们不仅要遵循第七章中介绍的消除过敏原的饮食法，还要摄入充足的水分，以免造成血管生成。

◎ 运动的重要性

中国有句俗语："饭后百步走，活到九十九。"我们相信它。说到癌症，优化饮食和运动是预防癌症的两种最重要的方式。正如我们在本书的"序言"中提到的，不良的饮食和生活方式可能导致85%以上的癌症。久坐的生活方式会增大患癌症和心血管疾病的风险。[12] 美国疾病控制与预防中心的一项研究估算，2013年，近80%的美国成年人没有达到建议的每周运动量。[13] 总的来说，美国人每天坐着的时间平均为13小时，晚上的睡眠时间平均为8小时，这导致他们每天坐着和躺着的时间约为21小时。避免在车里或书桌前长时间坐着似乎是理所应当的，但在这个时代，我们大多数人一整天都是坐着的。

2016年，研究人员首次在全球范围内对体育活动和癌症发病率进行汇总分析，从搜集自140万人的数据中发现，体育活动可将13种癌症的患病风险减小25%~30%。[14]

进行体育活动还可减小癌症复发的风险，延长患者总体生存期，对患原发性乳腺癌的女性来说尤其如此。现在也有证据显示，运动对转移性癌症患者有好处。事实上，对患任何一种转移性癌症的患者来说，运动都能延长生存期20%以上。但是，类似于传统的饮食建议，传统的关于运动的建议达不到最佳效果。目前的建议是，成年人每周应至少进行2.5小时中等强度的有氧运动，或者1小时15分钟的高强度运动。

这与我们30年前的活动水平相差甚远，更不用说与我们旧石器时代的祖先相比了，他们平均每天行走9.7 km，男性平均每天行走16 km。真的，我们应该每2小时运动一次。每天的运动应该包括至少30分钟的步行或跑步，这意味着我们必须喘不过气来、汗流浃背。站立式办公、边步行边讨论事情和日常锻炼都是必需的。正如我们告诉患者的，你有时间看电视，就有时间锻炼。

◎ 铜：血管生成的开关

铜是一种人体必需的矿物质，是多种血管生成促进因子（包括血管内皮生长因子）的辅助因子。[15] 铜在环境中广泛存在，这是采矿业、制造业或者使用铜金属或铜化合物的工厂排放、倾倒废物，以及生活垃圾、化石燃料和废物的燃烧导致的。铜被用作番茄种植中的杀菌剂（不幸的是，它被批准用于有机农业），老房子里有铜制管道，当然厨房里还有铜制厨具。根据美国疾病控制与预防中心的数据，2000年，大约有635 t铜被工业排放到环境中。我们总是不知不觉地暴露在高水平的铜中。

还有许多食物的铜含量很高，这些食物包括动物内脏、贝类和液状叶绿素。然而，这些食物的锌含量也很高。像其他相互平衡的成对的矿物质（如钙和镁，钠和钾），锌可以用来平衡铜含量。大自然总是用一种奇妙的方式来创造完美平衡的食物。你应该让你的医生给你安排铜水平的检测，如果铜水平过高或者你患有转移性癌症，你就应该补充锌。目前，医学博士德怀特·麦基（Dwight McKee）正在研究一种铜的螯合作用，使用药物四硫钼酸盐来治疗铜过剩导致的血管生成。对于这种方法，我们非常期待有更多的了解。

◎ 糖、转移和高压氧疗法

正如我们在第四章中谈到的，最大的癌症促进因素是高血糖水平。糖不仅是癌细胞首选的燃料，而且高葡萄糖水平会使某些蛋白质增多，比如IGF增多，而这种蛋白质会抑制细胞凋亡、促进细胞周期进程、促进血管生成，以及促进各种癌症的转移活性。[16] 你可能还记得，IGF-1是一种与胰岛素结构相似的激素，它与生长激素一起起作用以使细胞增殖和再生。糖尿病前期或糖尿病患者的癌症发病率通常很高。IGF-1已被证明能促进肝癌、乳腺癌、胰腺癌和其他几种癌症的发展和转移。[17] 血管生成表达的改变与胰岛素抵抗密切相关。得克萨斯大学安德森癌症中心2015年的一项研究表明，西方的高糖饮食会增大患乳腺癌和肿瘤转移到肺部的风险。

为了避免癌细胞扩散，毫无疑问，不吃任何形式的糖、谷物、豆类和其他高碳水化合物食物是必要的。长期禁食，即禁食48~120小时，已被证明能有效、快速地降低IGF-1水平，还能使细胞对化疗药物敏感。[18] 将生酮饮食与一种被称为"高压氧疗法"的无毒疗法结合也有显著的治疗潜力。高压氧疗法可以使肿瘤充满氧气，这可以逆转我们之前讨论过的肿瘤缺氧的促癌作用。事实上，2013年发表在《公共科学图书馆·综合》杂志上的一篇研究报告称，生酮饮食和高压氧疗法相结合产生了显著的抗癌效果，包括降低血糖水平、降低肿瘤生长速度；与对照组相比，患系统性转移性癌症的小鼠的平均生存期延长了77%。[19] 这是一项重大的研究。值得庆幸的是，在这些联合治疗领域还有更多的研究在进行。我们强烈建议将包括禁食和生酮饮食法在内的癌症代谢疗法作为阻止血管生成和转移的一线治疗方法，也会继续寻找相关专业人员帮助实行这类方法。

◎ 凝血和关于维生素 K 的争议

与血液黏稠相反的是低凝，即血液太稀，不能充分形成凝块。当血管破损时，血液凝结可以防止出血过多。当血小板水平因肝功能不良、化疗、过度使用天然抗凝剂或抗凝药物而降低时，脑出血、头痛、流鼻血、容易擦伤和出血失控的风险增大。加利福尼亚大学2015年的一项研究发现，近¼的患心房纤颤且中风风险较小的患者服用了他们不需要的抗凝药物。一项对2011~2014年美国政府调查报告的分析显示，大约165名养老院居民因涉及错误使用抗凝药物华法林（香豆丁）而住院或死亡。[20] 我们并不是说抗凝药物不好，只是当涉及凝血过度和凝血过低时，需要谨慎和定期监测，而且有许多更安全和同样有效的天然物质可以稀释血液。

关于维生素 K 的争议

当说到凝血时，维生素K总是不可避免地被提及，因为凝血过程需要维生素K！维生素K是一种脂溶性维生素，肝脏用它来制造多种凝血蛋白（包括凝血酶原）。维生素K水平低会导致凝血功能降低。华法林是一种对抗维生素K的药物，通过降低肝脏使用维生素K的能力来起作用。然而，一个常见的误解是，服用华法林的人应该完全避免摄入天然维生素K，它存在于羽衣甘蓝、菠菜、抱子甘蓝、欧芹、卷心菜、芥菜、甜菜和绿茶中。我们的目标应该是达到平衡。一方面，如果你血液稀薄或凝血功能低下，多吃富含维生素K的食物是必需的（幸运的是，这些食物也有抗血管生成的特性）。如果你有高凝血问题并且正在服用华法林，维生素K摄入量的突然增大可能减弱华法林的效果。另一方面，大大减小维生素K的摄入量可能增强血液稀释药物的效果。因为我们想让你多吃这些蔬菜，而且你很可能已经吃了更多这样的蔬菜，所以你很有必要和你的医生谈谈调整抗凝血剂剂量的问题。随着时间的推移，一旦你按照本书所说在饮食方面做出改变，你的凝血问题就有可能解决。

维生素K_1和维生素K_2（MK-7）是维生素K的两种天然形式，而且在癌症的不同发展阶段，可以针对癌细胞，促进癌细胞凋亡。维生素K_1大量存在于上述绿色蔬菜中。维生素K_2存在于肉类、蛋黄、有机鸡肝和纳豆中。纳豆是一种日本的发酵豆制品，含有具有强大抗癌作用的酶衍生物。在协同作用的奇妙世界中，维生素K和维生素D也起着重要作用，两者可以以营养补充剂或食物的形式一起服用或食用。信不信由你，炒瑞士甜菜配烟熏鲑鱼是一顿很棒的早餐。

◎ 缺铁、高铁蛋白、谷物和遗传开关

和维生素K一样，铁是另一种人们不太了解的物质，经常被认为是滥用的营养补充剂。就像身体需要维生素K来凝血一样，它也需要铁来产生血液。人体大约70%的铁在红细胞内，在那里它是血红蛋白的一部分。新的红细胞的形成依赖足够的铁的储存，铁在其他细胞的DNA复制和修复过程中也是必需的，但大多数人没有获得足够的铁。[21] 根据世界卫生组织的数据，20亿人（也就是世界人口的30%）缺铁。这是世界上最常见的一种营养缺乏。[22] 当人体内铁水平低时，向细胞和组织输送的氧气就会减少，导致贫血性缺氧。导致肿瘤缺氧的贫血症状会削弱放疗和化疗的效果。缺氧还

会导致侵袭性和转移性癌细胞增多，抑制癌细胞凋亡，造成血管生成。[23] 在日常生活中，缺铁会导致疲劳、呼吸急促和头晕。

有几个因素会导致贫血：铁摄入不足（在素食或纯素食的情况下），铁的吸收或利用不足，失血，怀孕，月经，等等。但铁缺乏成为世界上最常见营养缺乏的主要原因是，当15 000年前人类从狩猎采集者转变为农民，人类的饮食也从富含铁的肉类转变为含铁较少的谷物。以谷物为基础的饮食富含植酸，而植酸是头号抗营养物质。摄入植酸可以减少50%的铁的吸收。[24] 植酸也存在于坚果和种子中，但其含量可以通过浸泡它们或使它们发芽来降低。糟糕的是，在工业革命前后大多数人浸泡谷物以使其发芽，但同时也增大了谷物的消费量。

食物来源的铁分为两种：一种叫血基质铁，它来自肉类；另一种叫非血基质铁，它存在于植物（包括谷物）中。血基质铁附着在血红素蛋白质上。众所周知，血基质铁形式的铁明显具有更高的生物有效性，而非血基质铁容易氧化（形成自由基），不能直接被人体吸收。[25] 我们可以找出很多例子来证明后面这句话：当我们真正接触营养科学时，我们看到维生素和矿物质是复杂的，通常有多种形式，而且通常来自动物的维生素和矿物质的生物有效性更高。植物性非血基质铁的氧化问题已成为食品进行铁强化的一大阻碍；从炎症和氧化的角度来看，被美国食品药品监督管理局批准和列入安全清单的食品产生的价值，其实不如它们造成的问题多。食用强化谷物，比如强化面包和麦片，绝不是获取铁的最佳方式，因为人体无法从中获得足够的可利用的铁。素食不能提供足够的铁，尽管素食的支持者坚持认为植物性食物可以提供足够的铁。从生物化学的角度看，这是不正确的。

然而，值得欣慰的是，许多富含铁的植物都含有维生素C。除了具有免疫功能，维生素C还能促进食物中非血基质铁的吸收，同时能减少其氧化作用。应该注意的是，谷物含维生素C很少或者根本不含维生素C。一杯硬粒小麦含有0 mg维生素C，燕麦和大米也是如此。因此，富含铁和维生素C的最佳植物来源是欧芹、海藻、琉璃苣（一种黄瓜味的草本植物）和菠菜。

虽然铁水平低是个问题，但铁水平高也是个问题，尤其是铁蛋白水平高。铁蛋白是储存在人体内的铁的一种形式。一些证据表明，铁蛋白水平高在细胞增殖、氧化应激、血管生成和免疫抑制中发挥作用。研究人员在许多癌症患者体内检测到较高水平的铁蛋白，而较高水平的铁蛋白与更严重的疾病和较差的临床结果相关。[26] 当血清红细胞、血红蛋白和／或红细胞比容水平较低时，医生在考虑给患者补充铁之前未正确检测其铁蛋白水平，这就会成为一个大问题。通常，在这种情况下，患者铁蛋白水平偏高。在本来就很高的铁蛋白中添加更多的铁就像火上浇油一样。尽管研究已经表明铁直接促进了某些肿瘤（包括胶质母细胞瘤）的生长，但许多癌症患者还是被要求服用铁补充剂（尤其是当他们抱怨疲劳时）。[27] 铁过量的症状包括关节疼痛、性欲丧失，以及疲劳（自相矛盾，是吧？）。

关于循环系统的实验室检测

因为有如此多的平衡措施需要考虑，当涉及循环和血管转移，纳沙医生定期进行以下指标的检测（除了全血细胞检测以外）。

纤维蛋白原：参与凝血的蛋白质。若纤维蛋白原水平过高，可能意味着血液比较黏稠，更容易形成凝块，并加速癌症的发展。

血管内皮生长因子（VEGF）：血管生成的标志物。胃癌和其他类型癌症的患者血清中的 VEGF 水平通常显著高于对照组。

血清铜和铜蓝蛋白：促进血管生成的成分。

铁蛋白：储铁标记。高水平的铁蛋白会刺激癌细胞生长，导致炎症和氧化应激。研究表明，过量的铁会增大患乳腺癌的风险。

与进行其他实验室检测一样，得到检测报告后一定要向医生咨询，以便解读结果并确定适当的干预措施。

那么，高水平铁蛋白是从何而来的呢？那些有C282Y基因突变的人比大多数人吸收了更多的铁，由此产生的疾病（遗传性血色素沉着病）是美国最普遍的遗传疾病之一，几乎每200人中就有一人患此病。研究人员推测，C282Y基因突变是在新石器时代人类普遍缺铁的情况下发生的，当时人类的饮食以谷物为主，它取代了原本富含肉类和鱼类的饮食。这种突变可能保护人类免受血红素铁水平低的饮食的威胁。如今，这一突变同样导致铁水平升高，从而引发癌症。因此，医生检查癌症患者的铁蛋白水平是绝对必要的。铁蛋白水平高的患者需要避免吃红肉和其他高铁食物，这有助于降低他们的铁蛋白水平。这就是是否吃红肉也需要由个人生理情况决定的原因。在没有条件进行基因检测或实验室检测的情况下，了解人体内的铁水平对治疗癌症能够产生广泛的影响。

◎ 阻止癌细胞生长和扩散的癌症代谢疗法

尽管被诊断患有快速生长的癌症或转移性癌症让人觉得很可怕，但这并不意味着不能缓解癌症。永远不要放弃希望。纳沙医生每次开始癌症治疗时都会引用艾米莉·狄金森（Emily Dickinson）的一句诗："希望是那种长着羽毛的东西，栖息在灵魂中 / 唱着没有歌词的曲调 / 永远不会停止。"在自己战胜了Ⅳ期卵巢癌之后，纳沙医生还帮助了数百名其他Ⅳ期癌症患者。正确的食物、治疗性的饮食方式以及无毒的疗法，包括槲寄生疗法和高压氧疗法，所有这些都能改善患者的体质。癌症是可以治愈的。你只要相信，就可以。

我们的以食物为中心的代谢疗法是阶梯式的。当癌症进一步发展时，我们首先建议避免食用所有的乳制品。2003年发表的一篇关于结肠癌的研究报告称，致病性肠道细菌，如大肠杆菌、沙门氏菌、李斯特菌和其他细菌，可以将牛奶中的 β -酪蛋白转化为促进癌细胞侵袭和运动的侵袭因子。[28] 正如我们在第六章中讨论微生物群时说到的，许多因素都会导致肠道菌群失衡，所以我们不要冒险。

用于治疗的蛋白质消化酶包括纳豆激酶（一种从日本纳豆中提取的强大的酶）和蚓激酶（一种从蚯蚓中提取的酶），有助于分解厚厚的纤维蛋白基质，从而破坏这种保护癌细胞的微环境，同时保持循环系统健康。我们建议多食用顶级的低糖、抗血管生成的食物以及草药，并且增加摄入植物营养素。我们还建议喝用软骨、散养鸡的骨头和野生鱼的骨头熬成的骨汤。喝芦荟汁和不同类型的茶（包括绿茶）都被发现具有极强的治疗效果和无毒的抗转移潜能。让我们仔细看看这些营养疗法是如何帮助预防癌症以及减少癌细胞生长和扩散的。

抑制血管生成和转移的首选食物

2005年发表在《生理学和药理学杂志》（*Journal of Physiology and Pharmacology*）上的一篇综述文章《营养药物作为抗血管生成药物：希望与现实》（"Nutraceuticals as Anti-Angiogenic Agents: Hope and Reality"）确定，某些植物性药物可以抑制癌细胞增殖、抑制生长因子信号通路、诱导细胞凋亡、抑制血管生成。其中包括白藜芦醇（来自有机红葡萄和葡萄酒）和姜黄素（来自香料姜黄），我们在第八章中提到过它们。柚皮素是葡萄柚果皮中含量最丰富的生物类黄酮之一，它也能显著减少癌细胞的转移。[29] 这就是柑橘果胶的来源，它是目前最有效的天然抗血管转移药物之一。这里，让我们仔细看看其他食物含有的抗血管生成成分，包括芹菜素（来自欧芹）、番茄红素（来自樱桃番茄）、辣椒素（来自红辣椒）以及蘑菇中的一些成分。

2010年，血管生成基金会主席兼医学总监威廉·李博士在TED大会上进行了很棒的演讲，演讲的题目是"我们能靠吃来饿死癌症吗？"。在演讲中，他列出了许多食物和草药，他和他的团队发现这些食物和草药抑制血管生成的效果比许多抗癌药物还好。葵花子维生素E含量最高，位居榜首。这些植物性食物最好的地方在于，除了抑制血管生成和血管转移外，还发挥着化学保护的作用，这进一步证明了我们需要将营养疗法作为治疗癌症的主要方法。根据已经进行的关于食物协同作用的研究，我们很可能发现，就抗血管生成而言，同时食用几种食物比使用传统疗法有效，当然，也没有毒性作用。

欧芹：一种高度药用的蔬菜

欧芹原产于地中海，被古希腊人认为是神圣的，他们用它来装饰体育赛事的获胜者和坟墓。用欧芹做菜肴装饰物的做法实际上有很长的历史，可以追溯到古罗马时期。如今欧芹常用于塔布勒，这是一种中东菜肴，由番茄、切碎的欧芹、薄荷、洋葱制成，并用橄榄油、柠檬汁和盐调味。（塔布勒传统上还包括碾碎的干小麦，而干小麦是含麸质的谷物。由于其他原料都是超级食物，我们保留了其他原料，设计了无谷物的花椰菜版本。请参阅第十三章末尾的完整配方。）芹菜素，一种存在于欧芹的茎和叶（以及芹菜和洋甘菊）中的成分，对乳腺癌细胞具有毒性，能够诱导结肠癌细胞凋亡，并且能够抑制卵巢癌细胞转移；已发现其细胞毒性可与阿霉素相媲美。[30] 欧芹还富含维生素K、维生素C、维生素A和叶酸。平叶欧芹和卷叶欧芹都是许多菜肴的绝佳配料。

樱桃番茄：聚光灯下的番茄红素

在美国，番茄是仅次于土豆的最常见蔬菜，尽管它主要用于制作番茄酱和意大利面酱。番茄是一种浆果，最近因其含有预防前列腺癌的番茄红素而备受关注。番茄红素是一种鲜红色的色素和植物化学物质，存在于番茄、红色胡萝卜、紫色胡萝卜以及玫瑰果（还富含维生素C）中。研究发现，番茄红素可以抑制癌细胞增殖，并通过阻断血管生成来减小前列腺癌的患病风险。[31] 番茄个头越小、颜色越深（甚至颜色深至紫色），其中番茄红素的含量就越高，所以樱桃番茄的番茄红素含量远远高于超市里常见的那种大而无味的番茄的番茄红素含量。和红醋栗一样，樱桃番茄的营养密度相当高，而且樱桃番茄所含碳水化合物也比大番茄的少，一杯樱桃番茄只含3 g碳水化合物。

白桦茸茶：每天一杯，远离化疗

白桦茸是一种真菌，主要生长在西伯利亚、加拿大北部、阿拉斯加和美国北部（包括缅因州和佛蒙特州）等寒冷地区的桦树上。西伯利亚居民会把它磨碎，加到炖菜、汤和日常饮料中。据称，它有助于预防退行性疾病并且延年益寿，而且在日常食用白桦茸的地区，癌症发病率很低甚至为零。此后，研究人员发现了白桦茸的许多功效，包括具有抗氧化、降低血糖和刺激免疫系统等作用。白桦茸以超氧化物歧化酶含量高而闻名，这种酶具有强大的抗氧化功能。白桦茸还富含 β-葡聚糖，这是一种强效多糖，可以减少癌细胞增殖和防止癌细胞转移。[32] 白桦茸茶专家、《森林里的治疗》（*The Cure Is in the Forest*）一书的作者凯斯·英格拉姆（Cass Ingram）博士表示，应该每天饮用白桦茸茶。他还建议与野生牛至一起服用，这是一种天然的抗真菌剂，有助于刺激人体吸收白桦茸的活性成分。传统食物协同作用的力量令人惊叹！

红辣椒：太辣了，不利于癌症发展

最近的研究表明，辣椒中的辣椒素不仅对某些致癌物和诱变物具有化学预防作用，还具有其他抗癌活性。具体来说，这种食用香料被发现可以抑制血管内皮生长因子，从而抑制肿瘤诱导的血管生成。[33] 这似乎是违反直觉的。让你出汗和促进你的血液循环会抑制血管生成？但它确实可以，就像运动一样！2015年《英国医学杂志》（*British Medical Journal*）发表了一项前瞻性群组大型研究的报告，这项研究的对象是年龄在30~79岁的199293名男性和288082名女性。研究发现，经常食用辛辣食物可以使癌症死亡率降低14%，这可能是由于辛辣食物有抗炎功效。[34]

较辣的辣椒包括红辣椒、哈瓦那辣椒和苏格兰帽椒。辣椒越辣，它所含的辣椒素就越多。哈里萨辣酱是一种用辣椒、大蒜和橄榄油制成的辛辣的辣椒酱，在北非和中东地区的烹饪中被广泛使用。它不仅含有丰富的辣椒素，还含有其他强大的抗癌草药，如香菜。是时候给你的生活增添一点儿热度了！辣椒吃得越多，你就越习惯它，一段时间不吃就会开始想吃。对辣椒上瘾是我们全力支持的事情。

软骨：通过"吃骨头"来阻止转移

在本章的前面，我们讨论了癌细胞是如何通过分解周围厚实的细胞外基质来转移的。这种主要由胶原蛋白组成的网状基质提供了一种结构性的生化"支架"，可以通过调节细胞增殖和细胞分化来阻止癌细胞扩散。[35] 它也是生长因子的"蓄水池"。如果你的饮食含有富含胶原蛋白的食物，你的身体就能够再生被癌细胞分解的细胞外基质，这有助于封住肿瘤。

那么，胶原蛋白从何而来？来自骨头。直到最近几百年，人类还以这种或那种形式吃骨头，动物身上的任何部位都不会被浪费。动物所有可食用的部位都被人吃掉，剩下的骨头用来熬汤。正如我们之前提到的，现在大多数美国人只吃动物的瘦肉，而骨头和其他器官被扔进了垃圾桶。然而，氨基葡萄糖／软骨素是这个国家消费最多的营养补充剂之一，因为它确实有助于缓解关节炎带来的疼痛。那么我们为什么不直接吃骨头呢？骨汤中高含量的氨基葡萄糖和软骨素能刺激新的胶原蛋白生成，修复受损关节，缓解关节炎，减轻疼痛和炎症。氨基葡萄糖也被认为是对几种恶性细胞系有毒性的药物，并且对健康组织几乎没有毒性，可以阻止结肠癌、乳腺癌和前列腺癌的转移。[36] 虽然身体会自然地产生胶原蛋白，但这一过程会随着年龄的增长减慢。多喝富含矿物质的骨汤不仅可以保持细胞外基质的完整，还如第三章讨论的那样对基因有保护作用。如果牛骨汤中的铁蛋白含量对你来说过高，我们强烈推荐用鱼骨或用有机饲养的鸡的骨头熬的汤。

芦荟汁：抑制血小板聚集

芦荟被认为是一种不朽的植物，它的使用可以追溯到6000年前的古埃及。它在热带气候下生长，有食用和药用价值。如今，它是最流行的治疗晒伤的草药，而它的提取物也是强大的抗氧化剂，可以抑制血小板聚集和血管生成。它还具有保湿的功效，尤其是当你用经过氟化物处理的水洗澡后。芦荟素是芦荟的主要成分之一，已被发现能抑制肿瘤中血管内皮生长因子的分泌。[37] 芦荟内服有助于治疗胃炎和便秘。芦荟中有200种以上的生物活性成分，如维生素、酶和氨基酸等，它们有解毒和免疫的功效。尽管芦荟汁被归为果汁，但它所含的糖和碳水化合物比果汁少得多：2 oz芦荟汁只含2 g碳水化合物和6 g糖。但要想保持生酮，仍应适量饮用。如果你家里有芦荟，你可以把芦荟茎里的凝胶刮出来，与水、绿茶、新鲜柠檬汁和苹果醋混合在一起，就制作出了一杯功效强大的饮料。

绿茶：一种强效生长抑制剂

绿茶可能是最著名和最被广泛认可的抗癌饮料，这是有原因的。茶叶中的儿茶素是被研究得最多的类黄酮，它具有抗侵袭和抗转移活性。2011年，《癌症与转移评论》（*Cancer and Metastasis Reviews*）杂志发表了论文《癌症与转移：绿茶的预防和治疗功效》（"Cancer and Metastasis：Prevention and Treatment by Green Tea"）。这篇论文概述了绿茶的作用，以及初级儿茶素EGCG在抑制肿瘤侵袭和血管生成中的作用。[38] 该论文指出，EGCG的抗氧化活性是维生素C或维生素E的25~100倍，EGCG还是促进癌症转移的信号通路的有效调节剂。关于绿茶的研究有很多，足以单独用一章的篇幅来详述。但目前，你只需要知道它很可能是你能获得的最有效的抗癌和抗转移饮料。

地道的茶来自一种叫茶树的常青树。茶叶的加工方式决定了成品是绿茶、红茶还是乌龙茶。绿茶是所有茶中加工最少的，所以其中的抗氧化多酚最多。然而，绿茶确实会吸收大量农药，所以必须购买有机绿茶，如煎茶、抹茶和玉露茶等。在这些茶中，玉露茶是最好的，它是一种成熟周期比较长的茶，因而其中叶黄酮醇和氨基酸的含量较高。要正确冲泡绿茶，先让水几乎到达沸腾的状态，然后让它稍微冷却，再淋在茶上。浸泡3~10分钟，待茶叶释放儿茶素，然后取出茶叶。有条件的话，每天喝5杯！

人参：一种抑制癌细胞侵袭的草药

人参有许多种类型，比如西伯利亚人参、西洋参等，每一种都有不同的生物活性。人参含有多种活性成分，包括人参皂苷、多糖、黄酮类化合物、挥发油、氨基酸和维生素等。人参有助于疲劳的癌症患者恢复精力，同时可以抑制癌细胞的侵袭、转移和血管生成。西洋参含有的化学物质人参皂苷可以影响胰岛素分泌和降低血糖水平。人参皂苷也被发现可以抑制血管生成。多糖是人参中的另一种活性植物化学物质，对免疫系统有积极作用，经常与抗癌药物联合使用以加强化疗效果和降低化疗药物的毒性。人参分别与小剂量吉西他滨或环磷酰胺联合使用可产生显著的抗血管生成效果，且无明显毒性。[39] 对那些希望戒掉咖啡因的人来说，人参茶是一种很好的替代品。

洋甘菊可有效应对转移瘤

比较常见的洋甘菊是德国洋甘菊和罗马洋甘菊，此外还有英国洋甘菊。就像我们之前提到的许多植物性食物一样，洋甘菊被用作药物已经有几千年的历史了，可以追溯到古埃及、古罗马和古希腊时期。和樱桃番茄一样，洋甘菊也含有植物化学物质芹菜素，该物质已被证明可以抑制细胞生长，使癌细胞敏感，通过令细胞凋亡来消除癌细胞，并抑制血管生成。它还可以改变癌细胞与其微环境的关系，并且可以减少癌细胞对葡萄糖的摄取，减缓癌症发展进程，抑制转移。[40] 洋甘菊还有助于改善消化功能紊乱和令人放松。

只要是高质量的、有机的，上述食物、药草、汤和茶的效果就会好得让人不可思议。你可以在任何时段喝茶！

◎ 明确癌细胞生长和扩散的影响

血管生成和转移是癌症最致命的两个方面，癌症代谢疗法可以对患者起显著的保护作用。这两个过程主要由炎症、脱水、久坐的生活方式和铜水平高引起。经常食用辣椒、白桦茸、欧芹、绿茶、骨汤等，已被发现可以减少癌细胞的扩散和喂养癌细胞的新血管的生成。在这些方面，绿茶和辛辣的鱼骨汤十分有效。

下一个体质要素——激素——也与癌细胞的生长和扩散有很大关系。现代生活中充满了环境雌激素，它促使乳腺癌、前列腺癌和其他所有癌症普遍发生。激素平衡是必需的，虽然亚麻籽不是抗炎的 ω-3脂肪酸的最佳食物来源，但它是保证激素平衡的最佳食物之一。接下来，让我们了解激素在癌症中的作用，以及更重要的——如何平衡激素。

第十章

平衡你的激素

控制你的激素就是控制你的生活。
——巴里·西尔斯（Barry Sears），医学博士

未来的医生将不再用药物治疗疾病，而用营养预防和治疗疾病。
——托马斯·爱迪生（Thomas Edison）

激素不仅仅是在我们青少年时期给我们带来愉悦的躁动和烦恼的东西（当然在更年期给我们带来的感受不那么令人愉快）。随着激素水平在人的一生中自然波动，激素协调生长、生育、免疫和新陈代谢。这些波动通常在女性身上更明显，因为波动延续的时间包括青春期、妊娠期和更年期，但是男性和女性一样容易受到激素失衡的影响。男性出现更年期症状的原因是，随着年龄的增长，睾丸激素水平逐渐下降。超重的男性还容易出现雌激素占优势的情况及相关症状，包括勃起功能障碍、性欲低下和前列腺癌等。[1] 无论男女，都不能对激素，尤其是雌激素免疫。无论我们多么健康，都会受到激素水平波动的影响。

不幸的是，与激素相关的生殖器官癌症是我们这个时代十分常见的一类癌症。乳腺癌和前列腺癌现在影响着全世界大约1/7的人口。然而，除了导致与生殖器官相关的

癌症之外，过量的激素还会刺激所有类型癌症的发展，包括全世界最常见的肺癌。这些激素是从哪里来的？答案十分可怕——它们来自许多常见的东西。我们日常生活中的许多食物和用品都含有一种名为异种雌激素的合成化学物质。这种化合物的作用和我们体内自然产生的雌激素一样强，有时甚至更强。随着激素和内分泌干扰物获得批准用于我们的食品、家用产品和激素类药物，我们可以观察到生殖系统癌症的发病率呈急剧上升趋势。让我们来看看时间线。

在美国，1947年，性激素被批准用于畜牧生产。1960年，避孕药被批准使用。自1945年以来，数千种内分泌干扰物被释放到环境中，其中只有不到5%经过安全性检测。1950~2000年，乳腺癌的发病率增高了60%；1973~1991年，前列腺癌的发病率增高了126%。在过去的几十年里，睾丸癌、卵巢癌和子宫内膜癌的发病率都在迅速上升。在本章中，我们将解释其中的原理。

激素失衡相关的疾病和症状包括痤疮、自身免疫性疾病、抑郁症、不孕症、甲状腺疾病、子宫内膜异位症、卵巢囊肿、失眠、性欲低下、青春期提前、更年期症状和体重增加等，这些疾病和症状在现代很普遍。不孕症影响到世界上$1/6$的夫妇。甲状腺疾病影响到世界上$1/5$的女性。超过50%的女性有更年期症状（包括潮热），这是不正常的。说到不正常，我们上一代的女孩基本到11岁才开始乳房发育，可现在这种情况发生在7岁女孩身上，甚至发生在只有3岁的女孩身上。是时候密切关注是什么导致激素相关的失衡和癌症的激增了。正如我们将在本章中介绍的，患乳腺癌和前列腺癌不仅仅是因为运气不好，更是因为我们的食物（尤其是肉类和乳制品）中的激素，广泛存在于矿泉水水瓶、洗发水等各种生活用品中的激素干扰性化学物质，以及在生育控制和激素替代疗法中使用的合成激素和天然激素。就在今天，你可能已经接触了200种以上的激素干扰性化学物质。

由于激素在致癌方面"卓有成效"，西方的肿瘤学已经把检测患者的激素水平纳入常规检查，并且开发了药物来阻断激素。然而，这些阻断激素的"救生圈"并不能帮助那些已经淹没在"雌激素池"中的人。就像癌细胞喜欢糖一样，它们也喜欢激素，激素刺激它们发热、躁动和增殖。大约70%的乳腺癌细胞对雌激素敏感，这意味着雌激素会刺激癌细胞生长。在自然界中，雌激素的作用是使细胞增殖，不仅那些被诊断为对激素敏感的细胞受其影响，所有癌细胞都会对这种激素产生反应而生长。不止如此，雌激素还会促进血管生成、引起炎症和调节新陈代谢。[2] 因此，当谈到激素和癌症时，不要再像一个单纯的青少年一样回避这个话题了。消除我们的食物和生活用品中的激素，同时采取营养措施来平衡激素至关重要。

然而，平衡激素需要我们具有这样的意识并付出大量努力，因为日常生活的许多方面都会导致我们过度暴露于雌激素环境中。仅仅是洗澡、洗头、喷香水、吃避孕药、早餐吃点儿酸奶这样简单的日常活动，就足以使你体内的雌激素水平飙升。然而，总的来说，只要适当改变饮食和生活方式，平衡激素是完全可能的。许多以食物为基础的化合物，比如植物雌激素、脂肪酸，以及某些种子、草药和十字花科蔬菜中的植物营养素，有助于保持激素平衡。我们可以适当摄入它们（将在本章末尾详述），并且减少糖和酒精的摄入。和其他所有体质要素一样，保持激素平衡完全依赖良好的营养。

在本章中，我们还将解释激素如何在人体内发挥作用，它们在癌症中如何发挥作用，是什么使激素紊乱，并介绍检测激素的方法和一个行之有效的激素恢复计划。所以，在洗澡的时候注意观察，找到让你激素紊乱的根源吧。我们将把你从"雌激素池"中拉出来，带到激素平衡的温暖海滩上。

◎ 激素和癌症

激素的英文名称"hormone"起源于希腊语，意思是"激起""催促"。激素是一种化学信使，控制和调节细胞、器官的活动，以及身体的几乎每一项生理活动，包括消化、新陈代谢和生殖。激素是由内分泌腺产生的，并通过血流到达不同的细胞。虽然所有细胞都暴露于激素中，但并非所有细胞都会发生反应，只有那些具有激素特异性受体的细胞才会发生反应。你可以把激素受体想象成车库门，当激素按下相应的开门按钮时，它就会打开，让汽车开进去。一种激素与受体结合时，就像汽车进入车库一样，它会引起一种生物反应，改变细胞的行为。例如，当雌激素与细胞上的雌激素受体结合时，雌激素会促使细胞分裂和生长。雌激素过多等于细胞生长过快，这就是问题所在。子宫内膜、乳腺、卵巢、肾脏、脑部、骨骼、心脏、肠道和前列腺中的细胞都有雌激素受体部位。当雌激素进入时，这些组织或器官中的每一个细胞都会生长和分裂。[3]

因为激素涉及身体的大多数功能，所以毫无疑问，它们与癌症的发展密切相关。雌激素和其他激素通过数种方式促进癌症的发展：刺激癌细胞生长和分裂，抑制免疫系统功能，促进炎症，增加肿瘤的血流量。令人难以置信的是，癌细胞能够决定其表面的激素受体部位的数量，就像它们对胰岛素受体所做的那样。

当乳房、卵巢或前列腺中的肿瘤被切除后，医生会检测肿瘤组织以确定癌细胞是否有激素受体，若有，需确定是哪种受体以及受体的数量。如果癌细胞有雌激素受体，那么癌细胞被标记为ER阳性或者ER+。研究表明，雌激素在乳腺肿瘤组织中的浓度比在正常组织中高出20倍。如果癌细胞有孕酮受体，则被标记为PR阳性或PR+。这意味着孕激素促进了它们的生长。三阴性乳腺癌的诊断意味着该肿瘤既没有雌激素受体，也没有孕酮受体，而且没有HER2基因（一种促生长的基因）。这在西医中被视为预后不良，因为在某些情况下，乳腺癌的主要治疗方法是激素阻断疗法。

抗雌激素药物，也被称为选择性雌激素受体调节剂，通过阻断癌细胞表面的雌激素受体发挥作用。打个比方，这些药物就像停在车库里占位置的汽车。他莫昔芬就是其中之一。可糟糕的是，他莫昔芬也被发现会导致子宫癌、中风和肺部血栓。[4] 尽管他莫昔芬被列为1级致癌物，但它仍然是许多乳腺癌患者的一线治疗药物。我们必须找到更好的治疗方法。

男性体内的主导激素——雄激素——会促进前列腺癌细胞的生长。雄激素是类固醇激素，赋予男性阳刚之气、促进性发育和保持强壮的体格。雄激素包括睾酮、雄烯二酮和脱氢表雄酮。雄激素通过结合和激活雄激素受体来促进正常前列腺细胞和癌细胞的生长，就像雌激素和孕激素对其受体所做的一样。雄激素受体一旦被激活，就会刺激导致前列腺细胞生长的特定基因表达。[5] 在早期发育过程中，前列腺癌细胞需要相对高水平的雄激素才能生长，这些癌细胞为雄激素依赖型细胞，或对雄激素敏感。抗雄激素治疗药物可以结合雄激素受体，阻止对雄激素敏感的前列腺癌细胞摄取雄激素。氟他胺是这类药物之一，用于治疗晚期前列腺癌。它也会导致严重的有时甚至致命的肝损伤。

这些药物不会改变单核苷酸多态性（即SNP）、代谢过程或体质。相反，在大多数情况下，它们会使体质变得更糟。我们必须看看我们在吃什么，我们是如何生活的，因为这两个因素与激素在体内的产生和作用原理有着密切的关系。我们先来仔细谈谈雌激素，因为这种激素在男性和女性体内产生，并广泛存在于我们的环境中，是公认的最有影响力的致癌因素之一。

◎　雌激素

当我们说雌激素时，很多人认为它是一种单一的激素，实际上它是由20多种不同类型的雌激素分子构成的。最常见的雌激素是雌酮、雌二醇和雌三醇。雌二醇是非妊娠期女性体内雌激素的主要形式，主要帮助卵巢周期性释放卵子（排卵）。它是所有雌激素中最有效的，这意味着它刺激细胞生长的作用最强。雌酮产生于女性卵巢以及男性和女性的脂肪细胞，是绝经后女性的主要雌激素。雌三醇在妊娠期由胎盘大量分泌。所有类型的雌激素都是由胆固醇通过激素引发的多米诺连锁反应产生的。第一个"多米诺骨牌"是孕烯醇酮，它能转化成其他激素，包括脱氢表雄酮、孕酮、睾酮和各种形式的雌激素。

芳香化酶是一种非常重要的酶，它负责将男性和女性的雄激素转化为雌激素。芳香化酶抑制药物通过阻断酶的作用减少雌激素的产生，并且刺激雌激素受体阳性的癌细胞生长。这样的药物会发挥有益的作用，但它们肯定不能在一开始就预防癌症的发生，也不能阻止最终导致癌症发生的机制。你可以想象一下，我们每天都在接触大量雌激素，而这些药物就像一个要堵塞尼亚加拉大瀑布的针头大小的塞子，起不到任何作用。

雌激素在体内完成任务后，被送到肝脏进行代谢或去活化，并将通过粪便或尿液排出。肝脏这个繁忙的代谢器官也是对激素进行指挥和控制的器官。它统筹和调节激素水平，还指导各种激素在身体其他部位发挥适当的功能。当身体暴露于过量的毒素中时，肝脏无法快速、有效地处理激素，最终导致激素失衡。在最理想的代谢过程中也会出现问题，这会导致激素只被部分代谢，就像一个脏盘子没有洗就被放回厨柜一样。而被部分代谢的激素可以循环回到血液中寻找受体部位，但不能像那种功能完整的激素一样，按预期传递信息。我们还是拿车库打比方：激素打开车库门后，没有说"开灯"，而说"打开毯子"。这不是我们预期的结果。我们在这里要传达的信息是，优化肝功能和整合代谢策略对于激素的正常代谢至关重要。

雌激素代谢物与十字花科蔬菜

肝脏通过某些酶（包括COMT和CYP1B1）的作用将雌激素转化为雌激素代谢物。[6] 雌激素代谢物，即这种激素的分解产物，是2-羟基雌酮、4-羟基雌酮和16-α-羟基雌酮。自20世纪80年代以来，2-羟基雌酮一直被认为是雌激素"有益的"或具有保护作用的形式，而16-α-羟基雌酮与癌症的发生有关。它具有类似于雌二醇的组织刺激作用，比2-羟基雌酮更能促进激素依赖性强的癌细胞以及其他癌细胞的生长和分裂。相反，2-羟基雌酮几乎没有雌激素的作用。尽管有一些相反的说法，但现有的证据表明，2-羟基雌酮与16-α-羟基雌酮的比例与对雌激素敏感的癌症（包括乳腺癌和宫颈癌）有关。简单地说，当谈到雌激素代谢物时，你需要更多的2-羟基雌酮，而非16-α-羟基雌酮。猜猜什么能帮助身体做到这一点？没错，是十字花科蔬菜。

十字花科蔬菜含有两种活性成分：吲哚-3-甲醇和二吲哚甲烷。从生理属性来看，二吲哚甲烷是主要的活性剂，吲哚-3-甲醇是其前体。研究发现，这些化合物可以抑制"有害的"16-α-羟基雌酮这种雌激素代谢物的形成。[7]一项研究发现，二吲哚甲烷可以将其分泌量减小50%，同时将"有益的"2-羟基雌酮的分泌量增大75%。一项针对乳腺癌患病风险增大女性的安慰剂对照、双盲研究发现，补充吲哚-3-甲醇4周后，受试者尿液中两种代谢物的比例发生了对人体有益的变化。这是一项令人印象深刻的研究，并且没有发现补充吲哚-3-甲醇有副作用。

吲哚-3-甲醇存在于许多十字花科蔬菜，如花椰菜、抱子甘蓝、卷心菜、西蓝花、羽衣甘蓝、芥菜、萝卜、芜菁甘蓝和芜菁中。吲哚-3-甲醇含量最高的是水芹（不同于水田芥）和芥菜。当这些食物被咀嚼时，吲哚-3-甲醇会被释放出来，然后在胃酸的作用下转化为二吲哚甲烷。[8]因此，使用抗酸剂会阻碍这种转化。而且，胃酸水平会随着年龄增长和压力增大自然下降。当涉及激素平衡时，改善饮食方式和激素分泌显然很重要。和你的医生谈谈什么是适合你的。

雌激素、苹果和微生物群

自20世纪70年代以来，我们就知道微生物群的组成会影响雌激素的代谢。这些微生物群叫作雌激素组。雌激素酶是胃肠道中的有益细菌产生的，是一种帮助雌激素代谢的必需的酶。雌激素组的健康状况也影响第五章所说的肝脏排毒第二阶段的途径之一——葡萄糖醛酸化。葡萄糖醛酸化参与异种雌激素（合成或天然的）、人类雌激素、药物、化学毒素等的代谢。肠道会产生一种叫β-葡萄糖醛酸酶的酶，这种酶会阻止重要的雌激素代谢过程，并允许部分代谢的激素被身体重新吸收。这会导致所有类型的雌激素在人体内积累并达到过量水平。

高水平的β-葡萄糖醛酸酶也会增大患各种癌症的风险，特别是激素依赖性癌症，如乳腺癌、前列腺癌和结肠癌。谢天谢地，有一种营养成分可以对付它。钙D是

激素克星 1 号：十字花科蔬菜与甲状腺功能

1929 年，约翰霍普金斯大学的研究人员用卷心菜喂兔子，最终导致兔子的甲状腺肿大。因此，几十年来，许多有甲状腺问题的人被错误地建议避免食用十字花科蔬菜，因为它们含有导致甲状腺肿的物质（通过干扰甲状腺对碘的吸收而干扰甲状腺激素分泌的物质，存在于药物、化学品和食物中）。十字花科蔬菜被误认为是导致人的血碘水平低的原因。

通过 80 多年来研究人员对甲状腺的研究，我们可以确认，甲状腺肿绝对不是由吃卷心菜引起的。所以，请不要把十字花科蔬菜从你的盘子里挑出来！甲状腺肿和某些甲状腺癌是由自身免疫性甲状腺疾病桥本甲状腺炎和导致甲状腺肿的外源性物质引起的。[9] 桥本甲状腺炎占所有甲状腺功能减退病例的近 90%。高氯酸盐是 1952 年公布的一种合成化学物质，它通过干扰甲状腺对碘的吸收，一次又一次地损害甲状腺的正常功能。苯二氮䓬类、钙通道阻滞剂、类固醇、维 A 酸（合成维生素 A）和杀虫剂等也会导致甲状腺失调。

D-葡萄糖醛酸的钙盐，存在于许多水果和蔬菜中，在苹果中含量最高。钙D增强葡萄糖醛酸化并抑制 β-葡萄糖醛酸酶。因此，它增强了人体排出雌激素和环境毒素的能力。[10] 但是，请记住以下几个关于苹果的要点：首先，最好选择较小的野生青苹果，它比红苹果含糖量低，而且比现代品种含有更丰富的植物营养素；其次，为了少摄入糖并获得最多的纤维素，要多吃果皮、少吃果肉，因为果皮是大多数营养素和纤维素的来源；最后，商业种植的苹果有较多的农药残留，所以选择有机苹果至关重要。小小的野生青苹果具有极强的防癌作用！

这种低碘甲状腺"神话"在自然医学界一直流传着，逐渐演变成一种流传甚广且危险的建议，即：多补充碘以达到激素平衡。医生通常建议乳腺癌患者和甲状腺功能低下的患者补充碘，但需要注意的是，我们大多数人实际上都存在碘摄入过量的问题。适当的血碘水平可以通过食用优质海盐和偶尔食用海藻来实现。避免同时食用谷物和含氟的水（氟与碘会竞相被人体吸收）也能显著增强甲状腺功能。然而，甲状腺功能减退的患者过度摄入碘的话，就会出现自我免疫的问题。因此，为了避免对甲状腺造成损害，我们在建议患者食用富含碘的食物之前，会让患者进行甲状腺抗体检测。

◎ 孕酮和胆固醇

世间万物有阴必有阳，雌激素的"阳"是孕酮。孕酮对抗雌激素，保护身体免受其强大作用的影响。雌激素占优势很大程度上发生在没有足够的孕酮来对抗过量雌激素的时候。对月经来潮的女性来说，孕酮和雌激素是其卵巢每月产生的两种主要性激素。在月经周期的前14天，卵巢分泌的雌激素增多；在月经周期的中途，即第14天左右，两个卵巢中的一个会排卵并释放一个卵子。排卵后的月经周期被称为黄体期，由孕酮调节。这是人体遵循的与地球相关的许多自然生物节律之一：一个月是月球绕地球一周所需的时间。

就癌症而言，孕酮水平低和雌激素水平高一样有害。1981年，《美国流行病学杂志》（*American Journal of Epidemiology*）上发表了一项关于低水平天然孕酮与乳腺癌患病风险增大之间关系的重要研究的报告。该研究对1083名有怀孕困难史的女性进行了为期13~33年的跟踪调查。研究人员发现，孕酮缺乏的不孕女性绝经前患乳腺癌的风险比非激素原因导致不孕的女性的患病风险大500%。此外，孕酮缺乏的女性死于各种癌症的风险比孕酮水平正常女性的大1000%。[11] 但孕酮缺乏的原因是什么？根据毒理学教科书的说法，是因为化学毒素，包括杀虫剂。[12]

如果你与你的医生讨论过并做过相关检测，确定你的孕激素水平很低，那么圣洁莓茶可能对你有益。圣洁莓也被称为黄荆，是原产于中亚和地中海地区的一种灌木状小乔木的果实，已被人类发现并使用了2500年。研究表明，它有助于增加孕酮，同时减少雌激素。它还显示了使月经周期正常、改善经前期综合征症状和促进生育的能力。

◎ SNP 与饮食调节

正如我们在第五章中谈到的，肝脏的许多代谢途径和酶在人体的化学物质代谢中起至关重要的作用，此外激素也起重要作用。我们认为，在对任何人进行激素治疗之前，医生不评估其SNP、家族史、激素代谢物、类固醇使用史和激素阻断治疗史是一种"渎职行为"。当涉及激素时，有太多的因素需要考虑，而基因是最重要的因素。

例如，许多SNP已被确认在雌激素代谢和排毒中发挥作用。首先，由于基因CYP19携带了指令，芳香化酶才得以产生。当这个基因中有SNP时，雌激素的产生就会改变。CYP1代谢酶也直接参与雌激素代谢物的形成，可以导致16-α-羟基雌酮而非2-羟基雌酮的形成。这些CYP1酶也与身体的代谢能力有关（这就是为什么我们总是在开始任何代谢疗法之前研究代谢SNP）。而食物可以改善上述状况！许多植物和植物营养素已被发现能够改变CYP1酶的活性。十字花科蔬菜和含有白藜芦醇的食物被证明是CYP1A1的激活剂。芹菜中存在的另一种化合物——金圣草（黄）素可以抑制CYP1B1，并且可能对CYP1B1过度活跃的患者有效。[13] CYP2酶家族中的SNP可以由食物和植物营养素（如槲皮素、花椰菜和迷迭香）提供。[14]

到目前为止，我们讨论了很多关于激素本身和人体如何代谢它们的内容。良好的营养对保持激素平衡有很大的作用。基因组、微生物群和代谢系统都与保持激素平衡密切相关。评估和监测激素水平应该是必须做的事情。你在接受任何类型的激素治疗之前，一定要向你的医生提出这样的要求，因为大多数女性的雌激素过多，而非过少。

◎ 激素检测

检测激素水平是非常重要的，特别是对那些考虑激素替代治疗的女性来说。目前有3种主要的检测方法：血清（血液）检测、尿液检测和唾液检测。这些检测方法各有优缺点。血清检测是传统医学界检测激素的标准方法，是检测某些激素的理想方法，包括促卵泡激素检测、空腹胰岛素检测和甲状腺激素检测等。然而，对于性激素（如雌激素、孕酮和睾酮），血清检测的有效性是有限的。原因如下：激素在血液中有两种存在形式——结合型和非结合型。大约95%的激素与蛋白质结合，因此不能被人体组织直接利用。剩下的5%的激素未与蛋白质结合，仍然是活跃的，完全可以供身体组织使用。通过血清检测激素水平并不能区分结合型激素和游离激素的水平，而由于检测结果包括了结合型激素，结果往往显示激素水平是正常的或处于正常高值。因此，要想得到真实的结果，血清检测不是最好的。

唾液检测更适合评估雌激素和孕酮水平。它仅检测游离激素，因此比血清检测更能准确地评估激素的水平。通过尿液检测激素水平在临床中并不常见，但在研究中相当普遍。24小时尿液采集（将尿液在杯子中放置24小时）是检测人在深睡眠时分泌的激素（如褪黑激素）的首选方法。利用尿液检测激素的一个优点是能够检测激素代谢物，如2-羟基雌酮和16-羟基雌酮。这在评估外源性雌激素药物的有效性和安全性时尤为重要。

◎ 激素劫持者

尽管前列腺癌、乳腺癌和其他激素相关癌症的发病率高得令人震惊，但大多数人并没有意识到日常饮食和生活方式正导致成年男性、成年女性和儿童的内分泌紊乱。我们接触环境中雌激素的方式有很多种，但以下3种是最常见的。在本节中，我们将背着氧气瓶，潜入这些激素生长因子形成的深海。我们希望你有知识和工具来尽量避免接触这些干扰激素的化学物质，同时希望与其他人分享这些信息，这样我们就可以开始扭转由环境雌激素引起的癌症急剧增多的趋势。这个趋势是可以被阻止的。以往我们一直在充满雌激素的浴缸里洗澡，现在是时候给那些往浴缸里加水的水管打个结了。

日用品中的环境雌激素

美国人每天使用护肤霜、剃须膏、泡泡浴、乳液、香水、唇膏、指甲油、沐浴露、化妆品、洗发水、染发剂、除臭剂、防晒霜、驱虫喷雾、家用清洁产品、玩具、衣服、瓶装水、花园肥料等。这些产品都可能含有干扰内分泌的化学物质。平均来说，美国人每天都要接触数百种这样的化学物质。1940~1982年，石油化工产品的产量增长了350%。这些类型的化学物质也被称为外源性雌激素、外源性生物制剂，或者用术语来说，内分泌干扰化学品。它们是合成的化学物质，能在人体内模仿和发挥雌激素的作用，被广泛应用于现代几乎所有的产品中。

许多类型的化学品被认为是内分泌干扰化学品，包括塑料、增塑剂、杀虫剂和阻燃剂。就像接触毒素一样，人类通过摄入、吸入和皮肤接触内分泌干扰化学品。当我们涂抹含异种雌激素的乳液和防晒霜时，这些化学物质被直接吸收到血液中。我们会在烤面包上涂防晒霜吗？还是我们会更仔细地看防晒霜的成分表？要知道，涂抹防晒霜和吃掉防晒霜的危害是一样严重的（可是我们涂抹在身上的防晒霜比我们吃掉的防晒霜多得多）。

2013年，世界卫生组织和联合国得出结论："在胎儿发育期和青春期暴露于内分泌干扰化学品会增高一些疾病的发病率，包括生殖疾病、内分泌相关癌症、行为和学习方面的问题（如注意缺陷多动障碍）、感染、哮喘，也许还包括肥胖症和糖尿病。"其中一些内分泌干扰化学品被归为致肥物，它们是饮食、医药和工业上的致肥物质，可以改变新陈代谢过程，使一些人更容易增加体重。例如，邻苯二甲酸酯和塑化剂与人类肥胖有关，空气清新剂、洗衣用品和个人护理用品等有香味的物品也是如此。环境致肥物可以影响脂肪细胞的数量和大小，以及影响食欲、饱腹感、食物偏好和能量代谢的激素。[15]

在表10.1中，我们列出了一部分内分泌干扰化学品，以及它们的来源和避免接触它们的方法。

希望这个清单让你顿然醒悟，知道在平凡的日子里，你会接触到多少干扰内分泌的化学物质。很显然，非常多。不过，我们可以从一次更换一种产品开始，或者检查一下家里的每个房间，开始更换不含这些成分的洗衣用品、清洁用品和个人护理用品。接下来，我们来看看现代产品中有哪些内分泌干扰化学品。

表 10.1　内分泌干扰化学品

化学品	来源	如何避免接触
双酚 A	塑料水瓶和水杯 纸质收据 罐头食品和饮料 牙齿保护胶 塑料食品包装 在内层是塑料的大桶中发酵的葡萄酒	使用玻璃容器 通过电子邮件接发收据 避开所有罐头食品和饮料 和你的牙医谈谈 使用玻璃容器储存食品 联系你最喜欢的酿酒师，询问发酵方法
二噁英	漂白的卫生纸；白色餐巾纸；卫生棉条；漂白的咖啡过滤袋 非有机牛肉和乳制品；广泛使用了除草剂的谷物，包括小麦、玉米、燕麦和水稻 洗手液	仅使用非漂白的纸制品，尤其是卫生棉条 避开所有谷饲，尤其是非有机饲养的牛肉和乳制品；避开谷物 使用盗贼油（见第六章）或不含三氯生的天然洗手液
邻苯二甲酸盐	合成香料（香水、洗衣粉） 空气清新剂 浴帘；塑料婴儿玩具；雨衣 地毯 静脉滴注袋和其他医疗器械	避免使用所有使用合成香料的产品 不要使用插入式或汽车空气清新剂；用精油代替 避免使用所有塑料的婴儿和儿童产品 使用天然纤维地毯 遵循医疗程序，在自然疗法医生的监督下净化身体

（续表）

化学品	来源	如何避免接触
高氯酸盐	饮用水（尤其是在美国内华达州、加利福尼亚州和犹他州） 烟草和柑橘类水果种植中使用的肥料 火箭燃料制造和军事行动；烟花；爆破；	必须采取积极措施过滤饮用水（见第十三章） 只吃有机水果和蔬菜 如果住在军事基地附近，请确保每2~3个月在自然疗法医生的监督下净化身体
多溴联苯醚	不粘锅 儿童睡衣 沙发；床垫；新汽车 飞机座椅；电脑显示器	改用不锈钢炊具 购买有机棉儿童睡衣 寻找未使用阻燃剂的产品 使用盗贼油
乙二醇醚（包括2-丁氧基乙醇和甲氧基二甘醇）	清洁产品 油漆 液体皂；干洗化学品 白板清洁剂；化妆品	选择无毒清洁产品 刷油漆时戴上呼吸器和手套 不要干洗衣物 使用无毒产品
对羟基苯甲酸酯类	洗发水和护发素；乳液和防晒霜；止汗剂	检查所有个人护理产品并改用不含对羟基苯甲酸酯的产品

肉类和乳制品

自20世纪50年代以来，美国食品药品监督管理局批准了6种用于肉牛和绵羊的促生长类固醇激素药物。请注意，这些药物叫作生长促进剂，由于雌激素和抗生素等的作用，会导致身体组织生长！商业化生产中使用的激素可以使动物生长加快50%。经批准使用的激素包括雌二醇、孕酮、睾酮，以及合成激素，如雌激素化合物泽拉诺、雄激素醋酸特伦博龙和孕酮醋酸美伦雌醇。第一种用于促进动物生长的合成雌激素己烯雌酚（DES）于1940年被批准用于肉牛。据估计，1956年全美国有²/₃的肉牛被注射过己烯雌酚；1938~1971年，美国有500万~1000万人接触过己烯雌酚。[16]在此期间，己烯雌酚也被用于预防孕妇流产，她们和她们后代的癌症发病率一路飙升，引发了众所周知的"DES婴儿潮"。

己烯雌酚在1972年被确定会致癌后，就不再用于肉牛了。然而在美国，人们仍然在摄入6种激素，这些激素存在于某些商业饲养动物的肉中，而其他国家已经断然禁止并拒绝进口这些肉，因为他们的分析表明这些激素会导致癌症。1981年，欧盟禁止使用合成激素，并禁止进口使用过激素的动物性食品。欧盟公共卫生兽医措施委员会认定，这6种常用的生长激素有可能"引起内分泌、发育、免疫、神经等方面的问题，并且造成免疫毒性、基因毒性和致癌效应"。即使接触肉类和肉制品中的少量残留激素也有风险，而且目前我们还无法确定这6种激素中任何一种的阈值水平。[17]

1999年，欧盟的一个科学委员会报告说，有证据表明，在美国养牛业中使用的雌二醇是一种"完全致癌物"。该报告接着说，"雌二醇既有引发癌症的作用，也有促进癌症的作用。通俗地说，这意味着，在牛身上使用这种激素作为生长促进剂，即使牛肉中仅残留少量这种激素，也有致癌的潜在风险"。[18] 而在美国，制造商甚至不需要在产品上贴标签来表明产品含有雌二醇！尽管其他国家的决定性研究已经明确证明，在动物性食品中使用激素会导致癌症，但美国政府仍在欺骗我们。还有一个例子：2009年发表在《肿瘤学年鉴》（*Annals of Oncology*）杂志上的一篇题为"牛肉中雌激素浓度与人类激素依赖性癌症"（"Estrogen Concentrations in Beef and Human Hormone-Dependent Cancers"）的研究报告中，研究人员称，美国饲养的牛肉中的雌激素含量是日本牛肉的140~600倍。这项研究得出的结论是："最近激素依赖性癌症的增加与日本进口美国牛肉的消费量增长大致相当。在过去的25年里，激素依赖性癌症增加了5倍：乳腺癌和卵巢癌增加了4倍，子宫内膜癌增加了8倍，前列腺癌增加了10倍。"[19]

提高牛奶产量最常见的方法之一是注射重组牛生长激素，这是一种经过基因改造的人工激素。作为孟山都公司的产品之一，重组牛生长激素在1993年获得了美国食品药品监督管理局的批准。加拿大和欧盟已经禁止在奶牛身上使用它，因为它对人类和奶牛的健康存在威胁。但是非有机的奶酪、酸奶、冰激凌、黄油、乳清蛋白，或任何含有非有机牛奶衍生物的美国产品，很有可能含有重组牛生长激素（和其他促生长激素）。

研究发现，这些产品还含有更高水平的胰岛素样生长因子1型（IGF-1），这是一种调节胰岛素功能和碳水化合物代谢的激素，也能使脑垂体诱导细胞生长和增殖。许多研究发现，高水平的IGF-1与乳腺癌、前列腺癌和结直肠癌的患病风险增大有关。治疗乳腺癌的药物他莫昔芬的主要作用是降低血液中IGF-1的水平，所以我们知道这种药物的作用是多么强大。事实上，IGF-1被广泛认为是"三阴性"癌症和大多数卵巢癌的头号驱动因素。如果你目前的IGF-1水平很高，你首先要做的应该是停止食用商业饲养动物的肉和乳制品。如果你吃的肉的来源非常安全（100%牧草饲养的，有机饲养的），而你的IGF-1水平仍然很高，那么你要大幅度减少肉类的食用（减至原来的食用量的5%~10%，或更少），坚持食用鸡蛋、鱼和鸡骨汤，直到IGF-1水平下降。同时，对其他人来说，永远不要吃或喝那些没有有机标签或经过激素处理的肉、牛奶或其他乳制品。永远！

激素替代疗法和避孕药

激素替代疗法和口服避孕药是近年来被广泛研究的外源性激素。两者都被证实会增大各种癌症（包括乳腺癌、卵巢癌、宫颈癌、子宫内膜癌、肝癌和结直肠癌）的患病风险。事实上，激素替代疗法和避孕药都被国际癌症研究机构列为1级致癌物！一项对超过160 000名女性进行的荟萃分析表明，目前或最近使用激素替代疗法的人，患乳腺癌的风险随着使用时间的延长而增大。[20] 2008年，美国国家卫生研究院的一项研究得出结论，长期的激素联合治疗对绝经后女性的健康风险大于益处。与服用安慰剂的女性相比，采用激素替代疗法的女性患浸润性乳腺癌的可能性大25%，患扩散到淋巴结的癌症的可能性大78%，死于乳腺癌的可能性几乎是对照组的2倍（死于其他原因的可能性大57%）。[21] 别忘了，人类是近100年才开始使用激素疗法的。

今天，美国大约¹/₅的绝经后女性进行激素替代治疗，主要用于应对潮热、盗汗和阴道干燥等症状。出于某种原因，我们把更年期症状当作一种疾病来对待，而实际上，这些在"婴儿潮"一代中流行的症状是20世纪70年代开始的低脂饮食潮流的直接后果。（记住，雌激素是由胆固醇合成的。当我们遵循低脂饮食法时，我们的身体就不能产生这些激素。）此外，我们在本章结尾概述的方法同服用合成激素生长促进剂一样容易消除更年期症状。减少更年期症状最有效的方法之一是遵循生酮饮食法！

生物激素也好不到哪里去，但是很多人错误地认为它们是天然的和健康的。这些激素与我们自身的激素非常相似，以至于身体无法将它们识别为"外来人"，这就是为什么女性比男性更容易患自身免疫性疾病的原因。生物激素的另一个问题是，它们与受体结合后，比我们自身的激素更有效、更不可逆转。归根结底，生物激素既不比合成激素安全，也不比合成激素天然。更不用说生物激素忽略了激素代谢的关键和深层次问题，即我们应该关注和治疗疾病本身，而不应该幻想用激素疗法来取代身体本身的代谢功能。

使用激素疗法还会引发一些极端情况，对十几岁的女孩来说尤其如此。使用避孕药和释放激素的宫内节育器似乎是控制生育的"唯二"办法。重申一下，雌激素-三聚体联合避孕药被国际癌症研究机构列为1级致癌物，即已知的人类致癌物。尽管如此，汤森路透的一项研究显示，2002~2009年，服用避孕药的少女人数增加了50%。如今，在13~18岁的美国女孩中，有¹∕₅正在服用避孕药，青少年开始服用避孕药的年龄越来越小，有的甚至从12岁就开始服用。我们究竟是如何变得如此混乱无序的？

还有其他不使用激素的方法可以预防怀孕。生育意识方法是年轻女性的一个选择——不仅可以让女性了解自己的生理周期，而且可以自然预防怀孕。它也被称为自然计划生育或节律法，这种方法可以预测女性月经周期中可以怀孕和不可以怀孕的时间。这个方法是基于体温和宫颈位置等身体体征来判断怀孕时间的。根据2006年发表在《牛津电子期刊》（*Oxford Journal*）上的一篇研究报告，使用该方法13个月经周期后，每100名女性中只有1.8人意外怀孕。它既有效又无副作用。另一个选择是使用带铜宫内节育器；医生会先检测女性体内的铜水平，并确保她们服用了补充锌的营养补充剂，因为铜会耗尽体内的锌储备。

阴道环：一个致命的选择？

献给凯伦·兰哈特和埃里卡·兰哈特

我们想向纳沙医生的好朋友凯伦·兰哈特致敬。凯伦的女儿埃里卡因使用阴道环而死亡。阴道环含有两种女性激素：雌激素和雌二醇（孕激素）。埃里卡患有双肺栓塞，于2011年感恩节去世，她的医生说这是使用阴道环的直接结果。可悲的是，凯伦于2016年1月8日自杀，此前她与美国食品药品监督管理局进行了一场徒劳的斗争，试图教育民众认识到这些药物的危害性并拒绝使用这些药物。而阴道环至今仍在市场上出售。

正如你从上述对"激素劫持者"的介绍中看到的（还有其他很多"劫持者"，本书篇幅不够，不能全面介绍），我们被环境雌激素彻底包围了。从我们吃的食物到我们吃的药片，再到我们放在身体中的产品，雌激素无处不在，它是推动癌症发展进程的罪魁祸首。开始阅读产品成分表，更换你的身体护理产品和清洁产品。开始购买有机的和牧场饲养的动物的肉制品和乳制品。开始用天然药物来平衡你的激素。只有这样，你才能阻止癌症的发生。现在，让我们来看看我们能做些什么来平衡激素。

◎ 深度营养平衡激素

你如果想平衡激素，那就优化你的饮食，避免使用干扰内分泌的产品。饮食和生活方式是减少内分泌干扰化学品暴露和影响的最有效方法。事实上，饮食疗法是帮助你的身体正确代谢雌激素的唯一方法，也是一种得到证明的、能够解决激素失衡问题且无副作用的方法。它真的有这么强大的功效吗？

我们已经介绍了一些方法，包括食用苹果对微生物群有好处、关注健康脂肪，以及食用牧场有机饲养的鸡的鸡蛋以优化胆固醇水平等。此外，因为肝脏在新陈代谢和代谢激素方面起着至关重要的作用，所以你所学到的所有关于排毒的方法，比如桑拿浴和禁食，都对你很重要。我们讨论了含有吲哚-3-甲醇及其衍生物二吲哚甲烷的十字花科植物化合物具有强大的调节激素和预防癌症的作用。同样重要的是，将十字花科蔬菜煮9~15分钟会导致其吲哚-3-甲醇含量下降18%~59%。我们推荐少用水的烹饪方法（如蒸）以减少损失。食用生的十字花科蔬菜是最理想的。此外，发酵会降低芸薹属蔬菜中促进健康的吲哚-3-甲醇的含量。[22] 因此，如果芸薹属蔬菜会让你排气，那么蒸或炒的烹饪方式比腌制更适合你。

在本节中，我们将介绍一种可以调节激素平衡的饮食方法，并就植物雌激素类食物（包括大豆）的常见疑问进行详细解答。我们还要介绍一种非常强大的草本植物——迷迭香，它在阻断雌激素方面可能比1级致癌物他莫昔芬更有效，当然也更安全。我们还会介绍其他具有强大的平衡激素作用的食物和植物营养素，包括亚麻籽和黄酮醇。现在，让我们开始吧！

了解植物雌激素

在300多种植物中发现的160多种植物化合物被鉴定为植物雌激素。植物雌激素具有弱雌激素作用，它与雌三醇（人类雌激素最不活跃的形式）的作用相当，效果没有雌二醇那么强。[23] 植物雌激素的作用方式与人类雌激素的作用方式相同——与受体结合并发出信号。

然而，西方医学界普遍误解了植物雌激素。医生告诉患者不要吃山药和红薯的次数多得难以统计，因为它们会增高体内孕酮的水平。这简直是大错特错！超市卖的山药和野生山药的生物特性完全不同，超市卖的山药对平衡激素不起任何作用。野生山药是一种多年生藤蔓植物，通常不被食用，而被做成外用乳膏。我们曾接待过的一些患者，他们的医生在没有评估他们的SNP或体质的情况下，就开了一种野山药药膏作为激素治疗药物，结果导致他们的病情恶化。很多植物是功效强大的药物，因此我们必须高度重视这些植物，具体情况具体分析。

从进化医学的角度来看，人类食用植物雌激素已经有几千年的历史了，因此这些天然化合物以前是、现在是而且未来也应该是人类饮食的一部分，这是无可避免的。我们需要注意的是植物雌激素，而不是植物本身。如果我们吃含有天然植物雌激素的营养均衡的食物，我们体内的激素就会平衡；而当我们开始大量服用含有植物雌激素的营养补充剂和草药时，我们就会遇到麻烦。大量研究发现，植物雌激素可以通过多种不同的机制帮助预防和治疗癌症，包括：

- 诱导细胞凋亡；
- 减少"有害"雌激素代谢物的产生；
- 发挥抗血管生成潜能；
- 是天然的抗雌激素药物；
- 增强放射治疗的效果；
- 抑制肿瘤生长、侵袭和转移；
- 抑制芳香化酶活性；
- 降低对抗癌药物的耐药性；
- 减少癌症复发；
- 减少雌激素的产生。

那么，植物雌激素到底有哪些呢？植物雌激素可分为五大类，即异黄酮类、木脂素类、香豆素类、黄酮醇类和二苯乙烯类，并且我们会不断有新发现。[24] 流行病学研究的大量证据表明，饮食含有大量植物雌激素的人患多种癌症（包括乳腺癌、前列腺癌和结肠癌）的可能性均较低。[25] 我们将从能够补充植物雌激素的植物——大豆开始，仔细讨论这些植物雌激素。

异黄酮与大豆大辩论

目前已鉴定出近600种不同的异黄酮，染料木素、大豆苷元和雌马酚是最广为人知和研究得最多的异黄酮。大豆及大豆制品，特别是有机发酵的味噌和纳豆，含有大量的异黄酮；研究表明，发酵可以提高异黄酮的生物利用率。[26] 醋栗和补骨脂（一种中药，豆科植物）也含有高浓度的染料木素和大豆苷元。[27] 雌马酚是所有异黄酮中效果最强的，但它并非来自食物。相反，它是大豆苷元经过肠道细菌代谢的最终产物。雌马酚优于其他所有异黄酮，因为它的抗氧化活性更强，对雌激素受体的亲和力更强，并且具有抗雄激素的特性。然而，如果没有合适的肠道微生物群，人体就不能产生雌马酚。

这就是"吃大豆还是不吃大豆"这个问题开始变得非常个人化的原因。只有30%~40%的成年人在吃了大豆后身体会产生雌马酚，而且有研究表明，这些人更有可能从食用大豆中受益。同样，产生雌马酚的能力强弱取决于形成雌马酚的肠道菌群（史雷克氏菌属），而只有一小部分人体内有影响这种生物转化的肠道菌群。这很可能就是研究显示食用大豆的结果好坏参半的原因。亚洲人中能产生雌马酚的人数比例高于白种人。[28] 美国只有30%~40%的白种人能够将大豆苷元转化为雌马酚，而在亚裔人口中，这一比例为40%~60%。研究还发现，食用海藻可以促进肠道产生更多的雌马酚。[29]

关于大豆，需要考虑的重要问题是大豆的类型。关于大豆食用量的研究表明，每天食用1~2份传统的亚洲大豆制品可以提高防癌效果，这些大豆制品包括豆腐、豆豉和味噌等。西方的大豆制品包括大豆蛋白粉、豆奶、豆类素汉堡、豆腐热狗、广受欢迎的豆腐果酱和异黄酮补充剂，其染料木素的含量可能高出数倍，从而发挥更强的雌激素作用。美国人食用大豆、摄入异黄酮的程度远远高于食用传统大豆制品的亚洲人。更重要的是，大豆并不是自古以来人类的食物——其种植始于农业革命时期，直到18世纪中期才进入欧洲。它实际上是一种含有大量凝集素的现代食物（参见第七章中的"免疫系统攻击者1号"）。总之，由于所有这些因素，我们很少推荐大豆及其制品。为了维持激素平衡而不引发炎症，我们推荐的是亚麻籽。

亚麻籽和芝麻能快速平衡激素

木脂素是植物雌激素的五大类之一，广泛存在于各种植物性食物中，在亚麻籽、芝麻和卷叶羽衣甘蓝中含量非常高，而亚麻籽是第一大来源。当人食用这些食物后，木脂素前体被肠道微生物群转化为具有生物活性的植物雌激素，如木脂素、肠二醇和肠内酯。一些研究发现，亚麻籽在减少乳腺癌复发方面与他莫昔芬一样有效，并能减缓女性乳腺癌细胞的生长。在一项研究中，32名等待乳腺癌手术的女性被随机分成两组，她们每天吃一块加了或没加25 g亚麻籽的松饼。对术后肿瘤组织的分析显示，食用了亚麻籽的受试者的肿瘤生长标志物减少了30%~71%，而对照组没有变化。对21项研究的荟萃分析发现，绝经后摄入更多木脂素的女性患乳腺癌的可能性明显减小。[30]

　　磨碎的亚麻籽与肠道中的雌激素结合后，可以帮助清除这些雌激素，就像帮助清洗沾有部分代谢的雌激素的脏盘子一样。亚麻籽中的木脂素还被证明能与男性激素受体结合并促进睾酮的清除，被认为对前列腺癌的预防和治疗也有帮助。值得注意的是，人们食用新鲜亚麻籽后，体内亚麻木酚素的水平最高。亚麻籽油和完整的亚麻籽清除激素的效果就没有这么强了。磨碎的亚麻籽很容易氧化（就像苹果切开后会变成褐色一样），存放时间不宜超过5小时，也不宜加热。它们可以添加到冷饮或冰沙中，也可以撒在沙拉上。

种子循环法调节激素平衡

　　在自然疗法中的营养和草药领域，种子循环法已被证明是一种对男性和女性都有帮助的、自然的激素平衡方法。种子循环法指的是在一个月的特定时间使用特定的种子来平衡雌激素和孕激素。在新月后的头两周（对于男性）或月经后的头两周（对于女性），南瓜子和亚麻籽的组合有助于代谢每月这个时候产生的多余雌激素。在为期28天的周期的后半段则食用葵花子和芝麻，它们富含硒，能够促进孕酮的产生。以下是种子循环法的具体实施步骤。

　　第1~14天：每天吃1汤匙磨碎的亚麻籽和1汤匙磨碎的南瓜子。

　　第15~28天：每天吃1汤匙磨碎的葵花子和1汤匙磨碎的芝麻。

　　可以用研钵和研杵、咖啡豆研磨机或食品加工机研磨种子，并将其添加到冰沙或沙拉等不加热的食物中，或与水混合（参见第263页"平衡激素"下的配方）。在两周的卵泡期中，避免食用葵花子和芝麻；在两周的黄体期中，避免食用亚麻籽和南瓜子。你也可以在第1~14天添加鱼油，在第15~28天添加月见草油，进一步帮助平衡脂肪酸。

木脂素的第二大来源是芝麻。芝麻中的木脂素被称为芝麻素和芝麻酚林，其代谢产物包括肠二醇和芝麻醇。人们已评估芝麻中的雌激素活性，发现芝麻同磨碎的亚麻籽一样有益。芝麻被认为是人类最古老的食物之一，最新研究发现，芝麻中的木脂素与维生素E会互相作用，产生一种协同效应，这是我们说芝麻有抗衰老作用的原因。根据日本的一篇综述文章，芝麻中的木脂素具有免疫调节的作用和抗癌活性。[31] 与亚麻籽一样，芝麻很容易氧化，不宜高温烹饪。

香豆素和黄酮醇：平衡激素的"超级明星"

香豆素（如香豆雌酚）存在于多种植物中。香豆素含量最高的食物包括红三叶草芽、菠菜和孢子甘蓝。红三叶草和它所含的植物雌激素是众所周知的缓解更年期症状的物质，对包括卵巢癌细胞在内的3种癌细胞的生长都有很强的抑制作用。红三叶草有很强大的功效，你应该与你的医生密切合作，监测你服用后身体的反应。

黄酮醇是一种存在于许多种食物中的高浓度植物化学物质。含有黄酮醇的食物包括可可含量高（可可固形物含量超过85%）的巧克力、洋葱、韭菜、羽衣甘蓝、覆盆子、莴苣和芜菁。研究发现，饮食中的黄酮醇可以减小患乳腺癌和胰腺癌的风险。黄酮醇的摄入量越大，患卵巢癌的风险就越小。黄酮醇包括以下化合物：槲皮素、杨梅素和山柰酚。2004年发表在《癌症研究》（*Cancer Research*）杂志上的一篇研究报告称，山柰酚有助于逆转乳腺癌对几种化疗药物的耐药性。[32] 正是这样的研究给那些有化疗药物耐药性的人带来了希望：食用山柰酚含量最高的甘蓝，可能有助于提高传统化疗药物的疗效。补充治疗性营养素必须纳入每位癌症患者的治疗计划。

迷迭香和百里香：调节激素的草药

迷迭香长期以来被认为是一种神圣的植物，具有几种不同的抗癌特性，包括促进激素平衡。罗格斯大学的研究发现，迷迭香能够通过刺激肝脏酶代谢攻击型雌激素以使雌激素失效。研究表明，吃含2%的迷迭香的食物可以增强葡萄糖醛酸化（这是雌激素代谢的第二阶段），从而有助于消除雌激素。迷迭香独有的抗氧化剂化合物——鼠尾果酸、肉酚和迷迭香酸——可防止肉类在高温下烹调时形成致癌的杂环胺。事实上，一项研究发现，在汉堡包中添加迷迭香提取物可以显著降低六氯环己烷的含量甚至消除六氯环己烷。总之，迷迭香是一种很棒的草本植物，可以在家里种植，你一年到头都可以享用它！

百里香的英文名"thyme"源自希腊语中的"thymon"，意思是"熏蒸"。百里香有100多个品种。它含有一种名为百里香酚的活性化合物，这是一种属于单萜类植物营养素的强力杀菌剂。单萜类被发现可以保护DNA，对肝癌、白血病、皮肤癌和子宫癌有疗效。百里香的益处还不止于此。2012年发表在《营养和癌症》（*Nutrition and Cancer*）杂志上的一篇研究报告称，百里香对乳腺癌细胞具有显著的细胞毒性。[33] 作者认为，百里香"在开发乳腺癌治疗的新型治疗药物方面可能是一种很有前途的候选药物"。百里香一年四季都可以种植，新鲜的百里香可以添加到鸡蛋、炒菜和其他菜肴中。正如我们在整本书中想表达的那样，没有草药，一顿饭就不完整。试着在早上温热的柠檬水中加新鲜的百里香，再撒上一点点苦味草药，你就得到了一杯独一无二的滋补饮品！

◎ 平衡激素的生物节律

如果你的激素失衡，你就要问问自己，这代表着什么。女性（和男性）典型的激素周期是28天，这相当于一个完整的月球周期。女性的生育能力在月经期间最低。在这种情况下，男性的生育能力自然随女性生育能力的变化而变化，所以男女在同一时间生育能力最强，从而增大繁殖的机会。太棒了，对吧？

激素与外部环境和内部环境都有很大的联系，所以花更多时间在户外是非常重要的。从这一点出发，我们将在下一章深入探讨如何恢复我们的自然生物节律和减小压力，两者都与激素平衡密切相关。我们将重点讨论一种激素——皮质醇——以及它在癌症发展过程中的作用。当你了解了所有导致癌症的饮食和环境因素后，阅读本书可能让你感到压力巨大，但不要绝望。在接下来的两章中，我们将重点放在放松、减压和平衡情绪方面。深呼吸，让我们开始吧！

第十一章

压力和昼夜节律：
保持宁静，恢复自然周期

　　从我们受到刺激到我们做出反应之间有一个空间，这个空间代表着我们的应对能力，而我们的应对反映了我们的成长和自由。

　　　　　　　　——维克托·弗兰克尔（Viktor Frankl），
　　　　　　　　奥地利神经学家、精神病学家、
　　　　　　　　大屠杀幸存者和意义疗法创始人

　　环境通过光线、食物和压力打开基因的开关，从而产生激素，而激素又反过来打开或关闭其他有关生长、死亡或修复的基因的开关。

　　　　　　　　——T. S. 威利（T. S. Wiley），
　　　　　　　　《熄灯：睡眠、糖和生存》
　　　　　　　　（*Lights Out: Sleep, Sugar, and Survival*）作者

　　压力是我们可以想到的最强大的致癌物之一。它会增加炎症，升高血糖，破坏免疫系统。身体或精神受到压力会促进血管生成，进而促进癌细胞转移。然而，各种形式的情感、物理和化学慢性压力是现代生活中的"常客"。身体在高糖饮食的作用下会产生慢性应激反应，就如同身体持续暴露在毒素中一样。今天，日常生活中持续存

在的紧迫感和压力（现在大多被认为是正常的）与我们的祖先承受的间歇性身体压力（比如躲避熊或吃到有毒的植物）相去甚远。事实上，我们的祖先所承受的压力是促进人类进化的基础之一。这与毒物兴奋效应相符，而毒物兴奋效应正是顺势疗法的理论基础。毒物兴奋效应认为，低强度暴露于环境压力源（如有毒植物）或代谢压力源（如生酮状态）可引发对人有利的生物反应。但承受低强度的有益压力在如今并不是常态。2015年，美国心理学会报告说，1/4的美国人表示他们压力很大。[1] 在你阅读本书的时候，很可能你或你身边的某个人就被确诊了癌症，而且仅仅这一诊断就会带给你很大的压力。

任何类型的压力都会触发复杂的代谢级联反应，包括我们主要的压力激素——皮质醇的产生。皮质醇还调节许多正常的身体功能，包括睡眠-觉醒周期。然而，皮质醇分泌过多也会推动癌症发展，主要是促进癌细胞转移。[2] 现代生活中的压力也会显著耗尽另一种强大的抗癌激素——褪黑激素。它也被叫作睡眠激素。2015年的一篇关于褪黑激素的荟萃分析文章得出结论，褪黑激素不仅能减少化疗的副作用，还能有效消除癌细胞。[3] 遗憾的是，我们对于屏幕（电视机、电脑、智能手机）的依赖对这种激素有很大的抑制作用。明亮的人造光源会抑制褪黑激素，属于2B级致癌物。[4] 我们的生活节奏大大违背了人类的自然昼夜节律，即基于地球公转周期的人类生物钟的自然周期。这种情况很早以前就被中医认为是一种失衡，现在它正在引起大规模的代谢性疾病——癌症。

从饮食的角度看，压力有多种形式，从杀虫剂和人工食用色素到高糖、高碳水化合物和低脂饮食。对大多数人来说，食用能引起免疫反应的食物（包括谷物、豆类、乳制品和糖）会导致皮质醇水平长期升高。我们的身心都处于持续的慢性压力之下，它就像慢性炎症一样具有破坏性。然而，尽管有这些压力，2015年仍有55%的美国人没有享受带薪假期。[5] 这会造成什么问题呢？

多年来，医生们劝说数百万美国人"减压"。然而，工作压力仍然被认为是心脏病的主要病因之一。在美国，心脏病是仅次于癌症的导致死亡的主要疾病。压力、糖、合成激素和毒素正在慢慢地毒杀我们。好消息是，它们都是可以避开的。在本章中，我们将探讨压力反应的机制以及压力如何导致癌症。我们将明确压力源的类型，特别是来自食物的。我们还将关注生物节律、睡眠和褪黑激素。

我们的癌症代谢疗法侧重于通过微量营养素和特定植物营养素、季节性饮食、禁食，以及适应原草药来保证肾上腺健康。我们强调恢复自然周期与健康决定因素的协调——这是阿育吠陀医学和中医几千年来的主要关注点。我们鼓励在符合我们细胞"时钟"的时间范围内进食。 毋庸置疑，我们提倡远离各种屏幕，这对我们的健康至关重要。压力过大、违反自然生物节律、熬夜是绝对的致癌因素。事实上，仅仅一晚不睡觉就会改变人体的生物钟，从而导致免疫系统、内分泌系统和神经系统发生重大变化。[6] 让我们看看当我们遭遇压力时身体会发生什么，以及这种反应是如何推动癌症发展进程的。

◎ 身体对压力的反应

你可能听说过或亲身体验过"战斗或逃跑"的物理反应，比如我们的祖先从剑齿虎面前逃走。现代人也经常遇到相似的情况，只不过我们面对的不是剑齿虎，而是一张高额账单或一场车祸。"战斗或逃跑"反应是交感神经系统的反应。与此相反，休息和消化是副交感神经系统的反应，这类反应在放松或休息期间被激活。在战斗、逃跑或急性应激反应期间，人体会发生以下几种反应：心率加快、血压升高、血管收缩、肝脏释放葡萄糖、消化受到抑制、肠道停止运动、勃起受到抑制。所有这些反应都是由压力激素（包括皮质醇）引导的。皮质醇由胆固醇生成，胆固醇也是用于制造性激素的母体分子。在压力大的情况下，身体提高呼吸频率以加快速度变得比繁殖更重要。所以当压力很大时，性激素就会减少分泌。想想那位从婴儿身上抬起汽车的母亲，这是一瞬间爆发的超人力量。（这在专业上被称为"歇斯底里的力量"，是一种超出人们认为的正常范围的极端力量。）它通常出现在生死关头，这也证明了压力激素的强大。婴儿安全后，那位母亲的副交感神经开始起作用，于是她血压降低、心率下降、肠道运动增加、胃分泌物增加、性激素再次产生。然而，在我们所处的世界，压力如此之大，来自如此多不同的地方，就好像我们整天都在试图把汽车从婴儿身上抬起来一样。我们中的许多人只是感到疲惫，这是由肾上腺疲劳引起的——更专业的说法是下丘脑-脑垂体-肾上腺皮质轴（HPAA）失调。

应激反应主要由HPAA控制，HPAA是3个内分泌腺之间的直接影响和反馈交互作用的复杂集合。同时，这些相互作用也调节了许多身体系统，比如消化、免疫、神经、代谢和生殖系统。下丘脑位于大脑，负责协调自主神经系统和脑垂体的活动。它还控制体温、饥渴感，并参与睡眠和情绪活动。脑垂体是一个椭圆形腺体，被包裹在大脑底部的骨结构中。它被认为是主要的控制腺体，并且产生促生长激素，包括促甲状腺激素。

肾上腺是两个三角形腺体，像帽子一样位于肾脏的顶部。它们产生30~60种不同的激素（包括皮质醇、孕酮和脱氢表雄酮），几乎影响所有的身体功能。肾上腺也会产生少量的性激素，对绝经的女性来说，它们会控制雌激素的产生。长期的压力是许多中年女性出现更年期症状的主要原因；她们的肾上腺因多年的压力而精疲力竭，没有更多的"汁液"来产生所需的雌激素和孕酮。如果我们从肾上腺的角度来看更年期，激素替代疗法的意义就更小了。我们最需要的是肾上腺的支持。

当人们处于压力环境中时，无论是面对化学暴露还是情绪刺激或物理刺激，肾上腺都会立即促进皮质醇的产生。皮质醇被称为压力激素是有充分理由的，因为它影响、管理或调节身体因压力而发生的许多变化，包括但不限于：血糖水平；维持健康血糖水平所需的脂肪、蛋白质和碳水化合物的代谢；免疫反应；炎症反应；血压；心脏及血管的舒张和收缩；中枢神经系统的激活。有了这些影响，难怪压力会导致心脏病发作！肾上腺持续过度工作，皮质醇水平过高，往往会让人长期感到紧张和疲惫。你可能知道这种感觉：极度疲惫，然后钻进被窝睡觉，然后——完全清醒。

有许多症状表明HPAA失调和相关的代谢失衡是皮质醇长期激活的结果。这些症状包括：疲劳、想吃咸的食物、性欲低下、甲状腺功能紊乱、处理压力困难、轻度或重度抑郁、经前期综合征及生殖系统问题、起身时头晕、注意力不集中、快乐感及幸福感降低、焦虑、血糖控制困难、胰岛素抵抗／糖尿病发病率上升、不孕、内脏脂肪（腹部脂肪）堆积、免疫力下降和癌症等。皮质醇水平升高对将非活性甲状腺激素转化为活性甲状腺激素的酶有抑制作用，显著减缓新陈代谢并增加体重。当女性千方百计想减肥却失败时，常见的原因就是压力过大。从新陈代谢的角度来说，当皮质醇水平高的时候，减肥是不可能的，因为我们的新陈代谢会戛然而止。当肾上腺处于持续的报警状态时，脑垂体就会因过度工作而变得迟钝。结果，生殖系统受到损害，导致女性孕酮水平低、男性睾酮水平低（因此造成了不孕不育症流行）。更重要的是，长时间升高的皮质醇水平也会降低肝脏对多余的雌激素的排毒能力。这些雌激素变得过多，并以毒性更强的形式回到血液中。你明白了吧？慢性压力会导致身体损伤和癌症。

◎ 压力和癌症

癌症的发病率、发展和死亡率与压力、昼夜节律（休息和活动）周期的中断直接相关。与昼夜节律不同步以及长期压力过大的生活方式（熬夜、长时间看屏幕、很少去户外活动和吃无营养的反季节食物），会导致松果体分泌的褪黑激素紊乱和皮质醇紊乱，两者都会成倍地增大癌症的患病风险。慢性压力还会导致胰岛素抵抗，造成IGF-1的增加和炎症，削弱免疫系统，改变肠道微生物群，并促进血管生成和转移。[7] 你可以把转移理解为癌细胞的"战斗或逃跑"反应。因为压力会影响神经系统、激素、消化系统、炎症和免疫功能，而这些变化都会影响致癌过程，所以压力会刺激肿瘤的生长和扩散也就不足为奇了。[8]

具体来说，大量皮质醇的存在会抑制免疫功能，导致NK细胞活性降低50%。[9] 压力还会导致肠道通透性增强，使细菌和抗原穿过消化道上皮细胞构成的屏障并激活黏膜免疫反应。压力通过减少微生物种类来改变微生物群的组成。从代谢的角度来看，皮质醇水平高会严重破坏血糖平衡。压力大的时候，皮质醇可以通过利用肝脏中储存的蛋白质为身体提供所需的葡萄糖（糖异生）。然而，水平长期升高的皮质醇会持续产生过量的葡萄糖，导致血糖水平升高。并且由于癌细胞有能力增大其葡萄糖消耗率，因此压力大会为癌细胞的不断生长增加燃料（回想一下瓦尔堡效应）。高水平的压力激素也会导致胰岛素抵抗，而胰岛素参与致癌过程的原因在于它具有促进细胞增殖和抑制细胞凋亡的作用。[10] 糖使癌症不可战胜，而皮质醇为癌细胞提供了盾牌。

那么，压力源有哪些呢？其中一些可能让你大吃一惊。

◎ 压力源的类型

多年来，我们有许多患者报告说他们的压力水平较低，但具有讽刺意味的是，他们通常是生活中遭遇压力最大的人！我们中的许多人一整天都处于环境和代谢毒素形式的压力之下，这是毋庸置疑的。压力主要有3种形式：心理／情绪压力、身体／代谢压力和化学压力。心理／情绪压力的压力源最容易识别，因为它们与悲伤、恐惧或愤怒等强烈情绪有关。心理／情绪压力源包括：工作压力、经济焦虑、家庭相关问题、离婚、监禁、失去亲人、虐待、忽视、搬家、失业、抚养孩子或写作。慢性疼痛、残疾，当然还有癌症等健康问题也会带来压力。2015 年的一项研究称，有67%的美国人被诊断出至少患有一种慢性疾病，也就是说有很多患病的人在我们身边。照顾患癌症的亲人也是令人难以承受的压力。一些研究发现，与患者相比，癌症诊断对其家庭成员影响更大，并且与护理者的发病率增高有关。[11] 当然，我们大多数人都能意识到这些心理／情绪压力源何时影响我们的日常生活。相反，化学压力源更容易被忽视。

有毒的压力源

正如我们在第五章中详细讨论的那样，我们每天都接触到大量的毒素。接触杀虫剂、除草剂、防腐剂、重金属、清洁产品、身体护理产品、空气污染物、香烟烟雾、处方药和毒品都会引起氧化应激反应。目前市场上有20 000种以上的农药，它们共含有620种活性成分。你可能没有意识到，你如果直接吃一个非有机苹果，你就同时吃下了47种不同的杀虫剂，其中6种是已知或可能的致癌物。[12] 传统方式种植的农产品会导致有毒物质负荷增大，从而使人体的排毒系统和免疫系统产生氧化应激。杀虫剂等毒素会导致危险的自由基形成。氧化应激会损害线粒体并引起炎症，我们知道这些是可以引发癌症的。这类压力源似乎让人无法避免，但我们必须开始仔细审视我们正在消费的食物和饮料。非有机食物实际上含有有毒的杀虫剂。是的，甚至一份沙拉都可以成为压力源。因此，食用野生、有机和生物动力食物应该是一种有效减小化学压力的策略。

身体／代谢压力曾经是我们的祖先必须应对的日常压力的主要类型。从历史上看，人类经常遇到没有食物的情况，这是一种有益健康的保护性压力，会让人体进入酮症状态。人类也可能脱水、吃错植物、在躲避美洲狮时感到疲惫，或者感染。这些代谢压力源和时常出现的短期压力源实际上通过促进适应性免疫来培养免疫系统对抗原的长期记忆，同时清除死亡的免疫细胞，从而促进免疫系统的发展。然而，今天，这些身体／代谢压力源呈现出截然不同的情况。对刚开始运动的人来说，过度运动（想想超级马拉松和内啡肽瘾君子）会导致高氧化应激和长时间的皮质醇水平升高。这种类型的运动（或刻意寻求刺激，如从飞机上跳下来）不是进化压力的一部分。对这种情况的观察可以追溯到中国古代的权威医学著作《黄帝内经》。这一著作记载了当时的人们为了健康长寿，定时均衡饮食，定时起床，定时休息，避免身心压力，避免各种放纵。[13] 人们被鼓励修道，这意味着过一种简单、自然的生活，而这种生活方式对现代美国人来说是全然陌生的。

到现在为止，你已经知道糖和高热量摄入会导致所有体质要素出问题，压力也不例外。与我们的祖先缺乏食物相反，今天我们摄入热量过多。我们在30分钟内吃下的糖比我们的祖先一整年吃下的还多。由于皮质醇的主要功能是平衡胰岛素的作用，所以很明显：胰岛素水平长期处于高位时，皮质醇水平也会很高。如果你每天吃30 g以上的糖（对孩子来说是更少的糖），你就生活在慢性压力中，即使没有任何其他压力源存在。当然了，孩子们也是这样的。对孩子的特别提示是，少吃总比多吃好。他们会经历一种饥饿但不想吃东西的循环，这种循环也符合进化模式。作为父母，如果你的孩子不饿，你就尽量不要强迫他吃东西，尤其是当他生病的时候。事实上，2016年的一项研究发现，间歇性禁食可以抑制最常见的儿童白血病、急性淋巴细胞白血病的发生和发展。[14]

除了高糖饮食造成的压力外，过度食用致敏性食物也是一个巨大的食物压力源。据估计，10%的美国人至少对一种食物过敏，1%的美国人患有乳糜泻。食物过敏率正在飙升，但一直没有诊断出病因。目前，一些医生认为食物过敏是导致许多未确诊的病症的主要原因，至少 60% 的美国人患有与食物过敏相关的甲状腺功能减退症和抑郁症等疾病，或者有行为问题。对麦胶蛋白、酪蛋白、大豆、鸡蛋、花生、人工色素等过敏使肾上腺处于慢性压力反应中。如前所述，当摄入食物过敏原时，身体会产生组胺，这是一种受皮质醇调节的炎症化合物，也会促进癌症转移。释放的组胺越多，控制炎症反应所需的皮质醇就越多，肾上腺必须更努力地工作以产生更多的皮质醇。肾上腺工作得越辛苦，就会越疲劳，产生的皮质醇也越少，从而组胺更加促使组织发炎。现在你明白为什么有这么多人遭受季节性过敏症的困扰了吧。你流鼻涕很可能是因为你的压力很大，是时候考虑改善你的饮食了。

食物过敏率增高的主要原因似乎是过量且频繁地吃一些特定的食物，以及添加了大量防腐剂、稳定剂、人工色素和调味剂的食物。另一个原因是我们的微生物群被破坏了。其他原因还包括遗传因素、消化不良、肠道屏障完整性差，以及压力大时进食（如开车或工作时进食）。多年来，我们的许多患者都对从他们的饮食中去除麸质或乳制品表示了强烈的抵制，但是是否避开这种皮质醇触发因素关系到患者所患的是局部可控的癌症，还是转移性癌症。要不要避开这种触发因素，由你决定。

最后，在食物压力源方面，没有什么比低脂饮食对肾上腺疲劳更有益了。从生化角度来看，压力和性激素都是由胆固醇产生的。胆固醇不足和慢性压力的结合使身体无法产生性激素。这一系列的情况导致了所谓的"孕烯醇酮失窃"。孕烯醇酮是一种由胆固醇生成的类固醇，是大多数类固醇激素（包括孕激素、雄激素、雌激素和皮质醇）的前体。压力大的时候，孕烯醇酮更倾向于产生皮质醇而非产生雌激素（就人的本能而言，挽救一个孩子比再生一个孩子更重要）。而这会导致不孕症、更年期提前（在我们看来这是一种虚假的诊断）、激素失衡、经前期综合征和更年期症状，这些往往会导致女性需要接受激素替代治疗。避免食用鸡蛋、羊肉和肝脏等富含胆固醇的食物并不是一个好主意。脂肪是我们的朋友，它一直是，永远都是。

最终，皮质醇失衡会破坏人类最古老、最具治愈作用的活动——睡眠。

◎ 睡眠：灵丹妙药

睡眠是生命的基础，但超过6000万的美国人报告有睡眠问题，例如失眠，或一夜睡4小时醒来后一两个小时无法重新入睡。如果这种情况你听起来很耳熟，那么你也属于这一人群。这是最常见的睡眠问题。在20世纪下半叶，美国人的整体睡眠时间减少了2小时！如今，许多人每晚只睡五六个小时。数百万睡眠不足的人发现自己愿意做任何事情来获得睡眠。睡眠被剥夺是如此可怕，甚至可谓一种折磨手段（随便哪个新手妈妈都有这样的感受）。遗憾的是，西医提供的"救星"还是药物。不仅最常用的安眠药唑吡坦会让人上瘾，而且2012年发表在《英国医学杂志》上的一篇研究报告称，那些经常服用处方安眠药的人在两年半的时间内死亡和患癌症的可能性是其他人的5倍。[15] 熬夜的人患癌症的风险会增大，特别是那些倒班的人和经常乘坐飞机跨越时区的人。2007年国际癌症研究机构得出结论，倒班工作可能对人类致癌（2A级）。

成年人每晚至少需要睡8小时，而孩子至少需要睡12小时。在睡眠过程中，人体释放激素，身体组织生长并得到修复，神经通路再生，免疫系统功能增强。而且，你可能已经猜到了，睡眠会影响身体对胰岛素的反应。仅仅两个晚上的睡眠不足就会增高 IGF-1的水平。[16] 睡眠不足还会导致瘦素（也称饱腹感激素）减少，并导致生长素释放肽（也称胃饥饿激素）增加。换句话说，睡眠不足会刺激食欲，从而导致体重增加。更重要的是，胃饥饿激素与癌症发展有关，包括癌细胞的增殖、凋亡、侵袭和迁移。[17] 熬夜是直接的致癌因素。那么为什么有这么多人很难获得足够的睡眠呢？

我们在前几章中讨论过的许多与身体相关的因素是失眠的主要原因。过敏、哮喘、胃肠道问题（如胃食管反流）、激素失衡、血糖失衡、有毒物质负荷大、关节炎和慢性疼痛都可能导致失眠。[18] 你如果有睡眠问题，那就要特别注意平衡血糖、排毒、平衡激素，而减少炎症应该是你的首要任务。你会发现，遵循我们的方法不仅可以缓解癌症发展的问题，而且有助于管理其他许多慢性病，其中就包括睡眠障碍。对任何慢性疾病，充足的睡眠都是至关重要的。养成良好的睡眠习惯指形成完整而安静的夜间睡眠的健康习惯。晚上避免摄入酒精和其他兴奋剂（如咖啡因），锻炼身体，每晚在同一时间睡觉，不在床上处理工作，让你的卧室成为让你放松的绿洲，这些都是支持良好睡眠的行之有效的方法。听起来不错吧？

皮质醇会对我们白天的进食量做出快速反应，正如我们所解释的，高糖饮食会使皮质醇反应更糟。它以循环方式产生，应该在早上水平最高，在晚上水平最低。这种节奏的中断会导致身体功能障碍和睡眠障碍。下午吃一个甜筒不仅会导致胰岛素激增，还会导致皮质醇激增，让人更难入睡。血糖水平通常在清晨最低。然而，由于HPAA失衡，皮质醇水平可能不足以在夜间维持足够的血糖水平，导致人们半夜因饥饿而醒来。低血糖会发出警报信号（请记住，葡萄糖是包括脑细胞在内的所有细胞的主要燃料），而这会扰乱睡眠，使人醒来并补充能量。半夜醒来吃东西是肾上腺失调的标志性行为。

血糖失衡会影响睡眠，但现代人失眠的主要原因是白天没有得到足够的自然光照射，同时过多地接触来自电视、电脑和手机的人造光。天亮的时候醒着、天黑的时候睡觉是人类生活的自然组成部分，而这种模式被我们的现代生活方式完全打乱了。结果是褪黑激素水平下降，而褪黑激素恰好是人体产生的最强效的抗癌激素（和天然抗氧化剂）之一。长时间接触屏幕正在导致褪黑激素的消亡。让我们仔细看看褪黑激素及其在癌症发展过程中所起的作用。

◎ 褪黑激素和癌症

褪黑激素是一种由位于大脑中的松果体产生的激素。松果体在白天通常是不活动的，但当太阳下山和夜幕降临时，它会启动并开始产生褪黑激素。此时，血液中的褪黑激素水平通常会保持升高约12小时或一整夜，而皮质醇水平则很低。相比之下，白天的褪黑激素水平几乎检测不到。然而，天黑后暴露在明亮的室内光和人造光中会减少褪黑激素的分泌。当涉及癌症时，这就是一个值得关注的问题。褪黑激素触发肿瘤抑制基因，抑制肿瘤血管生成，并作为一种强效的抗癌的抗氧化剂，可以通过血脑屏障。[19] 大量的褪黑激素分泌对免疫系统也至关重要。几项研究发现，在黑暗中身体至少需要分泌6小时的催乳素（一种受褪黑激素影响的生殖激素）才能维持T细胞和NK细胞的功能。然而，6小时或更短时间的睡眠会抑制这种活动。在催乳素开始产生之前，褪黑激素分泌需要3.5小时。[20] 其他研究发现，在夜间暴露在人造光下的女性，尤其是夜班工人，患乳腺癌的概率更大。因此，单独服用褪黑激素或联合服用化疗药物和褪黑激素可增强肿瘤消退效果并减少副作用也就不足为奇了。[21] 值得注意的是，电灯是在19世纪才被发明出来的；在此之前的200多万年，人类的眼睛见过的光只有阳光和火光。现在很多人都很少看到阳光和火光了，结果是褪黑激素水平下降。我们的基因会对我们的环境做出适应，而由于缺乏自然光照射而失去褪黑激素是人体对现代生活的一种表观遗传反应，这会导致癌症的发生。

纳沙医生多年来一直为癌症患者推荐高剂量褪黑激素，剂量高达每天20~40 mg，并且取得了巨大成功。（免责声明：褪黑激素是一种激素，褪黑激素补充剂应在医生监督下服用，因为滥用会损害其他激素的功能。）服用褪黑激素正在成为一种非常有效且无毒的癌症疗法。有数百份关于其机制的白皮书表明，每天服用0.5~3 mg 的低剂量褪黑激素会影响睡眠周期，而超过10 mg 的高剂量，尤其是每天20~40 mg，会影响昼夜节律周期和血管生成。作为天然芳香化酶抑制剂，褪黑激素可以增强许多化疗药物的效果，使癌细胞对放射治疗敏感，同时保护健康细胞，并防止化疗毒性。[22] 服用褪黑激素补充剂是一种抗癌的方法，但防止最强大的表观遗传和机体变化的发生，首先需要平衡饮食和改善生活方式，没有灵丹妙药！事实上，生活在与地球自然生物节律如此不协调的环境中，是体质失衡导致的癌症的最主要环境因素和生活方式因素。在过去的250年里，人类与地球的紧密关系几乎完全改变，这对人类造成了极大的伤害。

◎ 我们错在哪里：违背了我们的自然生物节律

癌症和其他任何形式的疾病都被认为违反了自然法则。自然法则（中医和自然医学已有明确表述）是每个人赖以生存的要素，也被称为健康决定因素。这种古老的健康法则认为，当生命不符合自然规律时，癌症等失衡状况就会发生。主要的健康决定因素包括以下方面。

呼吸和新鲜空气：没有呼吸，人只能活3分钟。当我们感到压力时，呼吸会变得短促而紧张，从而影响血液循环。我们还通过呼吸接触到许多空气传播的毒素。

清洁的水和水合作用：没有水，人只能活3~5天。脱水会导致体内毒素过多，而且许多水源含有致癌物。大多数美国人都处于脱水状态。

睡眠和正常的生物节律：在晚上10点到早上7点之间保持8~10小时的睡眠对身体的健康至关重要。在这个时间段之外睡觉会扰乱身体系统。研究发现，人完全不睡觉的话，可以活11天到30个月。[23]

休息和娱乐：休息可以降低皮质醇水平。像孩子一样玩耍可以带来快乐。体验快乐和幸福对健康至关重要。

阳光：人体在阳光的作用下合成维生素D。直到20世纪，人们的大部分时间都在户外度过。正如我们之前介绍的，维生素 D 具有许多重要的抗癌功效。

太阳、月球和生命周期：过去，人类按季节变化改变饮食。在冬天的大部分时间里禁食并处于生酮状态，在夏天则摄入更多的碳水化合物。如今，我们已经破坏了这个规律，不再按季节进食，比如一月份在明尼苏达州吃菠萝，这是不正常的。

接触自然力量和自然：接触各种温度、雨和风是有益的身体压力源。当身体充满雌激素时，我们会在春天和夏天感到炎热；而在冬天，碳水化合物摄入减少，胰岛素和雌激素水平下降，我们会感到寒冷。但如今，有了炉子和空调，我们打破了这个规律，仿佛永远生活在春天。

盖亚理论（或盖亚原理）：该理论断言，人类与地球上的有机环境相互作用，形成一个自我调节的复杂系统，有助于人类维持最佳的健康状态。这可以从我们的微生物群的分布方式及其对膳食营养素摄入量的反应中得到证明。

营养和消化：没有食物的话，人只能活40天左右。我们的基因组和整个身体都依赖饮食中的营养，而我们已经从根本上改变了营养的组成。

如你所见，这些有利健康的法则在现代西方并没有得到很好的遵循。西方医学认为癌症是发生在人身上的疾病，而自然疗法认识到自然具有医疗属性，即自然可以治疗癌症。癌症并不存在于自然界，只存在于人类和宠物身上。那么，这要传达什么信息呢？我们在一个或多个领域失去了平衡。想一想，你上一次笑、上一次真正感到快乐、上一次休息、上一次娱乐、上一次睡在户外、上一次赤脚在地上走、上一次喝60 oz 水、上一次一整天不看屏幕、上一次吃一顿营养丰富的饭、上一次同时吃10多种蔬菜，是什么时候？你上一次感到又冷又饿是什么时候？平均而言，现在的儿童每天在户外的时间不超过30分钟，¹/₅的儿童根本不在外面玩。（监狱里的囚犯的放风时间还不止30分钟。）我们人类与地球的自然昼夜节律完全脱节：我们整天看电脑，外出的时间减少，熬夜，并整天待在温度恒定的环境中。我们全年都吃高糖、高热量的食物。我们获得的只是低质量的现代生活，其中充斥着毒素、通勤、食物、工作倦怠、很少的或被打断的睡眠、经济问题、光污染、屏幕时间、含糖食物、雌激素暴露……就这么坚持不健康的生活方式，突然有一天，比如我们去参加家长会的时候，我们古老的DNA就发生了突变。

◎ 生物钟和间歇性禁食

说到现代生活无休止的繁忙，你知道机械钟是几百年前才被发明出来的吗？在此之前，没有时钟的人类日复一日、月复一月、年复一年地慢慢进化。事实上，科学家已经发现，人体内的每个细胞都是一个"时钟"。人类完全不需要手表，因为人类拥有精密、准确的生物钟，它可以记录正常的日常活动，如睡眠和觉醒。我们的昼夜节律代表着对环境的一种进化上保守的适应，这种适应可以追溯到我们最早的祖先。[24]这些生物钟基因的发现使人们认识到，昼夜节律的基因表达实际上广泛存在于全身的组织和器官中。事实上，基因表达是有节奏的，受到环境因素的引导。有些基因应该在晚上开启，有些应该在白天开启。人体真的很神奇。越来越多的流行病学和遗传学证据表明，昼夜节律的紊乱与癌症有关，癌症中的代谢异常也可能是昼夜节律中断的结果。[25]事实证明，尽管熬夜吃蛋糕和看电视节目让你感觉快乐，但是会给你的基因发送危险的突变信息。

除了"细胞时钟"，肠道微生物群也参与控制我们的昼夜节律。肠道微生物群也以昼夜模式产生代谢物，这会影响肝脏等器官中生物钟基因的表达。芝加哥大学医学中心的研究人员发现，我们体内的微生物能够感知摄入的膳食营养的种类、摄入时间和摄入量，并产生代谢信号作为反馈，这些信号会影响昼夜节律的调节。2015年，芝加哥大学医学中心的首席研究员尤金·尚（Eugene Chang）在《科学家》（*The Scientist*）杂志上发表文章称，西式饮食会以扰乱昼夜节律的方式改变肠道微生物群发出的信号。事实证明，我们的饮食习惯是造成昼夜节律失衡的最大原因。仅仅到15 000年前，人类才有能力从地球那里获得有保障的食物供应，从而确保生存。没有一个物种能够在不历经努力、季节变化、竞争或自然灾害的情况下无限地获取碳水化合物中的能量。这就是为什么大量研究和轶事证据不断指出间歇性禁食的好处。

　　禁食有助于恢复昼夜节律。它是一种良好的应激源，类似于急性免疫反应或炎症反应。禁食可以提高细胞抵御基因损伤的能力，同时增强身体对胰岛素的反应。例如，每天吃8小时高脂肪食物并在其余时间禁食的小鼠并没有变得肥胖或显示危险的高胰岛素水平。从进化的角度来看，一日三餐是一个奇怪的现代发明。我们吃得太多、太频繁了。我们祖先的食物供应的波动导致了频繁的禁食，这对今天的大多数人来说是完全陌生的。这些进化压力选择的是能够强化大脑中与学习和记忆有关的区域的基因，从而增大了人类找到食物和生存的概率。定期禁食或至少在白天的8小时内进食，可以减小患癌症的风险，并且已被发现有助于减轻体重。也就是说，如果你的第一餐在早上7点，那么你的最后一餐应该不晚于下午3点。试一下吧。

关于压力和昼夜节律失衡的实验室检测

　　评估皮质醇水平和昼夜节律失衡的一种方法是进行肾上腺压力指数检测。这是一项唾液检测，通过它可查看全天皮质醇水平及其他压力指标，从而了解皮质醇失调的程度。基因评估非常重要，尤其是对儿茶酚氧位甲基转移酶（COMT）的评估，这种酶可以分解像雌激素和皮质醇这样的儿茶酚胺激素，这是非常重要的。COMT SNP 与多种精神疾病和某些癌症有关。幸运的是，镁和维生素 C 对那些带有 COMT SNP 的基因有好处！

　　除了重新调整户外运动，我们的方法着眼于恢复肾上腺的健康，同时用特定的营养物质和适应原草药来平衡皮质醇反应。从生活方式的角度来看，我们关注的是季节性饮食。最后，一个有趣和新颖的压力治疗方法是有意通过食用含有化学保护作用的营养素来诱发压力。接下来，我们将进一步探讨毒物兴奋效应。

◎ 毒物兴奋效应和适应性应激反应

　　正如我们之前介绍的，毒物兴奋效应是细胞和生物体对适度（通常是间歇性的）压力的适应性反应。它也被称为预处理或激发适应性应激反应。它被定义为一个过

减压和恢复自然生物节律的癌症代谢疗法

　　首先，我们绝对需要开始在身体、精神和道德层面上与自然界更加和谐地相处。生活中的过度消费是导致癌症的主要原因，而过度消费正是现代生活的核心：过多的刺激，过多的食物。只要看看过去 30 年就知道了。为什么我们的孩子不睡觉？因为他们不断受到各种刺激的轰炸。我们必须停止长时间看屏幕，到户外去。去露营，去进行户外活动。是的，度假不仅仅是为了玩乐，它对预防和管理癌症至关重要。一项小型研究发现，即使是在户外度过四天四夜，并模仿旧石器时代的生活方式，适度运动和摄入热量，也能显著改善包括胰岛素水平在内的多个代谢指标。[26] 久坐现在被认为是同吸烟一样有害的行为：我们并非生来就该坐在室内的电脑前的，就像我们并非生来就该吸含有二噁英的转基因香烟一样。改变生活方式，选择平和、自然的生活方式是必不可少的。

程，即暴露于低剂量的化学试剂或在较高剂量下具有破坏性的环境因素，会对细胞或生物体产生有益影响。考虑到我们的目的，这里列举几个毒物兴奋效应的例子作为参考，包括饮食能量限制（禁食）和暴露于低剂量的某些植物化学物质。研究表明，为了应对这些低剂量的压力，细胞会增加具有保护性和恢复性的蛋白质的产生，包括生长因子、二相酶和抗氧化酶（如超氧化物歧化酶和谷胱甘肽过氧化物酶）。[27] 还有证据表明，植物化学物质通过激活适应性应激反应通路发挥有益作用。植物化学物质，如白藜芦醇（存在于有机红葡萄和开心果中）、萝卜硫素（存在于西蓝花等十字花科蔬菜中）、姜黄素（来自草药姜黄）、辣椒素（来自辣椒）和大蒜素（来自大蒜）等，可激活这些应激反应通路，这有助于保护细胞免受压力。[28]

　　这种毒物兴奋效应现象可以追溯到我们刚刚谈到的基本的健康决定因素之一——盖亚理论。生存优势被赋予能够产生有毒、苦味化学物质的植物，以及能够耐受这些植物化学物质并获得植物热量益处的人类。简而言之，食物越苦，其化学保护作用就越强。蔬菜、香料和茶中存在的多种植物化学物质可能与人类获得适应性应激反应和解毒酶有关，因此我们能够食用含有潜在有毒化学物质的植物。[29] 而这种对苦味的忍耐一直伴随着人类。几个世纪以来，阿育吠陀医学一直推荐用苦瓜作为预防和治疗糖尿病的功能性食物。它含有至少3种具有抗糖尿病功效的活性物质，包括已被证实具有降血糖作用的苦瓜素。毫不奇怪，苦瓜提取物还通过诱导细胞凋亡和细胞周期停滞来抑制癌细胞生长。[30] 关于苦瓜的另一个好消息是它含糖量低：一整杯苦瓜含有不足1 g 糖和3 g 碳水化合物。我们在前面的章节中讨论过的其他苦味食物，包括蒲公英、洋姜和芝麻菜，也有助于引起毒物兴奋效应。

在中医里，苦味食物与心脏有关。苦味食物有助于清热养心，而且由于压力通常会导致心脏疾病，苦味食物可以帮助改善心脏问题。我们建议用苦味草药做菜，特别是那些逐步进行生酮饮食的人，因为苦味草药助消化。我们已经通过禁食和吃苦味食物激发了健康的和具有保护作用的压力，现在让我们看看如何保护过度劳累的肾上腺。

◎ 关键的肾上腺营养素：维生素 C、维生素 E 和镁

肾上腺级联反应涉及3种关键的微量营养素：维生素C、维生素E和镁。我们已经在第七章中详细讨论了维生素 C，维生素C对肾上腺具有巨大的促进作用。事实上，它是参与肾上腺代谢的最重要的维生素。人体产生的皮质醇越多，消耗的维生素C就越多，这就是人们经常在压力事件后生病的原因。维生素C作为抗氧化剂在肾上腺中发挥作用。因为维生素C是水溶性的，身体可以快速吸收，因此每天应该多吃几次含有维生素C的食物，尤其是在压力大的时候。维生素C的食物来源有很多，包括欧芹、爱尔兰苔、马齿苋和琉璃苣。琉璃苣（也称星星花）是一种原产于地中海的一年生草本植物，味道类似于黄瓜。它的叶子和花都是可食用的，因而用它们可以制作可口的沙拉。琉璃苣长期以来一直被草药学家用作肾上腺的滋补品。

爱尔兰苔是一种生长在北大西洋潮间带的淡红色海洋蔬菜。从爱尔兰苔中提取的角叉菜胶已在世界范围内用作许多食品和化妆品的增稠剂。虽然含有角叉菜胶的海藻因其胶凝特性而在食品生产中使用了几个世纪，但由于其带来的消化问题，用于现代加工食品的精制角叉菜胶在2016年底被排除在有机食品的成分清单之外。这也为我们提供了一个很好的例证，表明天然的食物包含许多有价值的成分，它们相互作用，但当某些成分通过现代加工方法被提取出来时，它们就会变得有毒性。在上面的例子中，角叉菜胶是与维生素C分离的。这是我们需要研究天然食物而非食物提取物的另一个原因。我们建议避免食用所有含添加剂形式的角叉菜胶的食品，不过可以食用天

然的爱尔兰苔。

重点是，天然海洋蔬菜被强烈建议用于抗癌和生酮饮食。紫菜、裙带菜、褐藻、海带等在日本和中国的医学中用于治疗癌症已有数百年的历史。为什么呢？因为它们已被证明具有抗癌、抗氧化、抗炎和抗糖尿病活性。[31] 它们营养丰富（富含维生素、矿物质和不饱和脂肪酸）、低糖，并且对双歧杆菌和乳酸菌等有益微生物有强大的刺激作用。海苔（用来做寿司的紫菜）是完美的生酮食物，只含1 g 碳水化合物。

另一种对肾上腺有益的微量营养素是维生素E，它是一组脂溶性维生素，包括生育酚和生育三烯酚。它可以中和肾上腺和其他组织中的自由基。（肾上腺激素的生产过程会产生自由基，如果不加以控制，这些自由基会损害肾上腺组织。）维生素E对肾上腺级联反应中的6种不同酶促反应来说也是必不可少的。维生素E的最佳食物来源是葵花子、萝卜和芥菜。

尽管我们在第八章中讨论了镁，但在肾上腺健康方面镁值得我们再次提及。镁就像肾上腺的火花塞，对皮质醇等激素的产生至关重要。蛤蜊、瑞士甜菜、可可粉、葵花子和芝麻是其丰富的食物来源。

◎ 适应原草药的力量

几千年来，中医治疗癌症的核心方法是使用草药。一项又一项的研究都得出了同样的结论：我们需要对草药强大的保护作用和抗癌作用进行更多研究，因为已经发现的结果是惊人的。适应原草药是一类能够增强非特异性抗应激状态的药用植物。它们具有抗疲劳和抗感染等应激保护作用；还具有恢复活性的作用，以及使HPAA恢复正常的作用。[32] 有许多草本植物属于适应原草药，但最引人注目的是5种草本植物：人参、红景天、圣罗勒、南非醉茄和甘草根。这些草药不仅具有抗应激作用，而且对许多癌症特征（包括瓦尔堡效应）具有极其强大的作用。例如，红景天已显示具有抗抑郁作用，同时能增强免疫功能并减少膀胱癌细胞的生长。[33] 最棒的是它们都可以以茶和滋补品的形式口服。我们都应该每天喝它们！

人参（包括人参提取物、西洋参和西伯利亚人参等）是所有滋补品中最有效的。人参已被发现可以提高人体对病毒的抵抗力，提高免疫功能。多项研究还发现人参有助于减轻与癌症相关的疲劳。人参皂苷具有细胞毒性，可诱导癌细胞凋亡。[34] 一杯人参茶的效果令人啧啧称奇。

在阿育吠陀医学文献中，圣罗勒（也称为图尔西）被称为"无与伦比的人"，至今它依然是印度最珍贵和最神圣的药用植物之一。人们发现它能使血糖水平正常并增强胃黏膜的功能。作为薄荷的近亲，圣罗勒含有强效的抗癌化合物，被发现可以抑制胰腺癌细胞的增殖、迁移和侵袭，以及诱导胰腺癌细胞凋亡。[35]

甘草根是最著名的有益肾上腺的草药之一。它有助于增加能量和活力，自然地平衡皮质醇。这种草药能够延长皮质醇的半衰期，这使肾上腺产生更多的需求。它所含的木酚素对雌激素代谢也有调节作用。当雌激素水平很高时，它具有抑制雌激素作用的功效；而当雌激素水平低时，它能够增强雌激素反应的能力。这种调节激素的功效很重要，因为肾上腺衰竭的男性和女性的雌激素代谢往往会发生变化，正如我们在上一章中说的那样。甘草根这种草药对肾上腺衰竭后期的人最有效。对那些肾上腺严重疲劳的人来说，整天喝甘草根茶是应对应激反应的好方法，如果在喝茶的同时安静地呼吸和冥想就更好了。

◎ 季节性食物和野生食物

除了花大量时间待在室内盯着屏幕，人类生物节律的最大变化是现代人不再吃野生食物和季节性食物。大约15 000年前，人类几乎没有永久的家园或村落。在人类历史中99%的时间里，人类都是游牧民族，和其他动物一样随季节变化迁徙。当一片土地缺乏人类所需的植物和动物，人类就开始迁徙。作为人类，我们可以适应许多栖息地，并结合不同的食物制订可持续饮食的计划。季节变化，我们的食物来源也应该随之变化，这就是为什么我们经常建议患者食用当季的食物。有趣的是，植物和动物的营养成分也随着季节的变化而变化。[36] 地球上的野生食物资源与地球的自然生物节律是和谐共存的。人类同植物和其他动物一样，都是数百万年来适应和进化的产物。人类和人类的基因组一直在吃这些营养成分随季节变化的食物。

地球每年绕太阳一周。春天，在许多地方，深色、苦味和多叶的绿色植物是第一批从地里冒出来的食物，它们所含的植物营养素是大自然提供的毒物兴奋效应的源头。在春天，植物将营养物质直接注入它们的新芽、花蕾和叶子中。这些苦涩的绿色植物为经受了一整个漫长冬天的人们提供了富含植物营养素的碳水化合物，还刺激了人类肝脏的排毒。春天是万物复苏的时节，人类的肝脏在冬天生产酮体后，迫切需要春天的到来。冬天白昼时间较短，因此人类获取食物的时间较少，夜间禁食时间也较长。相反，夏天是富足的季节。因为白昼时间更长，人类能被更多的阳光照射到，人体也就能够处理更多的葡萄糖。到了秋天，人类会放慢速度，因为人体需要更多的热量来保持生存；植物则通过将营养物质和糖引导回根部和其他内部贮藏部位来准备休眠。自然而然地，我们的祖先从夏天的高碳水化合物和植物性饮食转向冬天的生酮饮食。

换句话说，没有一种饮食适合所有的季节，你应该根据季节和当地的食物类型变化你的饮食。那些经过长途运输或者未成熟就被采摘的食物只含有少量当地和野生的植物所含的营养物质，而这些营养物质正是我们的免疫系统所急需的。[37] 营养缺乏会给身体带来巨大压力，还会导致癌症。在当今世界里，我们需要所有能得到的营养（更不用说我们还需要把手伸进泥土里，以及采摘野生植物来帮助我们的微生物群繁殖有益的细菌）。我们鼓励患者根据季节调整他们可以吃的食物，并相应地轮换菜单。

◎ 减压

现代生活其实是一种过度的生活。在人类存在的大部分时间里，人类没有财产。无论人类迁徙到哪里，所带的东西都是有限的。今天，我们有大大的房子、大大的汽车和超量的食物。所有这些现代化的物品逐渐使我们误入歧途，对我们的身心造成了巨大的压力。癌症其实就是信使，它告诉我们，我们的饮食和生活方式不符合自然规律。即使现代生活提供了舒适和甜蜜，许多人还是感到悲伤、焦虑、沮丧和孤独。可悲的是，抑郁症的发病率一直在飙升，尤其是儿童抑郁症。自杀是美国15~24岁人群的第三大死亡原因，仅次于意外事故和癌症。美国大约20%的青少年患有抑郁症。几乎所有癌症患者都会在某一时刻受到抑郁症的影响，让他们难以保持积极的心态，也难以有精力忍受数月甚至数年的治疗、检查和副作用。

抑郁甚至会让原本快乐的人觉得生活是不值得的。快乐的能量消失了，曾经令人愉快的事情现在让人没有感觉。我们的现代饮食和生活方式就如同麻醉剂：它们让我们中的许多人完全麻木。正如我们失去了与健康的基本决定因素的联系，许多人失去了感觉、联系和目标。慢性压力，尤其是饮食压力是主要原因。我们将在下一章关于精神和情绪健康的章节中探讨这些因素。心态决定一切。正如你将看到的，它对你的身体和你的基因有同样大的影响。

但别担心，还有很多令人心情愉悦的东西，比如美食，比如身心医学的治疗方法。无论是否患有癌症，这些都能让身处绝望中的人振作起来，走进生活所提供的温暖阳光中。预防和战胜癌症的心灵力量是你拥有的最强效的药物。让我们学习如何利用它吧。

第十二章

精神和情绪健康：
最强效的药物

当某种疾病也涉及精神的时候，任何医疗手段都无法直接治愈你。除非你的精神世界开始做出积极的改变，正如这场疾病旨在激励你的那样。

——卡罗琳·迈斯（Caroline Myss），
《精神剖析》（*Anatomy of the Spirit*）作者

一切都可以变成你的能量，大概就是这样。将精神与你想要达成的结果结合，实现同频共振，你就会不知不觉地实现它。没有其他的方式。这不是哲学，而是物理学。

——阿尔伯特·爱因斯坦（Albert Einstein）

情绪和思维模式是仅次于食物的主要表观遗传修饰因素。我们的精神真的可以改变许多事情，当然改变有好的也有不好的。但我们并不完全了解自己的思维模式的作用。研究发现，如果婴儿常常处于压力、缺乏情感或过度的应激反应状态下，他可以将这些表观遗传标记传递给未来的后代，包括影响未来的养育方式。[1] 因此，你可以部分地"归咎"于你的父母，但你完全也有能力重新给消极的思维模式"编程"。你不能因为自己的生活或疾病而责怪别人，但是可以利用积极思考的力量来改善你对治疗的反应，甚至可以使未经治疗的癌症自发消退，或令症状缓解20%以上。[2] 丽莎·兰金（Lissa Rankin）博士的《精神胜过药物》（*Mind Over Medicine*）一书告诉我们，几乎80%服用安慰剂（糖丸）的患者仅仅通过精神的力量即可让自己痊愈。精神胜过药物是对的。自17世纪数学家和哲学家勒内·笛卡尔（René Descartes）提出身心分离的理论起，人类就一直试图使两者重新融合。没有精神的帮助，我们无法真正治愈疾病。

精神和情绪健康这一体质要素通常是人们最难以应对的。对某些人来说，像"你感觉怎么样？"或者"你快乐吗？"这样简单的问题都可能很难马上回答。我们注意到，在我们的静修、咨询和开网络研讨会期间，当我们谈论精神和情绪方面的问题时，一些患者往往会检查自己有没有这方面的问题。通常，这些人会努力服用营养补充剂，定期运动并调整饮食，他们做的每件事都是对的。然而，他们的实验室检测结果、症状和疾病进展又表明他们的病情还在进一步发展——癌症也在进一步恶化。当患者完全不考虑身心联系时，他就像一扇紧闭的门，就算门外的聚光灯再亮，也无法照亮门后的世界。这通常意味着这个人的情绪必须完全转变，他才能整体愈合。对我们许多人来说，情绪问题可能比癌症更可怕。

是否处理情绪问题，可能造成方方面面的差异。情绪"不适"会阻碍任何人达到最佳的健康状态。在癌症治疗过程中的某个时刻，你可能发现某些检测指标"拒绝"改变，或者某些身体症状不会轻易消失。而当你的病情稳定、得到了长时间缓解之后，你的疾病可能又会复发。这是怎么回事？很可能是身心因素在起作用。你也许陷入了一段情感关系，对你的工作不满意，对什么上瘾，有一段未处理好的关系，或者经历了过去从未经历过的创伤。如果你不研究这些东西，那么即便一整套最有效的治疗策略对你也无济于事。

情绪问题与癌症诊断一样可怕，会给身体带来翻天覆地的变化。它不仅会对饮食和草药治疗产生影响，而且会改变一个人的生活方式。进行所有外部调节就像只是重新布置房间里的家具。如果不探索潜意识的作用，再多治疗手段都将是徒劳的，或者至少需要很长时间才起作用。如果只是做一些外在的改变，内在没有丝毫改变，你仍然会以不一样的方式重新开始你自己的游戏：过度工作的旧习惯可能重新出现；你依然会长时间上网盲目搜索医疗信息；新的饮食方式可能让你的家庭氛围变得紧张；你可能在几周内相当规律地进行运动，但随后，久坐的生活方式又回来了，因为你"忙着预约医生"。当不健康的精神和行为模式向好的方向转变时，癌症很少进一步恶化。纳沙医生已经看到过成千上万例这样的例子。癌症诊断有时令人震惊，有时也不足为奇。

心理学家劳伦斯·乐山（Lawrence LeShan）是《癌症是转折点》（*Cancer as a Turning Point*）的作者。他发现，在癌症被诊断出来之前，癌症通常会对患者的身体产生重大触发或造成"最后一击"，这通常发生在诊断之前的两年到6个月这段时间。人们普遍认为，癌症被诊断出来前的几年里，患者的精神就已开始出现失衡。正如我们在上一章中讨论的，长期的情绪高涨为疾病创造了完美的温床。事实上，有一门完备的科学——心理神经免疫学——在研究身体的压力反应以及焦虑、恐惧、内疚、愤怒和悲伤的情绪如何削弱免疫系统，干扰疾病治疗，甚至如何导致疾病。它由分子生物学家坎迪斯·珀特博士创立，同时她也是具有开创性的著作《情绪分子》（*Molecules of Emotion*）的作者。珀特博士发现，某些蛋白质和免疫系统细胞因子会促进和整合大脑与身体之间的交流。简单地说，她得出了一个结论：我们的身体表现反映了我们的思想。其他人也这样认为。

德国医生里克·格尔德·哈梅尔（Ryke Geerd Hamer）断言，癌症涉及大脑的一个特定区域，这个区域控制着与冲突相关的器官或组织。他提出的有争议但经过充分研究的理论是，癌症起源于一次未预料到的令人震惊的经历，例如失去亲人或离婚。伯尼·西格尔博士（Dr. Bernie Siegel）是《治愈的艺术：揭示你的内在智慧和自我治愈的潜力》（*The Art of Healing: Uncovering Your Inner Wisdom and Potential for Self-Healing*）一书的作者，他发现他的癌症患者在描述他们的疾病和治疗的过程中，也表明了他们对治疗的反应。他相信这些描述揭示了患者对治愈和治疗结果产生积极或消极影响的信念和态度。O. 卡尔·西门顿博士（Dr. O. Carl Simonton）是国际知名的肿瘤学家，也是《康复》（*Getting Well Again*）的作者。他在社会心理肿瘤学领域的开创性研究发现，借助于形象化描述和信念，晚期癌症患者不仅可以提高他们的生活质量，还可以缓解疾病。

我们的观点是，我们并不是第一个将思维模式与癌症预后联系起来的人。你选择关注的事情会成为现实。如果你还没有看过纪录片《连接：注意你的身体》（"The Connection: Mind Your Body"），现在是时候看看了。当备受赞誉的科学家、研究人员和医生说冥想等身心医学实践与化疗、放疗和手术一样有效时，我们必须认真听听。我们的细胞当然也受其影响。在本章中，我们将讨论影响情绪的因素，例如不平衡的神经递质、遗传 SNP、肠脑连接等，当然还有食物。我们将从中医的角度解释渴爱及其含义。我们的恢复平衡的方法侧重于与社会建立联系并了解自己。我们将讨论B族维生素对大脑和线粒体健康的作用。本章的内容实际上是我们的癌症代谢疗法的核心。如果我们的头脑不相信这一体质要素会起作用，那么增强其他9个体质要素也就不起作用。我们必须完全信任癌症代谢疗法才能取得胜利。

◎ 影响情绪的因素

虽然你的成长经历可能已经让你形成了消极的思维模式，但还有其他因素可能导致精神或情绪上的压力。你可能有一个美好的童年，但后来的生活开始变得平淡。你也可能非常快乐、情绪稳定，但要想预防抑郁，并使用我们在本章中介绍的调节情绪的方法来进一步让你的疾病康复，始终关注情绪健康对你来说至关重要（对我们所有人来说都是如此）。正如我们在上一章中了解到的，压力无处不在。抑郁症也是如此。为什么？在许多方面，我们现在比以往任何时候都更加"联系"在一起，并且不断关注 FOMO（"fear of missing out"的缩写，指害怕错失社交信息），但这个信息丰富的时代让我们中的许多人比以往任何时候都更加孤独、孤立和焦虑。情绪障碍的发生率处于历史最高水平，1880 万美国人患有抑郁症，1900 万美国人患有焦虑症——这意味着大约 1/10 的美国人患有抑郁症或焦虑症。抑郁症现在是世界范围内导致残疾的主要原因之一，每年为制药行业带来500亿美元以上的利润。然而，无论抑郁还是焦虑，程度是轻还是重，都是由化学反应或环境导致的，标准的治疗方法是服用处方药。对，你猜对了。然而，目前以药理学为重点的治疗模式在解决全球精神健康状况不佳方面收效平平。

与此同时，来自营养精神病学研究的关于饮食质量、营养缺乏和心理健康之间关系的证据越来越多。[3] 我们所了解到的是，抑郁症和癌症一样，并不是偶然发生的；相反，它是现代饮食的结果。西方医学没有问我们为什么会如此抑郁，尽管有许多已知的诱发因素需要考虑——其中大部分我们已经在本书中讨论过了。如果它们影响到10个体质要素中的任何一个，就会影响精神和情绪。食物过敏和敏感、消化不良、氧化应激、线粒体功能障碍、情绪应激、激素失衡、毒素暴露、营养缺乏、处方药、炎症、感染、屏幕成瘾，以及最重要的，与健康决定因素背离——所有这些都影响着我们的情绪。

当我们在社交软件上结交了朋友时，我们可能认为自己建立起了"联系"，但这种"联系"是现代生活中的一部分，而且这个部分与我们进化的方向完全不一致。社交软件、真人秀和电子游戏正在扰乱我们的情绪。我们不再面对面交谈，而是盯着屏幕。如果我们一直盯着屏幕，我们的"快乐值"就会继续下降。事实上，最近的一项调查发现，多达1/5的人说他们因为使用社交软件而感到抑郁。这回你知道了吧。现在，让我们来了解一下在生物学层面上控制快乐的因素——神经递质。

◎ 神经递质：快乐分子

神经递质很像激素。它们是化学信使，将信号从一个神经元传递到另一个神经元。神经元是在大脑和身体其他部位之间传递信息的神经细胞，是神经系统的基本单位。与快乐有关的两种主要神经递质是多巴胺和血清素。血清素有助于控制情绪、食欲和睡眠。抑郁症患者的血清素水平通常低于正常水平，这就是为什么最常用的抗抑郁药是选择性血清素再摄取抑制剂（SSRIs）、氟西汀（Prozac）等。选择性血清素再摄取抑制剂会阻止大脑中血清素的再吸收（再摄取），从而使体内有更多的血清素可用。大脑利用一种必需氨基酸——色氨酸（富含色氨酸的火鸡肉以其镇静作用闻名）制造血清素。血清素也是褪黑激素的前体，褪黑激素是人体产生的天然"安眠药"。褪黑激素来自血清素，血清素来自色氨酸。如果饮食不含蛋白质，人体就会缺乏血清素，因此食用鹿肉和散养鸡生的蛋有助于情绪健康。

多巴胺控制着大脑各区域的信息交流，并与思想、情绪、记忆和奖励机制相关联。多巴胺分泌出问题也会导致运动障碍，例如帕金森病。多巴胺缺乏型抑郁症的特点是精力不足、缺乏动力，也与成瘾有关。人体摄入糖后会释放多巴胺，这就是为什么我们会对糖上瘾；就像可卡因一样，糖会引发快乐的感觉。[4] 但随着时间的推移，就像我们的肾上腺和皮质醇一样，多巴胺长期被"激活"最终会导致疲劳和抑郁。好消息是，我们可以避免多巴胺水平低（例如，我们可以喝绿茶，绿茶中的多酚有助于增高多巴胺水平）。说到情绪，我们还要考虑我们的基因。控制我们神经递质的基因中的SNP会对我们是否花更多时间微笑或皱眉产生重大影响。营养疗法可以改善这种情况，但首先你需要知道你的基因有哪些SNP。

◎ 有关情绪的基因

除了影响免疫系统的许多因素外，维生素D水平低也会导致抑郁。同维生素 D一样，血清素水平随着人体暴露在明亮的自然光下升高，随着阳光照射的减少下降，这就是许多人患有季节性抑郁症的原因。维生素D调节色氨酸向血清素的转化。[5] 因此，你可能整天都在吃火鸡，但如果你的维生素D水平较低（多达90%的美国人是这样）并且你的维生素D受体中存在SNP，那么你可能不会产生太多血清。有MTHFR SNP的人（在第三章中讨论过）也面临较大的患严重和慢性精神疾病的风险，因为他们产生的多巴胺较少。[6] 可追溯到20世纪60年代的许多研究表明，抑郁症患者和多巴胺水平低的人的叶酸缺乏发生率在逐渐升高。还记得吗？MTHFR SNP会抑制人体对叶酸这种重要营养素的利用。[7]

单胺氧化酶MAOA基因中的SNP会影响身体分解神经递质血清素和多巴胺的速度。 MAOA被称为"担忧基因"或"战士基因"，了解它的功能可以明白为什么抗抑郁药物会起作用或适得其反。在大脑中，COMT酶还有助于分解神经递质并指导多巴胺在整个大脑中的传播途径。COMT基因的变异与精神疾病有关，例如双相情感障碍、恐慌症、焦虑症、强迫症、饮食失调和注意缺陷多动障碍。[8]

你可以看到，基因评估可能是打开抑郁、成瘾及其他情绪和认知障碍之门的钥匙。抗抑郁药物不会使抑郁症消失。你可以问问看，谁在没有营养支持的情况下摆脱了抑郁症。在基因层面上发现抑郁症发生的原因有助于我们找到适当的方法，利用深度营养在表观遗传层面上缓解抑郁症。这显然很重要，因为我们的基因会影响人格特征，并且有证据表明人格特征也会导致癌症。

◎ C 型人格

正如不健康的饮食和生活方式会导致癌症一样，有害的人格特征也与癌症会不会恶化有关。生物行为肿瘤学家已经将保持愤怒或仇恨等有害情绪的习惯排在首位。其他特征被归入所谓的C型人格，包括：

- 过于认真和负责；
- 背负他人的重担；

- 个人界限不明确；

- 想要取悦他人；

- 渴望赞同；

- 内化有害情绪，如愤怒、怨恨和敌意，以及难以表达这些情绪；

- 压力阈值低 [9]。

那么，如何才能改变这种人格呢？通过表达自己的情绪，通过寻找目标，通过创造新的梦想和生活的理由，通过自信和不再妥协。你听过飞机起飞前的安全宣讲吗？先戴上自己的氧气面罩，再照顾其他人。不要在意别人的看法。尝试变得脆弱一点儿。做你自己。放弃一段不利于你成长的关系。要知道，死亡并不是摆脱困境的唯一途径。布芮尼·布朗博士（Dr. Brené Brown）的任务就是探索价值感、脆弱和勇气，这些都是极好的工具，可以帮助你重新发现真实的自我。对任何认同这些模式和特征的人来说，她的《勇敢无畏》（*Daring Greatly*）是必读的好书。

多年来，纳沙医生在她的患者身上观察到了最常见的挫折，包括没有得到正确的支持、无法真实表达自己、因为害怕伤害他人或让他人失望而无法活出真实的自己，或者由于担心他人的感受而想得太多。如果你也这样，那么我们告诉你，你并不孤单，并且你可以改变。如果你有任何想法或情绪，把它们写下来并把它们表达出来。请进行"情绪排毒"，实现情绪自由。

每个人都有自己的故事，无论是快乐的还是悲伤的。随着时间的推移，如果没有适当的引导，这些事件可能加速并开始引起生理和心理上的痛苦。数千年的中医智慧已经确定了情绪与疾病之间的深层联系。即使癌症患者有幸过着没有压力的生活，仅仅癌症的诊断和治疗就可能导致患者和护理人员出现情绪问题。癌症患者在治疗过程中的某个时刻可能感到无能为力和没有希望，这当然会导致抑郁。感到无能为力实际上会加速癌症发展并促使复发。[10] 一些统计表明，在所有的癌症病例中，70%的癌症会复发。我们推断，在某些情况下，情绪不良是主要原因。

◎ 第二大脑

迈克尔·格申博士（Dr. Michael Gershon）的开创性工作和他于1999年出版的著作《第二大脑》（*The Second Brain*）率先提出了"肠-脑轴"（GBA）的概念。"本能直觉"或"一想到这个我就恶心"的描述只是我们将情绪与身体反应联系起来的两个例子，这样的例子还有很多。肠-脑轴是一条双向交流线，它将大脑的情绪和认知中心与肠道功能联系起来。令人兴奋的发现是，肠道微生物群可以极大影响这一通信线路。此外，研究表明，细菌在肠道的定植对神经系统的发育和成熟至关重要。[11] 回想第六章，当我们谈到对我们的微生物群造成威胁的因素时，我们提到了抗生素。事实证明，抗生素也对我们的快乐造成了威胁。若我们将各体质要素联系起来考量，就不会对后面这个临床试验结果感到惊讶了：补充益生菌可使抑郁评分降低50%，使焦虑评分提高55%。[12]

由于大约50%的多巴胺和大约90%的血清素起源于肠道，因此不仅"你就是你吃的"，而且"你吃什么就想什么、感觉到什么"。如果我们每天食用或摄入小麦、加工食品、糖、草甘膦、非甾体抗炎药和致炎性脂肪，我们的微生物群就会发生巨大变化，这会直接影响血清素水平。抑郁症还与脂多糖水平升高、营养结合性、肠道细菌因不良饮食而产生的炎症毒素有关。肠道炎症也与神经退行性疾病（如帕金森病）的渐进性有关。[13] 现代饮食对我们不利的证据无处不在，当我们的肚子里充满有毒食品时，我们的大脑里也会如此。

◎ 有毒食品：乳制品

将高度情绪化的个人经历与恶劣的饮食习惯结合起来，你就找到了解决情绪障碍的药方。希望你已经了解了你的基因和肠道如何影响你的想法，并且了解了抑郁症并非"全发生在头脑中"，正如许多人告诉你的那样。除了我们之外，包括神经学家戴维·波尔马特博士（Dr. David Perlmutter）——《谷物大脑》（*Grain Brain*）和《菌群大脑》（*Brain Maker*）的作者——在内的许多专家都相信两种特殊的食物会损害大脑健康。谷物和乳制品——许多美国人的日常主食——可能削弱身体的自愈能力，因为它们会激活一系列免疫反应和肠-脑轴炎症。到目前为止，关于小麦麸质和谷物是免疫系统失衡和血糖失衡的源头，我们已经讨论了很多。麸质已被确定为抑郁症和精神分裂症的原因之一。多项研究发现，开始戒麸质后，精神分裂症的症状"即使没有完全缓解，也会大幅减轻"。[14] 我们说得够多了吧？请从饮食中去除麸质！

虽然有些人可以吃乳制品，但那些患有情绪障碍的人，最好3个月内不食用乳制品（从身体中完全清除乳制品的影响需要这么长时间），以便观察症状或疾病标志物是否有所改善。你还记得我们在第三章中所说的吗？酪蛋白是牛奶中的主要蛋白质。根据奶牛的品种，蛋白质有两种形式，A1酪蛋白和A2酪蛋白。A2酪蛋白在娟姗奶牛、格恩西奶牛和诺曼底奶牛产的奶中更为普遍。但是，产生A1酪蛋白的荷斯坦奶牛能产更多的牛奶。更多的牛奶对牧民来说意味着更多的收益，因此今天超过90%的商业性奶牛是荷斯坦奶牛。

什么是麸质？我们为什么要避免摄入？

麸质是一种可以使面包膨大，并使烘焙食品和许多加工食品变得有嚼劲、有弹性的物质，是一种由两种较小的蛋白质（麦胶蛋白和谷蛋白）结合而成的蛋白质。小麦含有的麸质是所有谷物中最多的，含 10%~15% 的麸质。小麦中其他的成分则是淀粉。其他谷物与小麦的生物学关系越近，其麸质含量就越高。这样的谷物包括黑麦、大麦、碾碎干小麦、硬粒小麦、卡姆小麦、黑小麦（小麦和黑麦的杂交种）和斯佩尔特小麦。浸泡和发芽的谷物会产生酶促作用，将麸质分解成肽，使其更容易被人体消化，但无法清除谷蛋白。即使是用发芽谷物制作的面包，仍然含有麸质，而且仅仅一片就含有 15 g 以上的碳水化合物。

《新英格兰医学杂志》（*The New England Journal of Medicine*）上的一篇论文列出了 55 种被认为由麸质引起的疾病和症状，包括骨质疏松症、肠易激综合征、炎性肠病、贫血、癌症、疲劳、口腔溃疡、类风湿性关节炎、红斑狼疮、多发性硬化症，以及其他几乎所有的自身免疫性疾病。[15] 麸质还与许多精神疾病和神经系统疾病有关，这类疾病包括焦虑症、抑郁症、精神分裂症、痴呆、偏头痛、癫痫和神经疾病（神经损伤）。它还与孤独症、心脏病和不孕症有关。麸质过敏症可影响成年人和儿童，最常见于欧洲（主要是爱尔兰）的白种人。

进行无麸质饮食的具体做法，我们建议你与营养治疗师一起讨论。

问题在于，正如基思·伍德福德（Keith Woodford）教授所解释的那样，许多人可以消化A2酪蛋白，但不能消化A1酪蛋白。伍德福德是《牛奶中的魔鬼：疾病、健康与A1、A2牛奶》（*Devil in the Milk: Illness, Health, and the Politics of A1 and A2 Milk*）的作者。他发现，100多项研究将A1酪蛋白与疾病（包括1型糖尿病）联系起来。当A1酪蛋白（而非A2酪蛋白）被消化时，它会释放β-酪啡肽-7，这是一种结构类似于吗啡的化合物，它也与前列腺癌有关。[16] β-酪啡肽-7具有通过激活阿片通路刺激血管生成的作用。[17] 你要做的是尽量避免摄入A1酪蛋白。你可以采取的办法是去了解你家的乳制品的来源，比如问问当地的奶酪制造商，他们是用哪种奶牛产的牛奶制作奶酪的。你是否健康可能就取决于它了。

除了麸质和乳制品，营养缺乏也与抑郁症有关，而且患者会因服用精神类药物和其他药物进一步造成营养消耗，从而缺乏辅酶 Q10、镁、ω-3脂肪酸、褪黑激素、维生素B_2、维生素D、维生素B_6、维生素B_{12}和叶酸。我们在讨论其他体质要素和代谢途径时已经介绍过其中大部分的内容，最后，我们将详细地讲讲维生素B_6。我们希望人们越来越清楚，导致精神健康问题的最常见原因是营养不良、食用有害食物和自身的基因组。传统的治疗方法会破坏我们的体质要素，因为它们没有认识到造成身体失衡的根本原因——几乎都是因为饮食不当。

棘手的是，我们中的许多人都知道吃的食物很糟糕，但还是会继续吃下去。你有一段时间没吃糖了，然后在办公室度过了难熬的一天，结果你又吃起了糖。为什么会这样？因为食物成瘾是真实存在的，而上瘾源于情绪失衡，并且情绪失衡问题没有得到解决。让我们仔细了解上瘾行为及其背后的原理。

◎ 上瘾背后的真相

当我们激素水平过高、压力大、疲惫、悲伤、愤怒、孤独或痛苦时，我们会追求什么？可口的食物！为什么吃可口的食物不代表我们想吃西蓝花呢？因为在那些情绪化时刻，我们所渴望的实际上是我们体质中那些失衡的元素。上瘾其实提供了一个隐秘的线索，即我们体质中那些不足的成分。但是，遗憾的是，我们甚至被教导要忽视或压制我们内心发出的警报。我们用乙酰氨基酚治疗发热，用布洛芬治疗头痛，用别嘌呤醇治疗痛风，用氟西汀治疗抑郁症。这些药物真的能缓解症状吗？当然能。但是，它们真的改善了体质、纠正了失衡或消除了疾病吗？其实没有。

我们倾向于用食物或酒精将情绪堵回内心，而非表达情绪，并且我们的大脑将通过食物或酒精获得的感觉解释为"舒适感"和"满足感"。例如，我们知道的一种常见的食物上瘾行为是对松脆的食物上瘾。吃松脆的食物会发出很大的声音，这种声音实际上是那些需要关注的人或感到压抑、想要反击的人想要发出的哭声。因此，他们会吃薯片或饼干。为了让身心重新统一并开始深度愈合，我们必须首先认识到两者是一体的。就像身体疼痛是让我们关注身体的信号一样，精神疼痛也源于身体内部的失衡。当然，有时我们对食物的渴望是合理的：如果我们处于压力之下，我们可能需要更多的蛋白质；或者如果我们脱水，我们可能需要更多的盐。然而，更常见的是，我们的渴望是由于情绪受到了压抑，或者我们经历了某种创伤。

在中医体系中，食物、味道、器官系统、情感、季节、周期和自然元素的关系都交织在一起，形成了一种健康与"疾病"相关的模式。中医认为有五味：苦、酸、甜、辣、咸。心、肝、脾、肺、肾这5种器官与这5种味道有关，特定的渴望与器官-情绪失衡有关，这种失衡是需要重视和纠正的。失衡可以是解剖学、生理学、生物化学、心理、精神或情感方面的，基于上述5种味道的食物和草药可以帮助纠正失衡，恢复和谐。

对甜的渴望

对甜食的渴望包括渴望所有的碳水化合物，所以我们不仅渴望汽水和糖果棒，还渴望面包、意大利面、薯片、水果和土豆。这样的渴望意味着我们处于低能量状态。渴望糖表明我们的线粒体正在受苦。它们正在乞求燃料以产生更多的ATP（充当身体能量的分子）。是的，糖可以制造ATP，但它的效率较低，相比你的身体使用脂肪作为主要燃料，糖生成的ATP分子少得多。糖是一种快速的冲击力，可以让你快速获得快感，然后同样快速地心情低落。即使在持续疲劳的情况下，你也会寻求更多的糖以持续获得快感。

脂肪的有趣之处在于它与器官系统、元素或风味无关，但对脂肪的渴望代表着另一类型的信息。含有脂肪的食物可以有五味中的任何一种味道，比如甜（如冰激凌）、咸（如炸鸡）、酸（如酸奶）、苦（如用猪油炒的深色绿叶蔬菜）、辣（墨西哥辣椒蛋黄酱）。当我们寻求脂肪含量高的油炸食品或"假脂肪"，比如氢化油炸的薯片、花生酱或大豆蛋黄酱，我们试图满足的是一种无法满足的内心渴望。过度摄入"假脂肪"会阻碍消化和肝脏分泌胆汁，导致腹胀、右上腹疼痛和行动迟缓等症状。从本质上说，一开始的内心的渴望之后会变成一个巨大的气泡，导致我们进一步缺乏价值认同感，以及进一步觉得自己和他人脱节。有时，这些内心的渴望会被坚果和种子等"健康"的脂肪食物所掩盖。我们发现很多人在开始进行低糖饮食或生酮饮食时，会一头扎进坚果的怀抱，从而走向一个极端，而且这种模式总是在反复出现。相反，我们需要探索的是，为什么我们必须每天吃半罐坚果酱才感觉"饱"。这是否真的是因为缺乏营养？这很值得怀疑。还是说你内心在渴望什么？

与渴望糖对应的情绪主要是感到脱节。当我们来到这个世界上时，我们感受到的第一种味道是甜味：它来自母乳中的半乳糖。我们都爱吃甜食其实并非偶然，因为母子之间的早期联系是神圣的。但是想象一下，如果这种联系在某种意义上缺失了或损坏了，比如母亲无法进行母乳喂养、她严重营养不良、她的体质要素失衡，或者有人虐待你而你的母亲没有拯救你，这些都可能为你之后的生活奠定基调。这些事情中的任何一种都可能导致你想要自我安慰，长期想用糖来让自己痊愈。对经历过任何程度的创伤的人来说，糖通常是唯一能给他们带来快乐的东西。但遗憾的是，那些快乐不会持久，除非在情感层面上加以解决，否则创伤会深深植根于他们的身体中。而且，一种上瘾会取代另一种上瘾。正在戒酒的酗酒者通常会转向寻求糖、尼古丁和其他刺激多巴胺分泌的东西，因为他们的大脑没有重新与身体连接。这是一个横向的转变。更深层次的转变是纵向的转变。要真正彻底地使创伤痊愈，需要通过认知行为疗法、眼动脱敏和再加工、紧张和创伤释放运动、基于正念的减压、生物反馈等进行深入的心理治疗。内科医生巴塞尔·范德考克（Bessel van der Kolk）的著作《身体从未忘记》（*The Body Keeps the Score*）就深入探讨了创伤以及如何治愈创伤。

在中医中，甜味与脾胃和土元素有关。这种观点与我们如何以食物、思想、空气、水的形式吸收、转化、传输和吸收信息有关。它还与母爱、养育、脚踏实地有关——当你想到土地时，你会想到所有这些。与母亲的关系不好，没有得到良好的养育，经常旅行（经常乘坐飞机而非乘坐陆路交通工具），想太多或杞人忧天，这些都会损害脾胃经。对糖的渴望表明脾脏虚弱，因而偏爱甜食。再进一步说，当肝脏因为糖分过多而受累时，它会像欺负人一样，给脾脏施加更大的压力，从而令人疲劳、水肿、不规则排便和体重增加。情绪和精神不振、错误饮食和不良睡眠模式会影响肝脏的代谢和能量，导致沮丧、易怒和愤怒。在这里，我们只举一个例子：凌晨 1~3 点醒来会引发肌腱问题和膝盖疼痛。我们经常用酒精来缓解不良情绪和压力，这会进一步加重肝脏负担并损耗脾脏。这会形成一个恶性循环，而我们可以打破这个循环。

寻找其他活动和食物来满足你对甜味的追求是你要做的。绞股蓝、甘草、圣罗勒和肉桂等草药都有天然的甜味，可以用来泡茶或添加到冰沙中。所有形式的椰子都有一种天然的甜味，而且适合生酮饮食。对于渴望甜食的患者，纳沙医生的建议是：先喝一大杯水，等待15分钟。如果你仍然想吃甜食，请先吃1茶匙椰子油、肉桂粉、一把夏威夷坚果、一个煮熟的鸡蛋或一块牛肉干。再等15分钟。如果你仍然渴望甜食，那么你也许可以吃一点点（我们指的是一块含85%或更多可可固形物的黑巧克力或¼杯黑莓）。然后去散散步，以免暴饮暴食。你可以通过运动释放内啡肽来调节对甜食的喜爱。但最重要的是，找到生活中的甜蜜——从大自然、亲人或你自己身上寻找——而非吃一袋巧克力豆。关于这个方面，你想要知道更多的话，可以阅读马克·戴维（Marc David）所著的《滋养智慧》（*Nourishing Wisdom*），这本书是情绪营养领域的经典著作。

对盐的渴望

你想吃盐吗？这种渴望与肾脏、肾上腺和水平衡有关。它在很大程度上受到压力（尤其是慢性压力）的影响，而这会导致肾上腺衰竭，进而停止制造醛固酮。醛固酮是一种将钠保留在体内的激素。肾上腺的主要职责是对来自内部和外部环境的信号做出反应，产生应激激素。水元素熄灭了那些火焰，恢复了和平与信任。肾气在中医中是水元素，因为肾就像我们身体中的净水器。当恐惧和焦虑的感觉压倒我们时，它们会从能量和生理上消耗我们的肾脏，并可能导致诸如腰痛、焦虑、口渴、过敏、畏寒、记忆力差、阳痿、头发过早变白和频繁排尿等症状。

从中医的角度来看，对盐的渴望有助于消解体内的积滞，帮助我们保留一些水分来浸润我们的细胞和组织，强化肾上腺。然而，过量的盐（尤其是合成的加碘盐）会导致大脑和身体僵化。因此，平衡很重要。不要害怕盐，我们都知道它对我们的饮食很重要。但盐的质量也是关键。选择喜马拉雅盐、凯尔特盐或真正的盐——未加碘或未漂白的盐。对我们大多数人来说，没有必要限制盐分，特别是进行生酮饮食时（实际上需要更多的矿物质，如钠、钾、镁和锌）。每天将1茶匙海盐和1茶匙泡打粉放入1.1 L水中，这样的饮料可以作为肾脏"清洁剂"。除了优质的盐，椰子是钠的另一个重要来源，骨汤也是。它们提供了一系列矿物质，可以稳定电解质，恢复肾脏平衡，而且没有一点点毒性。

对酸的渴望

酸味可以使身心平静，据说可以将肝脏能量（如愤怒和沮丧的情绪）排出体外。它对应的元素是木元素。现代生活的许多方面都在侵袭肝脏这个极其重要的器官，而它是我们体内巨大的过滤器。我们扔给肝脏的那些东西，如食物和环境毒素，导致它疲惫不堪！肝经掌管我们的情绪，所以当肝瘀血加剧时，我们很快就会被驱使着做出不合理的行为。"路怒症"、暴力、紧张……环顾四周，你可以在生活中发现很多这样的情况。当肝脏平衡时，它可以让我们的身体排毒，并帮助我们克服不良的情绪。酸味可以从苹果醋、梅子醋、柠檬和发酵的泡菜中获得。下次吵架的时候，你或许应该停下来，深呼吸，喝点儿苹果醋，或者做纳沙医生在运动或桑拿后最爱做的事情——喝一口发酵泡菜的汁。

对辣的渴望

最后但同样重要的味道是辣味。辛辣的味道可以清除体内的寒气，它与肺能量紧密结合在一起。肺与悲伤、失落以及金元素有关。肺功能障碍可能表现为过敏、咳嗽、身体疼痛、出汗少和呼吸困难。很多人在生病的时候都会喝一大碗辣汤，汤里有生姜、大蒜、胡椒、葱等，这些都是中医中适合养肺的食物。在备感压力的时候，探索自己对食物的渴望，了解让自己愉悦的主要驱动力，同时认识到，食物也与其他的体质要素紧密相关。几千年来，中医和阿育吠陀医学将情绪、食物、器官系统、电导或电阻与体质失衡联系起来。这种观点提供了另一个线索，揭示了潜意识的价值和机

关于情绪的实验室检测

甲状腺功能低下可能是导致抑郁、焦虑和疲劳的主要原因。同时，甲状腺方面的专家也会检查患者的甲状腺抗体，这是一个好消息。现在你知道我们为什么强烈建议患者对 MTHFR 或维生素 D 受体等 SNP 进行基因评估，尤其是在患者存在情绪失衡的问题时。最后，由于乳糜泻的高患病率及其与抑郁症的关系，我们也建议患者与医生沟通一下相关检测事宜。我们发现次时代实验室提供了迄今为止我们见过的最全面的腹腔检测。

制，而这些往往在你的生活中起着主导作用。

◎ 用癌症代谢疗法调节身心

我们喜欢问患者的一个问题是，你的动力是什么？在现代忙碌、压力大、充斥着社交媒体的生活中，许多人已经远离了他们真正喜欢的活动和人。但是请想一想：如果你有一天空闲的时间，你会做什么？你有什么爱好？是什么给你带来了人生的意义和目标？癌症给了你机会去找到你的社会支持团体、你的激情、你的真实生活，并全身心投入。癌症诊断可以帮助你非常清楚、快速地了解对你来说什么是最重要的。

当生命即将结束时，人们的一个共同想法是，希望自己曾花更多的时间与所爱的人在一起。当他们越来越接近深渊时，他们发现除了爱，其他一切都不重要。纳沙医生已经见证了数百位这样的患者，他们将自己的身体状况映射到精神状态上，这给她留下了一个印象：爱能够让人平和和不再恐惧。爱是恐惧的解药。恐惧让我们无法爱自己和他人，并让我们的身体产生自身免疫。但爱能战胜恐惧。当爱这种"化学物质"在我们体内释放时，我们感到自己和他人紧密相连，感到安全、信任，并且能够面对任何逆境。我们必须重新审视我们几十年来所采取的"对抗"和"杀死"癌症的方法。因为当我们这样做的时候，我们实际上是在与自己战斗，因为癌症就是我们自己。学会倾听癌症试图教给我们的东西通常是最有效的办法。癌症渴望自爱，渴望联系，渴望营养。

你若想深入了解自己的内心，凯丽·布罗根（Kelly Brogan）的《你自己的思想》（*A Mind of Your Own*）、劳伦斯·乐山的《癌症是转折点》、布鲁斯·利普顿的《信念生物学》和利·福特森的（Leigh Fortson）的《拥抱、释放、治愈》（*Embrace, Release, Heal*）等书将为你阐释一些压抑的问题、信念和观念，它们可能抑制你滋养自己的能力。此外，不要忽视联系的重要性，这种联系可以通过冥想、祈祷和社会支持团体来培养。为自己发声，不要坐视不理。研究发现，积极参与治疗的患者会提出所有的问题并得到他人的意见，大声说出自己的需求和担忧，拥有强大的社会支持，其存活率和康复率比那些被动的患者更高。我们也看到，有些患者会将"癌症"的标签紧紧贴在自己身上。请不要让这种情况发生。你的生活不只有你的疾病，所以不要让它完全消耗你的生活。把你的约会日程安排得满满的，花时间去呼吸、微笑，甚至大笑，感受落在脸上的阳光。好好享受你的生活吧。以下是一些可以帮助你实现精神和情绪健康的其他建议。

◎ B族维生素：线粒体的必需品和天然镇静剂

我们已经讨论了B族维生素（包括维生素B$_{12}$和叶酸）在体质要素中的作用。老是提到B族维生素是有原因的，因为它们帮助身体将碳水化合物转化为葡萄糖，以及代谢脂肪和蛋白质。它们还帮助身体对压力做出反应，并参与预防细胞压力。B族维生素中的全部8种物质在维持线粒体功能方面都发挥着重要作用，缺乏其中任何一种物质都会损害线粒体。[18] 这意味着在缺乏B族维生素的情况下，新陈代谢和线粒体功能会受到损害。有证据表明，线粒体功能障碍与大脑功能异常和抑郁症等情绪障碍有关。[19] 因此，抑郁症与癌症一样，是一种代谢性线粒体疾病，只能通过一种方法成功治愈，那就是治疗性饮食疗法。

除了对新陈代谢必不可少之外，B族维生素中的个别成员在神经递质生成中也起重要作用。维生素B$_6$是多巴胺、血清素和一种名为γ-氨基丁酸的神经递质的生成过程所必需的。γ-氨基丁酸可以促进放松，并减轻压力和焦虑。γ-氨基丁酸被大众吹捧为"焦虑氨基酸"，是促进我们身体安定的物质。为了达到安定的效果，你可以吃富含维生素B$_6$的食物（包括鲣鱼、鸡肉、彩椒、胡萝卜、香菇和菠菜），而非吃药片。

◎ 不要忘记运动

运动可能是改善情绪最强大的天然"药物"。许多临床研究清楚地表明，除了改善线粒体功能外，运动还具有深远的抗抑郁作用。这些研究证实，更多地参与运动与焦虑、抑郁和不适症状的减少密切相关。这种效果可归因于内啡肽的增加，而内啡肽与情绪直接相关。事实上，一些研究人员发现，对于抑郁症，运动可能比药物治疗更有效。更多地关注恢复性运动，例如在大自然中散步、做瑜伽、打太极拳和练气功，有助于改善情绪。

◎ 写食物-情绪日记

意识就是一切，记录下你的食物和情绪，有助于你明确吃什么和为什么吃之间的联系。记录内容包括：你吃了什么；一天中的什么时间吃；你为什么吃（因为饿了、累了或无聊）；消化情况（腹胀、腹痛，或正常）；肠道变化（大便中有未消化的食物、大便太稀，或便秘、有痔疮）；睡眠模式（盗汗、难以入睡或难以保持睡眠状态）；能量水平（吃完饭后想立即小睡或感到焦虑）；身体症状（关节疼痛、头痛、皮肤溃烂）；感受和想法。你的思维是迟钝的还是敏锐的？你是否感到平静和满足，或者感到焦虑和不安？那一碗包含草甘膦的麦片是否让你感到肿胀、疲劳和不满足，促使你在一小时内摄入更多碳水化合物？富含新鲜蔬菜的丰盛的自制鸡汤能否缓解你的身体疼痛并温暖你的心，同时让你感到满足？你将再次倾听你的细胞发出的声音，并且开始重视它们试图告诉你的事情。

在几周内观察这些可以提供很多有价值的数据。随着时间的推移，你还可以开始将身体和情绪症状联系起来。它们是相辅相成的。在你的饮食-情绪日记中，除了记录你吃的食物，你还要注意以下几点：家里发生了什么？你感到被大家支持了吗？你在努力照顾自己的同时，也在照顾你所爱的人吗？你或你父母有过童年创伤吗？你进行过冥想或修行吗？你为自己的目标而活吗？这些问题是如何表现或被抑制的，往往表现在我们与饮食和情绪的关系中。记日记的过程有助于释放积累的情绪，让你意识到自己的感受，并让你明确是否在用食物或酒精进行自我治疗。

◎ 培养与食物的情感联系

阿育吠陀医学断言，一个人种植、照料、收获农作物和准备食物时的精神状态，对他如何吸收营养并将其用于保持健康和活力至关重要。我们强烈建议你与当地农民联系，种植自己要吃的食物，烹饪时培养幸福感。重新构建起联系，把你餐盘中的食物与食物产生的整个过程联系起来。通过遵循我们在本书中提出的饮食法，你的情绪自然会开始平衡。当然，我们并没有承诺提供一个神奇的解决方案，但多年来，我们的许多患者在停止摄入麸质后已经能够停用抗抑郁药（但请记住，务必向你的医生咨询，因为这还需要特定的营养支持！）。简单地说，食物控制情绪。

也许你想知道下一步该做什么：去超市或安排一次治疗。我们知道，有很多信息需要你去归纳和消化。这一次，抛开压力，迈出这一步吧。阅读本章后，你可能意识到你首先需要关注你的情绪状态。当我们让患者猜测是什么导致他们的癌症时，他们中的大多数人都指出可能是情绪或压力事件。我们鼓励你关注你的情绪。

在下一章也是最后一章中，我们将本书的所有建议整合起来，为你提供我们多年来一直建议患者采取的策略和步骤。此外，对应10个体质要素，我们分别列出了配方以帮助你入门。所以，让我们去厨房吧，这里是癌症代谢疗法的核心。我们会在厨房里，将癌症代谢疗法从理论转化为实际的烹饪。

第十三章

在厨房里调控体质要素

你吃的食物可以是最安全、最有效的药物，也可以是慢性的毒药。
——安·威格莫尔（Ann Wigmore），
健康倡导者，波士顿希波克拉底健康研究所创始人

如果一个人没有吃好饭，他就不能好好思考、好好爱、好好睡觉。
——弗吉尼亚·伍尔芙（Virginia Woolf）

到现在为止，有些人可能已经被本书中的所有信息搞得晕头转向了。但请你相信，我们介绍的还不到这个话题所涵盖的所有信息的一半，我们也没有介绍完与十大体质要素相关的其他方法，所以一些人可能还有挥之不去的疑问。这都是正常的。我们举办多次的静修营结束后的反馈通常是，信息量太大了，参与者需要回家吸收所有信息。而这正是我们希望你做的。但我们也想提供一些方法和秘诀，帮助你整合它们和付诸实施。也许你已经准备好立即深入研究我们建议的一切，或者你打算一步一步来。无论哪种方法，只要适合你，你就付诸行动。你要选择你内心认为正确并且不会对你造成压力的方法！

如果你已经准备好开始实施我们概述的所有方法，那么是时候进入厨房——它也是你的家庭药房。正如希波拉底所说，在厨房中，你可以准备你的日常"药物"，也就是你的食物。

我们的目标一直是促使和教育患者（以及他们身边的人）开始积极改变他们的饮

食。当然，制作的食物必须味道好，制作过程必须让人感到愉悦。综上所述，在这最后一章中，我们概述了一些有助于你开始改变的方法，以及一些有助于你成功遵循我们在本书中推荐的饮食法的关键原则。在本章的末尾，我们总结了10个配方，它们和前面与体质相关的10章一一对应，这样便于你开始应用癌症代谢疗法。归根结底，你是自己最好的医生，吃得好你就会感觉好。现在，这段全新的饮食之旅需要你迈出第一步，我们会在这里提供一些有助于你开始行动的实用方法。

◎ 开始行动吧

最重要的是，不要把改变饮食当成一份工作或乏味的事情，而要使它有趣。你可以参加生酮饮食烹饪课程，或者组织一个晚餐活动小组或配方交换小组。对你来说，弄清楚"引起改变的是什么"是一次积极的体验。如果饮食上的改变让你痛苦不堪，那么它们就不会起作用。你必须全神贯注于这项活动。当然，许多患者在自我感觉更好、看起来更好时，以及他们的检测结果改善时，他们真的会备受鼓舞。纳沙医生每月为癌症活动期患者做检测以监测他们的身体对饮食变化的反应。如果你开始生酮饮食，那么每天检测你的血糖和酮类相关指标很重要，而且可以起到激励作用。然而，如果检测让你感觉不堪重负（对某些人来说确实如此），那就不要检测！让别人知道你的目标并支持你，你就不太可能屈服于压力。如果你家里的每个人都支持你，改变饮食的整个过程就会顺利。你需要周围所有人都来支持你，所以快去培养强大的社会支持团体吧。

你身边一定有很多人想给你帮忙，为你和你的看护者做饭，所以我们建议你给他们发电子邮件或信件，让这些好心人知道哪些食物应该关注，哪些应该避开，并发几个配方（可以使用本章末尾的配方！）来指导他们。当人们花很多时间为患癌症的人准备一顿充满爱意的晚餐时，那一定是难以拒绝的。所以，你应该让大家提前做好准备，让他们知道哪些食物是你的治疗性营养计划允许你食用的。接下来，制订你的营养计划，清理你的厨房，然后在厨房里储存一些具有治疗功效的食物吧。

◎ "7P"原则

别忘了"7P"原则：优先（prior）、适当（proper）、计划（planning）、预防

（prevent）、小便（piss）、糟糕（poor）、表现（performance）。你得有一个计划，否则你会发现，当你饿了的时候，你会脾气暴躁，然后你会奔向一家餐厅。制订长期的饮食计划，或者至少一天制订一个饮食计划，不仅是有帮助的，而且是必不可少的，特别是在你刚刚开始改变饮食的时候。人们说养成新习惯需要3个月的时间，所以给你自己一些时间吧！一开始，你可以制订周计划，在记事本上写下本周剩下的6天晚餐吃什么。更棒的做法是，晚餐多做一些，剩余的留作第二天的午餐。大多数人早餐一般总是吃一到两样同样的东西，但你一定要按季节轮换食物。你可以根据你的饮食计划列购物清单，每周或每月一次，翻翻你最喜欢的有关生酮饮食和原始饮食的烹饪书，以及你想尝试的那些被标记过的菜肴配方。被标记过的配方很容易被找到。

　　我们建议你订阅几本美食杂志和烹饪杂志，或者在网上搜索与生酮饮食或原始饮食相关的博客。但不要花太多时间在电脑上，每次最多30分钟。我们喜欢这类杂志和博客上的菜肴配方和生活小贴士，它们可以让你感觉到你并不是唯一使用这种新型饮食法的人。你可以为不同的餐点在你的电脑上创建文件夹并进行存储，或者用你喜欢的方式来整理它们。只要适合你就行。无论用哪种方式，新的菜肴配方都会为你的烹饪带来灵感。等你制订好了计划，就是时候把你的厨房变成美食家的天堂了！

◎ 清理与储存：厨房"排毒"

　　花一个下午或几小时的时间，清理你的冰箱、冰柜和食品柜。然后，确定不需要的食物将去哪里（捐赠点、朋友家、垃圾箱等），并为不同的目的地准备盒子或袋子，将食物打包好。我们建议把所有的食物都拿出来，使用无毒清洁剂把整个厨房打扫干净。随身携带记事本，列出需要更换的食物清单（例如，含高果糖浆的番茄酱需要更换为无糖的番茄酱）。阅读所有食品包装上的成分标签，并遵循两条原则：一，丢掉商店购买的、含有5种以上配料的包装食品；二，如果食品配料中有你不认得、不知道是什么的东西，或者它不是食物（如化学品、防腐剂、添加剂等），就扔掉这样的食品。

把这些食品从冰箱和冰柜里清理出去

汽水和其他含糖饮料： 包括果汁、维生素饮料、酒精饮料、普通汽水、无糖汽水等。含糖饮料是导致体重增加的罪魁祸首，这类隐藏的糖分还会导致糖尿病和癌细胞生长。

非有机/非草饲动物的肉制品： 所有动物性食物和副产品都应该是来源清洁的（即有机、草饲的，牧场饲养的，不含激素、抗生素、硝酸盐等）。清理掉添加了硝酸盐的培根或香肠等肉制品。

包装食品： 包括含麸质的包装食品（如饼干、麦片、意大利面、百吉饼、比萨、面包），或任何含有 5 种以上配料或任何含有你不认识的配料的包装食品。含有麸质、大豆、玉米、味精、糖或防腐剂的调味品也必须丢掉。阅读所有调味品的成分标签，并参考后面的表 13.1 "要避开的配料"。

非有机乳制品和鸡蛋： 非有机乳制品（包括白干酪和酸奶）可能含有重组牛生长激素，而重组牛生长激素与癌症有关。非有机和非草饲的鸡生的蛋含有较高含量的 ω-6 脂肪酸（炎性脂肪）。丢掉非有机鸡蛋和所有黄油替代品。

非有机蔬果： 水果和蔬菜应该始终购买有机的，特别注意避开那些被列入"十二污染物"清单的水果和蔬菜。

糖和含糖食品： 包括白糖、红糖、龙舌兰糖浆、玉米糖浆、蔗糖浆、加工蜂蜜、糖果、糕点等。任何含有添加糖（天然糖是水果中的糖）的食品都应该清理掉。

豆类和大豆制品： 目前市场上的大豆大多是转基因的，对人体的免疫系统有害。而且一般来说，豆类的淀粉含量很高，凝集素含量也很高，所以豆类很难被人的肠道消化。因此，你最好吃有机的和发酵的大豆制品。

炎性脂肪： 包括常见的精制食用油，如非有机的（通常是转基因的）菜籽油、玉米油、大豆油、花生油和食用油喷雾等。

◎ 打造无毒厨房

下一步是打造一个不仅使用方便、库存充足，而且没有毒素的厨房。因此，当你把所有不健康的食品都清理出去后，你就需要仔细检查你的烹饪用具、小工具、存储容器和包装产品了。食品储存容器和包装产品大多是塑料的，如保鲜盒、保鲜袋和保鲜膜等，它们可能含有双酚A和其他致癌的内分泌干扰化学品。请考虑改用玻璃瓶储存食物，改用可重复使用的袋子，用锡箔替代保鲜膜。接下来，检查你家的清洁产品。正如我们在第五章中讨论的，清洁产品可能是你家里毒性最强的产品。清洁剂中包括二乙醇胺、三乙醇胺和1,4-二噁烷在内的成分会导致癌症和激素紊乱。使用结实的海绵和简单的清洁材料，如水、液态橄榄皂、醋、柠檬汁、精油以及用于擦洗油脂和污垢的小苏打。至少选择购买那些以植物性原料为基础和可生物降解的清洁产品。

表 13.1　要避开的配料

配料	产品和不良影响
人工甜味剂（如糖精、阿斯巴甜、乙酰磺胺酸钾和三氯蔗糖）	存在于酸奶、汽水、无糖食品、口香糖、减肥产品等中。对肾脏、肝脏和大脑都有严重的不良影响。每年向美国食品药品监督管理局报告的食品不良反应中有95%由此造成。导致头痛、肠易激综合征、焦虑、癫痫等
人工色素	存在于糖果、谷类食品、果汁饮料、运动饮料、通心粉、奶酪、糕点等中，包括蓝色1号、红色3号和黄色6号等。与患癌风险增大、甲状腺癌和行为障碍有关
人工乳化剂（如单甘油酯、二甘油酯、大豆卵磷脂等）	使液体稳定保持乳液状的物质，尤指用于稳定加工食品的食品添加剂，会损伤肠道
人工香精	用于包装食品和预制菜中。是模仿天然风味的化学混合物，可由数百种化合物（或酯）构成，可导致过敏
苯甲酸盐防腐剂（如二叔丁基甲基苯酚苯、丁基羟基茴香脑、特丁基对苯二酚）	谷类食品、口香糖、薯片等含有的防腐剂会影响神经系统、改变行为，并有可能致癌
高果糖浆	用于番茄酱、沙拉酱等调味品和糖霜等加工食品中。是糖尿病和体重增加的主要原因。会导致胰岛素水平大幅升高

接下来要检查你家的锅碗瓢盆。不粘锅内表面涂有一层名为聚四氟乙烯（也称特氟龙）的合成聚合物，它是剧毒物质。有不粘涂层的厨具在高温下释放的化学物质产生有毒烟雾，这些烟雾与新生儿出生体重轻、胆固醇水平升高、甲状腺激素水平异常、肝脏炎症以及免疫功能减弱有关。我们建议使用铸铁或不锈钢的厨具。

我们的饮用水和烹饪用水需要经过检测，这一点很重要。美国公共饮用水中存在100多种化学物质，包括抗生素、其他抗菌剂、雌激素类固醇、抗抑郁剂、钙通道阻滞剂、化疗药物等。我们建议在家里安装活性炭过滤器或净水器。洗澡用的水同样应该经过净化。此外，大多数塑料水瓶都含双酚A，因此请改用不锈钢水瓶或玻璃水瓶。如果你家使用的是井水，请每年检测井水中的重金属和矿物质含量。

拥有合适的厨房用具和小工具将使准备工作和烹饪变得容易得多。我们建议的厨房用具和小工具包括：

- 食品加工机（用于搅拌、研磨、切片和切碎）；
- 高功率搅拌机（基本上作为榨汁机使用，可以保留果肉，让你获得更多的纤维素；还可以制作坚果奶、坚果酱等）；
- 食品脱水机（用于制作干果、面包干以及烘干多余的蔬菜）；
- 慢炖锅（让烹饪变得轻而易举；只要提前放入食材，到晚餐时汤就做好了）；
- 垃圾回收和堆肥设备（为了我们的地球，请在你的厨房、车库或储藏间腾出空间来将玻璃、罐头、塑料和纸张等垃圾进行分类；可以在厨房操作台上放一个小型厨余堆肥桶，用来收集有机农产品残渣、咖啡渣、有机茶渣、蛋壳等，并用制成的肥料给你的菜园中的农产品施肥）。

◎ 填满你的冰箱、冰柜和食品柜

你去超市的时候，主要目标是新鲜和冷冻的有机蔬菜、低糖水果和新鲜草药。这些应该是你日常饮食中的主要食物，也应该是你冰箱里的主要食物。理想情况下，你应该在冰箱里放一些十字花科蔬菜（如西蓝花、抱子甘蓝、卷心菜等）、绿叶蔬菜（芹菜、菠菜等）、葱蒜类蔬菜（如洋葱、大蒜、韭葱、大葱等）和其他蔬菜。有机浆果和青苹果都是极好的低糖水果。接下来"上榜"的是有机草饲肉类、野生鱼、有机饲养的鸡和鸡蛋、不含防腐剂的贝类，以及不含硝酸盐的有机培根和香肠。预先准备好骨汤以便随时使用，骨汤可以是现熬的，也可以是提前熬好并冷冻的。

发酵食品和来源清洁的调味品（酸菜、泡菜；无麸质、无糖、无防腐剂的有机芥末酱、番茄酱、莎莎酱和浆果酱；椰子酱油、腌制橄榄、蛋黄酱、辣根、山楂和番茄干）都是很好的食材。坚果、种子及相关的粉、奶和酱也应储存一些。暂时不用的坚果和种子应该储存在玻璃瓶里并放入冰箱冷冻以保鲜。山核桃、核桃、澳洲坚果、巴西坚果、杏仁、奇亚籽和亚麻籽都应该买一些备用。橄榄油、椰子油、鳄梨油和MCT油等可以与苹果醋、切碎的大蒜和芳香植物混合在一起，制成便捷、低糖的沙拉调味汁。可以储存一些的健康饮料，包括用玻璃容器装的起泡水、自制冰绿茶、康普茶、自制乳酸酒，以及添加了草药（如姜黄）的自制坚果奶。

你可以在食品柜里存放一些罐装全脂椰奶（不含卡拉胶）、野生金枪鱼和沙丁鱼、无糖意大利面酱（最好是玻璃罐装的）和橄榄。在家里储存一些干燥的芳香植物、干蘑菇、香料和茶叶等也很重要。茶叶、罗勒、牛至、姜黄、孜然、咖喱粉、香菜籽、香叶、百里香、迷迭香、肉桂、肉豆蔻、辣椒、龙蒿等都是你需要的！（你可以批量购买，然后分装在小瓶子里，这样比较省钱。）适合你的烘焙原料包括小苏打、香草荚、可可粉、坚果粉和椰丝等。你还可以购买海洋蔬菜（包括紫菜、裙带菜和海带等），这些都可以用来做汤。正如你所看到的，有这么多低糖和适合生酮饮食的食物可以购买。现在，你的厨房已经被你清理干净，储备了营养丰富的食物。接下来，让我们总结一下有史以来最有效的抗癌饮食法的原则。

◎ 癌症代谢疗法的原则

在前面的每一章中，我们都讨论了许多你可以吃的食物和许多你需要避开的食物。贯穿大部分章节的关键建议是进行低糖、生酮的饮食，以及进行间歇性禁食。禁食对癌症治疗有非常多的益处。但对刚刚开始进行生酮饮食的你来说，成功改变饮食习惯的首要秘诀是将关注重点放在你应该吃的食物上，而非你应该避开的食物上。只注意有许多食物不可以吃会让你觉得自己受到了限制，不知道应该吃什么。相反，我们希望你把自己视为健康大使。你已经了解了一种有效的、可以预防或帮助控制癌症的新疗法——饮食疗法。记住，没有适合所有癌症患者的抗癌饮食法。每个人都有独特的遗传密码，有不同的体质，患不同的癌症。这就是我们的饮食疗法无与伦比的原因。遵循这种方法有3个核心原则：食用低糖食物；食用高质量的食物；食用当季的、多样的和植物营养素丰富的食物。因为戒糖类似于戒毒，所以我们花了一些时间，为那些需要循序渐进地戒糖的人设计了分层级的阶梯式方法。现在，卷起袖子开始吧。以下是你需要关注的内容。

◎ 开始低糖饮食的阶梯式方法

这种方法的首要目标是从你的饮食中去除所有的糖和碳水化合物，除了蔬菜和低糖水果。我们总是建议那些患有活动性癌症的人遵循生酮饮食法来阻止癌症发展。（有关生酮饮食法的更多细节请参阅第四章。）与此同时，对那些需要一步一步来的人，或者那些感到不知所措的人，我们设计了分为3级的阶梯式方法，引导他们轻松地开始生酮饮食。无论你准备从哪一级开始减少饮食中的糖和碳水化合物，你都要记住——每一口食物都很重要。

第一级是剔除"白色物质"——白糖和白面粉（这其实应该是每个人都要努力做到的）。

第二级是去除含麸质的谷物，因为它们对血糖、基因、免疫系统、炎症和情绪平衡有严重的负面影响。更不用说，吃两片全麦面包相当于吃2汤匙糖。[1]

第三级是去除所有谷物、豆类和其他淀粉含量高的食物，取而代之的是蔬菜。这就让人们进入了低糖、植物密集型、有治疗作用和古老的原始饮食的世界。对那些病情有所缓解的人、早期癌症患者和希望预防癌症的人来说，这一级是个很好的落脚点。这就是纳沙医生和杰丝医生主张每个人遵循的饮食方式。仔细看看这3个层级，你可以知道哪一级最适合你作为起点，或者明确你是否已经准备好开始生酮饮食。

第一级：剔除"白色物质"

如果你刚刚开始改变饮食、之前一直在进行标准的美式饮食、血糖水平波动大，或者你觉得自己对改变饮食缺乏动力和意志力，那么这就是你要走的第一步。如果禁止吃某些食物让你觉得太严苛了，那么我们建议你先采用"排挤法"，即逐渐增大蔬菜的食用量（这会对你的体质产生积极的影响），这样做就挤占了不太健康的食物的空间。记住，没有什么是不可能做到的。

在第一阶段，杰丝医生让患者从记录他们的糖摄入量开始，为期3天——不需要改变饮食。你需要阅读所有的食品成分标签，并记录一天吃了多少糖和喝了多少糖

（包括水果和咖啡中的糖）。等你对自己的糖摄入量有了了解，你就以此为基准，每3~7天减小10%~20%的糖摄入量。因此，假如你每天吃150 g糖，7天内你需要把摄入量减小到120 g。最终，你希望你的糖摄入量为每天20~40 g或更小。通过慢慢减小糖摄入量，你可以避免停止摄入碳水化合物带来的不良影响，包括疲劳、头痛、易怒和其他令人不快的症状。一旦你度过了可能持续3周或更长时间的戒断期，你就不会真的想念糖了。是的，这是真的。关于这一点，我们从患者那里听了一遍又一遍。你的味蕾会发生变化，以前好吃的东西会变得太甜而让你难以下咽。从避开任何含有白面粉和白糖的食品和饮料（如糖果、蛋糕、饼干、冰激凌和汽水等）开始（参见表13.2）。这里有几个戒糖的小贴士。

不要在家里存放含糖的食物。就像酗酒的人不能把酒放在家里一样，你也不能把糖放在家里，因为诱惑太大了。若要吃，只准备一份的量足矣。如果客人带着富含糖分的食物来你家参加聚会，一定要确保他们离开时带走这些食物。

不吃玉米。既然加工食品中的许多糖来自玉米，你就最好避免食用玉米。我们曾遇到过一些不吃糖但报告说吃了一整罐玉米粒的患者，但不确定他们的这种渴望是从哪里来的。如果你吃了很多糖，很可能你也对玉米过敏。

摄入更多的蛋白质。蛋白质有助于保持血糖水平稳定，从而减少食欲。蛋白质还有助于形成消化和肠道愈合所需的酶，以及5-羟色胺等神经递质。早餐吃鸡蛋很不错，或者喝骨汤和吃泡菜（对鸡蛋敏感的人可以这么做）。如果这听起来有点儿麻烦，不妨考虑一下早餐吃肉和蔬菜，或者用坚果和种子制作的生酮麦片（参见本章末尾的配方）。

第二级：去除含麸质的谷物

当你觉得自己已经达到了第一级，并准备好进一步降糖，你就可以开始踏上第二级了。这里需要记住的重要一点是，这种饮食方式与传统意义上的饮食方式相距甚远。你需要一直做出改变，如果你想成功，就得坚持下去。我们的患者通常会问需要保持多长时间的无麸质和无糖饮食，答案是永远。因此，在你觉得自己准备好之前，不要上第二级。

表 13.2　第一级的替代品

高糖食品、饮料	可口的替代品
加糖浆、奶油和 / 或糖的咖啡饮料	有机咖啡，添加了全脂罐装椰奶（不含卡拉胶）、香草精和少量肉桂粉
甜甜圈或糕点	杏仁粉麦芬或椰子粉松饼
谷物棒	草莓配可可粒和打发的椰子奶油
冰激凌	奶昔配无糖杏仁奶、浆果、巴西坚果、冰块、罗汉果甜味剂和乳清蛋白粉

现在，你已经学会了如何戒糖，下一步就是减少你的饮食中以谷物形式存在的碳水化合物，特别是含麸质的谷物。无麸质饮食法并不是时髦的新型饮食法，正如你在整本书中所看到的那样，食用小麦对我们的体质具有令人难以置信的破坏性。

无麸质饮食的注意事项

刚开始你可能感觉有点儿混乱，不知道从哪里开始。人们会说"麸质无处不在！"，但我们可以向你保证，并非每种食品都含麸质，正如本章前面的购物清单证明的那样。首先，去一趟健康食品商店。你可以在那里了解（和品尝！）许多无麸质食品。接下来，开始自己做饭。这很重要，是改变饮食习惯的核心。学会做饭会让你更容易养成良好的饮食习惯。考虑参加一个烹饪班，或者雇佣一位私人厨师，他可以告诉你一些基本知识。然后，培养正确的饮食意识，这也很重要：确定一天中的时间安排、要去的社交场合和你想吃的含谷蛋白的食物，并用新的习惯和规则取代它们。

让你的思维远离不能吃的食物，更多地关注富足、健康和创造力。告诉你自己你要做到戒除麸质，因为你想这样做，而不是因为你必须这样做。这是一个有利健康的选择，就像运动或食用有机食物一样。给你自己一个机会，让你成为一名教育者而非受害者。欢迎来到一个令人兴奋的美食新世界！购物时，请阅读所有食品包装上的标签！麸质可能存在于很多意想不到的地方（比如芥末、酱油和肉制品）。如果不确定食品的配料，你可以联系食品制造商以确认你喜欢的食品是否是无麸质的。

现在来说说不要做的事。对新手来说，那就是不要不吃饭。当血糖水平下降时，人们对高碳水化合物食物的渴望就会增加。刚开始的时候，可以考虑一天吃6顿，少吃多餐。接下来，不要因为某些食品不含麸质就认为它是健康的。市面上有许许多多含糖的、精加工的、不含转基因麸质的食品。最后，不要不知所措或害怕食物。有成百上千种不含麸质的食物可以吃。水果、蔬菜、肉类、鱼、坚果和种子都不含麸质！

外出就餐

对大多数刚开始改变饮食习惯的人来说，外出就餐时可能不知道要点什么。你可以在外出就餐之前吃点儿零食、喝点儿茶，同时享受朋友和家人的陪伴。你不一定只在吃饭时才能享受与他人相处的时光。与他人交流而非孤立自己对你的体质有帮助！你如果确实打算外出就餐，那么第一步是了解哪些配料可能隐秘地含有麸质（例如，许多酱油、酱料或任何加面包粉的东西），第二步是不点使用了这些配料的菜肴。我们还建议你提前在网上查看准备去的餐厅的菜单，或者提前给餐厅打电话询问。（你也可以早点儿去餐厅向餐厅经理咨询，他会告诉你哪些食物不含麸质）。

在点餐前告诉服务员你的饮食需求，并让服务员询问厨师某些菜肴是否含有麸质或者是如何制作的。（很多次外出就餐时，我们问服务员是否有专门炸薯条的炸锅，他们坚持说有，但当他们询问厨师时，才知道没有。）如果招待你的服务员似乎不太明白你的需求，你可以先和餐厅经理聊聊，之后再点餐。你要自信，不要怯于提出要求或修改你的选择。例如，你要的是米饭、玉米粥、土豆或蔬菜，而不是意大利面或蒸粗麦粉。向餐厅要求给你提供不含麸质的食物确实很难，但你要努力尝试，不要因为感到尴尬就难以坚持你的要求。餐厅的服务员不需要坐在化疗椅上，但你需要。所以，请说出你的要求。

第三级：低糖、营养密集型的原始饮食

从第二级到达第三级意味着从现代饮食转向一种更适合我们祖先和基因的饮食。它去除了自农业革命以来出现的所有食物。这一阶段是我们真正开始看到治疗效果的阶段——不仅对癌症，对所有慢性病都是如此。我们建议去除所有谷物，包括含麸质和不含麸质的谷物，以及所有豆类（扁豆、鹰嘴豆、黑豆等）、添加糖、乳制品，以及所有普通的加工食品。我们推荐食用天然的、以植物为基础的食物，以及高质量的蛋白质和健康的脂肪。我们努力让我们所有的患者都吃这样的食物，他们如果没什么不适的反应，就会开始转向生酮饮食。

　　第三级饮食包括非常多的蔬菜。事实上，我们建议每天至少食用10种不同类型的蔬菜，包括至少2种深色绿叶蔬菜（如菠菜和芹菜）、2种十字花科蔬菜（如花椰菜和卷心菜）、2份葱蒜类蔬菜（如大蒜、洋葱或韭葱）、2份蘑菇、1份发酵蔬菜，还有1份其他蔬菜（包括茄子、洋蓟、彩椒、芦笋、番茄等）。关于第三级饮食，需要注意的关键一点是，碳水化合物只应来自蔬菜或低糖水果，如浆果、苦瓜和青苹果等。

　　这一阶段的饮食的纤维素含量也非常高。大多数人都会通过这种饮食减重。虽然这可能让家人感到不安，但你现在应该知道危险的代谢性减重（恶病质）和治疗性减重之间有很大的区别。市面上有一些非常好的烹饪书可以帮你入门，包括黛安·桑菲利波（Diane Sanfilippo）的《21天戒糖》（*21-Day Sugar Detox*）和简·巴瑟勒米（Jane Barthelemy）的《早安，原始饮食》（*Good Morning Paleo*）。开始原始饮食有很多方法和秘诀。首先，烹饪蔬菜要有创意：花椰菜可以做得像米饭一样；南瓜和西葫芦可以做成好吃的面条。蔬菜应该是主食。沙拉可以用蛋白质丰富的食材制作，比如用洋蓟叶蘸肉肝酱。使用酱汁就是我们的秘诀。吃过一阵子之后，鱼和蔬菜就会变得没有吸引力，但是用茴香酱或红酒蘑菇酱来调味，会让菜肴变得十分吸引人。我们鼓励大家进行创新，比如用卷心菜叶包其他食物，用南瓜做千层面，或者用中式烹饪的方式炒芽菜。值得注意的是，使用不同国家的烹饪方式做饭可以为你的餐桌增加不同的风味，防止你吃腻了。

　　你可以去农贸市场买新鲜蔬菜，也可以自己种植，以便获得最新鲜、最好吃和营养最丰富的蔬菜。若让孩子们自己种蔬菜，他们更有可能吃蔬菜，更不用说这是一项美妙的户外家庭活动。 接下来，你如果没有患自身免疫性疾病并遵循相应的饮食法，请尝试用坚果和种子磨成的粉末制作食物。你可以用杏仁粉、榛子粉、栗子粉、葵花子粉和椰子粉制作松饼、面包和其他各种烘焙食品。你还可以用它们制作包裹鱼和鸡肉的酥皮。在用这些粉末制作烘焙食品时，尝试使用天然、低升糖指数的甜味剂，如新鲜甜菊叶、罗汉果、菊苣根、青苹果酱或蜂蜜。甜点是为节日和生日派对等特殊场合准备的，这些甜味剂含糖量低、味道浓郁，甚至还有一点儿治疗作用。

　　进行第三级饮食一段时间后，转向生酮饮食就不那么令人生畏了。生酮饮食要求减少蔬菜的食用量，使碳水化合物的每日摄入量接近20 g或更小，同时在某些情况下将脂肪的摄入量增大到大约120 g。（详细信息参见第四章。）

　　说到控制癌症，最有疗效的饮食是生酮饮食。我们已经在前面的几乎每一章中都解释了生酮饮食是如何起作用的：降低血糖、改善免疫功能、减少炎症、减少血管转移，并让你重新形成昼夜节律周期。我们希望你现在有了开始生酮的方法和动力。

◎　关注食物质量

采用癌症代谢疗法的第二个核心原则是选择有机的、可持续种植或饲养（根据生物动力学种植或饲养）的植物、动物及其副产品作为食物。是的，我们知道有机食品价格不菲。1985~2000年，美国水果和蔬菜的价格翻了一番，鱼的价格上涨了30%，而糖和含糖食品的价格下降了25%，汽水的价格下降了66%。由于国家补助的关系，美国的西蓝花比胡椒还贵，这太可怕了！然而，我们告诉患者的是，有时需要看看预算，然后问自己这样的问题："有药用价值的食物和新衣服，哪个更重要？"这可能需要你重新审视你的消费结构（奇怪的是，有时最富裕的人很难在食物上花更多的钱）。我们可以告诉你的是，杰丝医生每个月花在食物上的钱比要还的房屋抵押贷款还多。

正如我们在整本书中讨论的那样，用传统方式饲养的动物毒性大，不宜食用。这些动物被喂以激素、抗生素和转基因饲料，因此肉中能引发炎症的ω-6脂肪酸的含量非常高。这不是最好的选择。我们建议选择100%牧场饲养的动物及其副产品。动物副产品，包括鸡蛋和生奶酪（如果乳制品在你的食物清单中）应该来自这些动物。（记住，如果你的铁蛋白水平高，你就要避免食用红肉。我们的个性化饮食可能在很多方面与其他人不同，这取决于患者的基因和实验室检测结果。）

我们知道吃蔬菜和低糖水果有助于预防癌症。200多项流行病学研究发现，水果和蔬菜的低消费量与癌症存在一定的联系。当饮食中没有关键的微量营养素和植物营养素时，DNA修复功能和免疫功能就会受损。我们还知道，在蔬菜和水果的生长过程中使用的杀虫剂会导致癌症。2012年，美国儿科学会发表声明，敦促儿童减少接触杀虫剂，因为杀虫剂会导致脑瘤和急性淋巴细胞白血病的患病风险大幅度增大、智力下降，以及与注意缺陷多动障碍和孤独症有关的行为障碍。[2]

然而，尽管杀虫剂对健康的不良影响有据可查，但近几十年来，它们的使用量增大了近25%。据估计，每年有4.5亿千克杀虫剂被应用于美国的农场、森林、草坪、花园和高尔夫球场。我们持续低剂量接触这些毒素会增大基因突变的风险、减弱我们的免疫功能、导致炎症，并在我们体内引发氧化应激反应。在预防和治疗癌症方面，选择有机或生物动力学饲养的农产品非常关键。

◎ 季节性、多样化、植物营养素密集、准备得当

请考虑根据季节改变你的饮食。无论是从预防癌症的角度还是从治疗癌症的角度来看，这都是有益的。从逛当地的农贸市场开始，看看你所在地区有哪些食物。你要了解当地的农产品，了解你的食物。春天和夏天多吃鱼、蛋、蔬菜和水果。秋天多吃红肉和家禽，以及花园里仍在生长的草本植物和十字花科蔬菜。冬天是进行生酮饮食和禁食的季节。

对很多人来说，在节日期间抑制对甜食的渴望是一大挑战，但是吃甜食与我们应该做的背道而驰！我们极力鼓励你开创新的家庭传统，不要吃含糖量太高的甜点。春天是万物更新的时候，你可以用绿色植物来帮助消除冬天积累的脂肪，还可以帮助身体排毒。

你可能已经注意到，本书几乎每一章都提到了几种对体质具有强大改善功效的食物，比如洋葱、大蒜、姜黄、野生鱼、蘑菇、绿茶、西蓝花、欧芹和深色绿叶蔬菜。（请尝试每天吃这些。）请你形成季节性饮食的习惯。你要知道，当季食物的微量营养素和植物营养素含量比反季节食物的高。此外，如果进行高温烹调，这些食物的许多营养成分都会流失。因此，我们从不用150℃以上的温度烘烤食物，也从不用大火炒菜。

现在，我们将总结前面的10章，并为你提供与各章对应的配方，这样你可以开始用最有效的天然药物——食物来改善你的体质。为了方便，我们加入了不同章节提及的食物，设计出功效强大、植物营养素密集和适合生酮饮食的配方。好好享受吧！

◎ 保持基因健康

在介绍第一个体质要素的章节中，我们谈到了平衡氨基酸、叶酸和十字花科蔬菜的重要性。这些食物对基因健康的许多方面（包括DNA合成和甲基化）都至关重要，有助于调节健康基因表达的表观遗传过程。其他有益的食物包括骨汤和其他来源的天然蛋白质。在这里，我们设计了一款沙拉，它用到了许多被证明会影响几种癌症特征的超级食物。通常情况下，这道中东菜用的是大麦，但由于本书的主要建议是回到农

业革命之前的饮食习惯，所以我们用十字花科的花椰菜代替大麦。欧芹是这款沙拉中的主要草本植物，含有极强的植物营养素——芹菜素。事实上，这款沙拉中的每一种成分都具有抗癌的特性！

花椰菜葵花子欧芹沙拉

½ 棵花椰菜，粗略切碎	3 汤匙新鲜柠檬汁
3 汤匙冷压特级初榨橄榄油	3 汤匙姜黄
1 茶匙海盐	3 汤匙 MCT 油
2 杯平叶欧芹叶，切碎	¼ 茶匙红辣椒碎
1 杯香葱（或薄荷），切碎	1 杯樱桃番茄，每个四等分
2 个小洋葱，切成片	1 杯生葵花子
2 瓣大蒜，压扁，粗略切碎	1 茶匙黑胡椒
3 茶匙磨碎的柠檬皮	海盐，根据口味调节用量

　　把花椰菜切碎，让它看起来像米饭一样。把它放到一个大碗里，加橄榄油和海盐，混合均匀。在食品加工机中放欧芹叶、香葱、小洋葱、大蒜、柠檬皮、柠檬汁、姜黄和MCT油，开始搅拌，直到植物被粗略打碎。将混合物与花椰菜碎混合，再加入红辣椒碎，混合均匀。然后加入樱桃番茄、葵花子和黑胡椒，轻轻拌匀。如有必要，用海盐调味。

◎ 降低血糖

　　在关于血糖的这一章中，我们重点介绍了生酮饮食的细节，以及如何引导你的身体从依赖葡萄糖转向依靠酮体来茁壮成长。近75%的生酮食物应该来自油类、坚果、种子、富含脂肪的鱼类、鳄梨、椰子等。多年来，我们发现，对许多热爱麦片和吐司的患者来说，最困难的事情似乎是找到他们喜欢的生酮早餐。解决良方是：肉桂生酮燕麦片。这种麦片含有大量坚果和种子，它们提供了丰富的脂肪和植物营养素。添加肉桂是因为它对调节血糖有好处。这款麦片可以批量制作，可以作为早餐或者零食（可放在车里），这两点都增加了这个配方的吸引力。

肉桂生酮麦片

¼ 杯松子

¼ 杯山核桃，切碎

¼ 杯巴西坚果，切碎或切片

1 汤匙香草精

¼ 杯 MCT 油

3 汤匙肉桂粉

2 汤匙现磨亚麻籽粉

有时间的话，将山核桃和巴西坚果浸泡一整夜，但这不是必需的。如果山核桃和巴西坚果经过浸泡，就用清水冲洗干净。将山核桃和巴西坚果放在碗中，与MCT油、肉桂粉和香草精混合。将烤箱预热到140℃。将混合物放在烤盘上，铺成非常薄的一层。烘烤35~45分钟，每隔5~10分钟搅拌一次，直到坚果变脆。取出烤盘，加入松子和亚麻籽粉（可在咖啡豆研磨机中磨碎）。注意，这两种原料经过任何形式的加热都会氧化。冷却后，搭配椰子奶油和蓝莓享用。

◎ 排出毒素

在第五章中，我们谈到了禁食和桑拿对人体排出致癌物的作用，也强调了其他几种食物和草药（包括洋蓟和蒲公英叶）的排毒能力。我们在讨论第一阶段和第二阶段的排毒原理时，也阐明了蛋白质的重要性。这个配方使用清淡的鱼汤或骨汤作为原料来提供肝脏所需的蛋白质，并且添加了强效的绿色蔬菜和西蓝花芽。

春之绿浓汤

2 汤匙冷压特级初榨橄榄油

2 个小洋葱或红洋葱，切碎

5 杯鱼汤或有机鸡骨汤

1 杯切碎的蒲公英叶

1 杯切碎的甜菜叶

2 汤匙新鲜百里香或干百里香

1 个鳄梨，去核，切成丁

海盐和黑胡椒，根据口味调节用量

½ 杯西蓝花芽

在汤锅里加热橄榄油。加入切碎的小洋葱或红洋葱。加热5~7分钟，偶尔翻炒，直到洋葱变软。加入汤，煮到快要沸腾，然后把火调到中低火，煮5分钟。关火，加入蒲公英叶、甜菜叶和百里香搅拌，直至变软。不盖盖子，将汤静置10分钟。把汤倒入搅拌机，加入鳄梨，打成糊状。用海盐和黑胡椒给浓汤调味。撒上西蓝花芽，即可上桌。

◎ 肠道微生物群

正如我们在第六章中谈到的那样，我们体内的微生物群是我们免疫系统功能正常的关键要素，也影响着我们体质的其他几个方面。现代饮食一直含有较少的纤维素，而纤维素是对我们的微生物群最有利的食物。下面是富含纤维素的"微生物友好型"早餐（或者搭配沙拉作为午餐）。

芦笋韭葱蛋饼

1 整根中等大小的韭葱，切成片	¼ 杯新鲜罗勒叶
1 杯完整的芦笋，切碎	1 汤匙新鲜姜黄或干姜黄
4 汤匙 MCT 油	10 个牧草饲养的鸡生的蛋
½ 杯红洋葱	海盐和黑胡椒
¾ 杯澳洲坚果	

将烤箱预热到150℃。用MCT油将韭葱和芦笋炒软。用食品加工机将红洋葱和澳洲坚果打碎，然后加入新鲜的罗勒叶和姜黄。在搅拌碗里轻轻地打散鸡蛋。将坚果混合物铺在抹了油的8 in派盘里，然后撒上芦笋和韭葱。倒入蛋液。用海盐和黑胡椒调味。烘烤45~55分钟，或者直到蛋饼中间凝固。搭配豆瓣菜沙拉或泡菜沙拉食用。

◎ 增强免疫力

提到生病，我们总会想到鸡汤。这里，我们使用有机鸡骨汤和能够增强免疫力的蘑菇、海藻、萝卜和大蒜。记住，禁食对增强免疫力也十分有效，而且无需秘方！喝汤和绿茶也是增强免疫力的好办法。

妈妈蘑菇鸡汤

2 汤匙椰子油	1 个萝卜,切成薄片
1 个小洋葱,切碎	4 杯有机鸡骨汤
12 瓣大蒜,切碎	½ 杯盐腌若芽
2 杯药用蘑菇(香菇、舞茸和狮鬃菇),切碎	1 个柠檬,削下柠檬皮,挤出柠檬汁
2~3 汤匙现磨生姜	

将椰子油放在汤锅中加热。加入小洋葱和大蒜,翻炒至变软。然后加入蘑菇、生姜和萝卜,轻轻地翻炒。所有的原料都变软需要10~15分钟,之后加入鸡骨汤和盐腌若芽。煮至即将沸腾,用小火再煮大约10分钟。淋上柠檬汁,撒上柠檬皮,尽情享用吧。

◎ 抗炎和抗氧化

介绍炎症的这一章的重点是了解如何通过增加富含ω-3脂肪酸的食物(如沙丁鱼和鲑鱼等野生鱼类)来平衡脂肪酸,同时减少摄入ω-6脂肪酸(通常存在于植物油中)。让患者吃沙丁鱼对我们来说是一项挑战,但是将沙丁鱼放在下面这道沙拉中患者则很容易接受,因为它们的味道与金枪鱼非常相似!富含槲皮素的刺山柑有助于抗氧化,使这道沙拉不仅十分可口,而且功效强大。

刺山柑沙丁鱼沙拉

2 罐(每罐 4.4 oz)野生沙丁鱼罐头	⅓ 杯购买的或自制的蛋黄酱
¼ 杯刺山柑	2 汤匙干茴香
2 汤匙现磨辣根或购买的辣根酱(加了水和醋)	¼ 杯洋葱,切成丁
¼ 杯卡拉马塔橄榄,切成丁	2 片海苔或整片红叶生菜

将沙丁鱼沥干。将除海苔或红叶生菜之外的所有原料放在搅拌碗中,混合均匀。用海苔或红叶生菜包裹着食用。

◎ 抑制血管生成和转移

在第九章中，我们了解到绿茶的好处。争取一天喝几杯。下面这道料理营养丰富，使用了两种高效的抗癌食物：绿茶和野生鱼。椰子酱油味道好、无麸质，是黄豆酱油的完美替代品，而烘烤的芝麻榨出的油使这道料理具有明显的亚洲风味。香菜和西蓝花则可以提供一些排毒的功效。

东方绿茶水煮鱼

6 瓣象蒜，碾碎	1 汤匙冷压特级初榨橄榄油
4 片新鲜生姜（每片 0.25 in 厚）	2 块（每块 4 oz）野生鲑鱼或比目鱼
4 片青柠	海盐和黑胡椒，根据口味调节用量
1 茶匙芝麻油	¼ 杯切碎的香菜
2 汤匙椰子酱油	¼ 杯切碎的新鲜罗勒叶
2 杯微温的绿茶	¼ 杯西蓝花芽

在温热的绿茶中加入象蒜、生姜、青柠、芝麻油和椰子酱油，轻轻搅拌。在一个大平底锅里，用小火加热橄榄油。放入鱼块，煎大约5分钟，或者直到它的颜色开始变成金黄色。将茶叶混合物倒入平底锅。转小火，盖上盖子，煮8~10分钟，或者直到鱼块中心容易被筷子穿透。把鱼块从平底锅中取出来，放在餐盘上。根据口味撒上海盐和黑胡椒。再在鱼块上淋浓稠的鱼汤，并用香菜、罗勒叶和西蓝花芽装饰。

◎ 平衡激素

正如我们在讨论激素的那一章中所说的，很多因素都导致了雌激素在男性和女性体内占优势地位，而雌激素是引发所有癌症的导火索。种子循环法是一种帮助维持身体激素平衡的方法。[3] 种子循环法指在一个月的不同时间食用不同的种子以充分利用脂肪、维生素和营养素。使用这种方法时，通常在上半个月食用亚麻籽和南瓜子（第一阶段），在下半个月食用芝麻和葵花子（第二阶段）。

种子循环之香蒜种子卷

香蒜酱（第一阶段的）	香蒜酱（第二阶段的）
⅓ 杯亚麻籽	½ 杯生葵花子
⅓ 杯生南瓜子	½ 杯生芝麻
2 杯新鲜罗勒叶	2 瓣大蒜，去皮，保持完整
1 杯芝麻菜	2 杯切碎的羽衣甘蓝叶
1 瓣大蒜	1 杯新鲜罗勒叶
1 汤匙新鲜柠檬汁	½~1 茶匙红辣椒碎
¼ 杯橄榄油	⅓~½ 杯冷压特级初榨橄榄油
½ 茶匙海盐	海盐和黑胡椒，根据口味调节用量
黑胡椒，根据口味调节用量	海苔，用于包裹其他原料

把香蒜酱的原料放入搅拌机，打成糊状。用勺子舀出¼杯香蒜酱，铺在海苔上，像卷玉米煎饼一样卷起来。尽情享受吧！

◎ 减压和调节昼夜节律

压力大是现代生活中非常普遍的现象，它在许多层面上影响着人们的体质。除了去户外活动，在白天有日光照射的8小时内进食是非常有益的。适应原草药有助于过度劳累的肾上腺得以恢复。在禁食期间，热量很低或者不含热量、糖或碳水化合物的茶和滋补品是很好的饮品，也是我们最喜欢的饮品。这是我们的生酮饮食与洁食断食的区别，后者要求喝一种不健康的枫糖浆饮料。下面介绍的禁食滋补茶可帮助恢复、调理和激活HPAA，是用一些精心挑选的适应原草药配制而成的。

禁食滋补茶

1 oz 干人参	2 汤匙苹果醋
1 oz 干红景天	2 茶匙苦味酒
1 oz 干圣罗勒	（在保健食品商店的消化保健区可以买到）
1 oz 干黄芪	1 qt 沸水

将所有干燥的草药放入一个干净的茶包，系紧袋口。把茶包、苹果醋和苦味酒放入加了沸水的茶壶，注意不要让茶包破裂。浸泡一夜。取出茶包，将茶水倒入玻璃容器，冷藏保存。根据需要饮用，36小时内喝完。

◎ 促进精神和情绪健康

我们都时不时地想吃点儿甜食，这是人性使然。但适度是关键。可可（或巧克力）是一种灵丹妙药，它有许多抗癌的功效，比如说具有强大的抗氧化作用。如果你想吃甜食，可以吃一小块巧克力。在巧克力中加香料能很好地抑制血管生成，而薰衣草含有精油（芳樟醇和乙酸芳樟），可以使紧张的情绪自然放松。下面这道巧克力甜点味道超好，而且糖的含量非常低！

辣椒薰衣草巧克力派

⅔ 杯罗汉果颗粒	10 oz 椰子油，多准备一些用于涂抹派盘
8 滴薰衣草精油	1½ 杯可可粉
½ 茶匙辣椒碎	8 个牧场饲养的鸡生的蛋
½ 茶匙肉桂粉	少许海盐
½ 茶匙吉利丁粉	新鲜浆果或打发的椰子奶油

将烤箱预热至140℃。在食品加工机中将除了浆果（或椰子奶油）以外的所有原料混合均匀。在一个8 in 的派盘底部涂抹椰子油，然后把混合物倒入派盘。烘烤45分钟，或者直到原料全部凝固。从烤箱中取出派盘，待巧克力派稍稍冷却后将其切成块。撒上新鲜浆果或打发的椰子奶油，即可上桌。

致　谢

───────────

我们希望我们的每一位读者都在康复之旅中有好运。这本书汇集了30多年的集体经验和研究成果，既有助于预防癌症，也可以改善癌症患者的生活质量。我们对癌症代谢疗法这一新兴疗法的前景感到兴奋不已。感谢你的阅读，也感谢在这段旅程中支持和鼓励我们的所有人。

来自杰丝：我要感谢我的丈夫戴维，你为我创造了写这本书所需要的时间、空间和鼓励。没有你，我不可能完成这本书。我也要感谢我的其他家人（苏珊、阿比、肖恩、布鲁克、汤姆、基特和吉姆）和朋友的支持，即使你们中的一些人不明白新陈代谢或酮症到底是什么意思。感谢马肯纳，你是一名杰出的编辑和"助产士"；这本书的出版如同一次痛苦而美好的分娩，是你让它顺利"诞生"！我永远感谢我亲爱的父亲，并将这本书献给你——你在我写这本书的时候去世了。当所爱的人受到癌症折磨时，在病床边写一本关于癌症的书的感受是无法用语言来形容的。谢谢你让我知道，面对令人沮丧的诊断，保持积极和乐观的心态意味着什么。

纳沙，感谢你多年来为研究这种基于体质的疗法所积累的经验和付出的努力。我钦佩你说出真相的勇气，赞赏你那令人难以置信的智慧，以及感谢你在我父亲受病痛折磨时给予我的支持和鼓励，让我得以继续写作。我也非常感谢那些花时间探索食物对健康的作用的研究人员。拜托，请继续努力。我还要感谢所有采用了癌症代谢疗法的患者，你们每一次的缓解都给我带来了希望和肯定。

最后感谢我的女儿，佩珀。我知道我错过了很多陪你入睡的夜晚，错过了很多周六的亲子时光，但我这么做是为了你。感谢你给了我一个理由，让我努力使这个世界成为你和下一代的"无癌之地"。

来自纳沙：对我的生活和这本书的出版做出重大贡献的人实在是太多了，我很难一一道来。毫不夸张地说，人类的每一次重大进步都在某种程度上启发了我，并在我身上留下了印记。我在社区中茁壮成长。我被善行感动。我觉得一个微笑、一个简单的手势，就能改变一个人的一天。我有一种不可思议的能力来记住面孔，即使是在几年后——我能记住杂货店里的一位收银员，飞机上的一名乘客，参加同一场会议的人。即使有个人与我有一丁点儿眼神接触或交流，我也会记住这样短暂的经历。即使是那些充满挑战的时刻，我也会牢牢记住，因为它们反映了某种形式的我。话虽如此，在我的生活中显然有一些人改变了我的前进轨迹，为我指明了全新的道路。这些道路可能并不清晰，也可能充满崎岖，甚至其中一些道路需要我披荆斩棘！但是，他们为我提供了自我疗愈、自我探索和更深层次的联系，以及继续徒步旅行的灵感。

感谢亲爱的红发战士史蒂夫·奥特斯伯格。哪个22岁的男人会决定爱上一个一只脚已离开这个世界的女人呢？我感谢你这样做，并一直支持我；你比任何人都了解这个故事，因为你和我一起生活了25年。我永远感激我的导师路易丝·爱德华兹，你身体中的每一个细胞都携带着自然疗法的火焰。医学院试图将我身上的这种自然疗法的火焰熄灭，但是这么多年里，你一直是我的避风港。感谢令人惊叹的医师、老师和医学领域的导师，你们滋养了我的大脑，让我养成了终身学习的习惯。感谢我的患者——那些精神状态越来越好的患者以及已经开始了下一次冒险的患者。感谢我们互相分享的时光，感谢你们的珍贵故事，感谢你们教给我的令人惊叹的东西，感谢你们给予我机会，让我在你们生命中最关键的时刻成为你们生活的一部分。感谢我亲爱的朋友们，你们多年来一直守护着我，担心我耗尽所有的热情燃烧我自己——你们让我扎根，滋养我，与我一起欢笑和哭泣，让我始终保持这种热情。

感谢我的妈妈，因为是你把我培养成一个勇敢向前的女人，让我不甘于成为癌症治疗道路上的局外人——永远如此。最后，感谢癌症，没有你，我不会写这本书。走上这条学习之路，让我确信要不断研究自己的饮食，保持对它们的控制，这样我就可以活得更长、更有活力、更健康。

祝福大家！

杰丝和纳沙

科罗拉多州杜兰戈市

2017年1月

推荐书目

The 30-Day Ketogenic Cleanse: Reset Your Metabolism with160 Tasty Whole-Food Recipes and Fitness Plans by Maria Emmerich (Victory Belt Publishing, 2016)

Anticancer: A New Way of Life by David Servan-Schreiber (Viking Press, 2009)

Beating Cancer with Nutrition: Clinically Proven and Easy-to-Follow Strategies to Dramatically Improve Quality and Quantity of Life and Changes for a Complete Remission by Patrick Quillin and Noreen Quillin (Nutrition Times Press, 1998)

Beyond The Magic Bullet: The Anti-Cancer Cocktail by Raymond Chang, MD (Square One Publishers, 2012)

The Big Fat Surprise: Why Butter, Meat, and Cheese Belong in a Healthy Diet by Nina Teicholz (Simon & Schuster, 2014)

Cancer as a Metabolic Disease: On the Origin, Management, and Prevention of Cancer by Thomas Seyfried (Wiley, 2012)

Cancer as a Turning Point: A Handbook for People with Cancer, Their Families, and Health Professionals by Lawrence LeShan (Dutton, 1989)

Cancer Free! Are You Sure? by Jenny Hrbacek (New Voice Publications, 2015)

The Cantin Ketogenic Diet: For Cancer, Type I Diabetes, and Other Ailments by Elaine Cantin (Elaine Cantin, 2012)

The Case against Sugar by Gary Taubes (Knopf, 2016)

The Complete Guide to Fasting: Heal Your Body through Intermittent, Alternate-Day, and Extended Fasting by Dr. Jason Fung and Jimmy Moore (Victory Belt Publishing, 2016)

Death by Food Pyramid: How Shoddy Science, Sketchy Politics, and Shady Special Interests Have Ruined Our Health by Denise Minger (Primal Blueprint Publishing, 2013)

Deep Nutrition: Why Your Genes Need Traditional Food by Catherine Shanahan (Flatiron Books, 2017)

Defeat Cancer: 15 Doctors of Integrative and Naturopathic Medicine Tell You How by Connie

Strasheim (BioMed Publishing Group, 2011)

The Definitive Guide to Cancer: An Integrative Approach to Prevention, Treatment, and Healing by Lise Alschuler and Karolyn Gazella (Celestial Arts, 2010)

The Definitive Guide to Thriving after Cancer: A Five-Step Integrative Plan to Reduce The Risk of Recurrence and Build Lifelong Health by Lise Alschuler and Karolyn Gazella (Ten Speed Press, 2013)

Dying to Be Me: My Journey from Cancer, to Near Death, to True Healing by Anita Moorjani (Hay House, 2012)

Eating on the Wild Side: The Missing Link to Optimum Health by Jo Robinson (Little, Brown and Company, 2013)

Embrace, Release, Heal: An Empowering Guide to Thinking about, Talking about, and Treating Cancer by Leigh Fortson (Sounds True, 2011)

The Emperor of All Maladies: A Biography of Cancer by Siddhartha Mukherjee (Scribner, 2010)

Fat Chance: Beating the Odds against Sugar, Processed Food, Obesity, and Disease by Robert Lustig (Hudson Street Press, 2013)

Fat for Fuel: A Revolutionary Diet to Combat Cancer, Boost Brain Power, and Increase Your Energy by Dr. Joseph Mercola (Hay House, Inc., 2017)

Fight Cancer with a Ketogenic Diet: Using a Low-Carb, Fat-Burning Diet as Metabolic Therapy by Ellen Davis, MS (Gutsy Badger Publishing, 2017)

Five to Thrive: Your Cutting-Edge Cancer Prevention Plan by Lise Alschuler and Karolyn Gazella (Active Interest Media)

Folks, This Ain't Normal: A Farmer's Advice for Happier Hens, Healthier People, and a Better World by Joel Salatin (Center Street, 2011)

The Gene: An Intimate History by Siddhartha Mukherjee (Scribner, 2016). Really, all of SiddharTha Mukherjee's books.

Healing Spices: How to Use 50 Everyday and Exotic Spices to Boost Health and Beat Disease by Bharat Aggarwal (Sterling Publications, 2011)

Honest Medicine: Effective, Time-Tested, Inexpensive Treatments for Life-Threatening Diseases, Including Multiple Sclerosis, Epilepsy, Liver Disease, Lupus, Rheumatoid Arthritis, and Other Diseases by Julia Schopick (Innovative Health Publications, 2011)

The Journey through Cancer: Healing and Transforming the Whole Person by Jeremy Geffen (Three Rivers Press, 2006)

Keto Clarity: Your Definitive Guide to the Benefits of a Low-Carb, High-Fat Diet by Jimmy Moore with Eric C. Westman, MD (Victory Belt Publishing, 2014)

Keto for Cancer: The Ketogenic Diet as a Targeted Nutritional Strategy by Miriam Kalamian (Chelsea Green Publishing, 2017)

Ketogenic Diet and Metabolic Therapies: Expanded Roles in Health and Disease edited by

Susan A. Masino (Oxford University Press, 2016)

The Ketogenic Kitchen: Low Carb. High Fat. Extraordinary Health by Domini Kemp and Patricia Daly (Chelsea Green Publishing, 2016)

Knockout: Interviews with Doctors Who Are Curing Cancer—And How to Prevent Getting It in the First Place by Suzanne Somers (Crown Publishers, 2009)

Life over Cancer: The Block Center Program for Integrative Cancer Treatment by Keith Block (Bantam Dell, 2009)

Lights Out: Sleep, Sugar, and Survival by T. S. Wiley (Pocket Books, 2000)

Living Downstream: An Ecologist Looks at Cancer and the Environment by Sandra Steingraber (Addison-Wesley Publishing, 1997)

Naturopathic Oncology: An Encyclopedic Guide for Patients and Physicians, 3rd ed, by Neil McKinney (Creative Guy Publishing, 2010)

Nourishing Traditions: The Cookbook That Challenges Politically Correct Nutrition and the Diet Dictocrats by Sally Fallon (New Trends Publications, 2001)

Outliving Cancer: The Better, Smarter Way to Treat Your Cancer by Robert Nagourney (Basic Health Publications, 2013)

Pottenger's Prophecy: How Food Resets Genes for Wellness or Illness by Gray Graham, Deborah Kesten, and Larry Scherwitz (White River Press, 2010)

Questioning Chemotherapy by Ralph Moss (Equinox Press, 1995)

Radical Remission: Surviving Cancer against All Odds by Kelly Turner (Harper One, 2014)

The Secret History of the War on Cancer by Devra Davis (Basic Books, 2009)

Textbook of Naturopathic Integrative Oncology by Dr. Jody E. Noé, MS, ND (CCNM Press, 2011)

Tripping over the truth: How the Metabolic Theory of Cancer Is Overturning One of Medicine's Most Entrenched Paradigms by Travis Christofferson (Chelsea Green Publishing, 2017)

The Wild Wisdom of Weeds: 13 Essential Plants for Human Survival by Katrina Blair (Chelsea Green Publishing, 2014)

参考文献

前言　癌症危机

1. Akulapalli Sudhakar, "History of Cancer, Ancient and Modern Treatment Methods," *Journal of Cancer Science and Therapy* 1, no. 2 (December 1, 2009): 1–4, doi: 10.4172/1948-5956.100000e2.

2. N. Howlader et al., eds., "SEER Cancer Statistics Review, 1975–2011," National Cancer Institute, Bethesda, MD, last updated December 17, 2014, http://seer.cancer.gov/csr/1975_2011. Based on November 2013 SEER data.

3. M. C. King, J. H. Marks, and J. B. Mandell, "Breast and Ovarian Cancer Risks Due to Inherited Mutations in BRCA1 and BRCA2," *Science* 302, no. 5645 (October 24, 2003):643–46, doi:10.1126/science.1088759.

4. J. J. Mangano, "A Rise in the Incidence of Childhood Cancer in the United States," *International Journal of Health Services* 29, no. 2 (1999): 393–408, https://www.ncbi.nlm.nih.gov/pubmed/10379458.

5. Melissa Jenco, "AAP Responds to Study Showing Link between Cell Phone Radiation,Tumors in Rats," *AAP News*, May 27, 2016, http://www.aappublications.org/news/2016/05/27/Cancer052716.

6. Dave Levitan, "Adolescent / Young Adult Cancer Survivors Have Significantly Increased CVD Risk," *Cancer Network*, March 10, 2016, http://www.cancernetwork.com/cancer-complications/adolescent-young-adult-cancer-survivors-have-significantly-increased-cvd-risk.

7. Preetha Anand, Ajaikumar B. Kunnumakara, Chitra Sundaram, Kuzhuvelil B. Harikumar, Sheeja T. Tharakan, Oiki S. Lai, Bokyung Sung, and Bharat B. Aggarwal, "Cancer Is a Preventable Disease That Requires Major Lifestyle Changes," *Pharmaceutical Research* 25, no. 9 (September 2008): 2097–116, doi:10.1007/s11095-008-9661-9.

8. Neil McKinney, *Naturopathic Oncology: An Encyclopedic Guide for Patients and*

Physicians (Victoria, Canada: Liaison Press, 2016).

9. Douglas Hanahan and Robert A. Weinberg, "Hallmarks of Cancer: The Next Generation," *Cell* 144, no. 5 (March 4, 2011): 646–74, doi:10.1016/j.cell.2011.02.013.

10. Timothy J. Key, Arthur Schatzkin, Walter C. Willett, Naomi E. Allen, ElizabeTh A. Spencer, and Rith C. Travis, "Diet, Nutrition and The Prevention of Cancer," *Public Health Nutrition* 7, no. 1A (February 2004): 187–200, doi:10.1079/PHN2003588.

11. Mei-Sing Ong and Kenneth D. Mandi, "New Guidelines for Breast Cancer Screening," *Health Affairs* 35, no. 1 (January 2016): 180, doi:10.1377/hlthaff.2015.1513.

12. "Developments in Cancer Treatments, Market Dynamics, Patient Access and Value: Global Oncology Trend Report 2015," QuintilesIMS Institute, http://www.imshealth.com /en/ thought-leadership/quintilesims-institute/reports/global-oncology-trend-2015.

13. K. Robin Yabroff, Emily C. Dowling, Gery P. Guy, Matthew P. Banegas, Amy Davidoff, Xuesong Han, Katherine S. Virgo, et al., "Financial Hardship Associated with Cancer in the United States: Findings from a Population-Based Sample of Adult Cancer Survivors," *Journal of Clinical Oncology* 34, no. 3 (January 20, 2016): 259–67, doi:10.1200/ JCO.2015.62.0468.

14. "FDA News Release: FDA Commissioner Announces Avastin Decision," US Food and Drug Administration, November 18, 2011, last updated March 12, 2014, http://www.fda. gov/NewsEvents/Newsroom/PressAnnouncements/ucm280536.htm.

15. Vishal Ranpura, Sanjaykumar Hapani, and Shenhong Wu, "Treatment-Related Mortality with Bevacizumab in Cancer Patients," *JAMA* 305, no. 5 (February 3, 2011): 487–94, doi:10.1001/jama.2011.51.

16. "Nutrition for the Person with Cancer during Treatment," *American Cancer Society*, accessed November 20, 2016. https://www.cancer.org/treatment/survivorship -during-and-after-treatment/staying-active/nutrition/nutrition-during-treatment.html.

第一章 癌症代谢疗法

1. Bharat B.Aggarwal and Shishir Shishodia, "Molecular Targets of Dietary Agents for Prevention and Therapy of Cancer," *Biochemical Pharmacology* 71, no. 10 (May 14, 2006): 1397–421, doi:10.1016/j.bcp.2006.02.009.

2. Keith I. Block, Charlotte Gyllenhaal, Leroy Lowe, Amedeo Amedei, A. R. M. Ruhul Amin, Amr Amin, Katia Aquilano, et al., "Designing a Broad-Spectrum Integrative Approach for Cancer Prevention and Treatment," *Seminars in Cancer Biology* 35, supplement (December 2015): s276–304, doi:10.1016/j.semcancer.2015.09.007.

3. Song Wu, Scott Powers, Wei Zhu, and Yusuf A. Hannun, "Substantial Contribution of Extrinsic Risk Factors to Cancer Development," *Nature* 529, no. 7584 (January 7, 2016): 43–47, doi:10.1038/nature16166.

4. Soroush Niknamian, Vahid Hosseini Djenab, Sora Niknamian, and Mina Nazari Kamal,

"The Prime Cause, Prevention and Treatment of Cancer," *International Science and Investigation Journal* 5, no. 5 (December 2016): 102–24, http://isijournal.info/journals / index.php/ISIJ/article/view/246.

第三章　遗传、表观遗传与营养基因组学

1. D. P. Labbé , G. Zadra, E. M. Ebot, L. A. Mucci, P. W. Kantoff, M. Loda, and M. Brown, "Role of Diet in Prostate Cancer: The Epigenetic Link," *Oncogene* 34, no. 36 (September 3, 2015): 4683–91, doi:10.1038/onc.2014.422.

2. Preetha Anand, Ajaikumar B. Kunnumakara, Chitra Sundaram, Kuzhuvelil B. Harikumar, Sheeja T. Tharakan, Oiki S. Lai, Bokyung Sung, and Bharat B. Aggarwal, "Cancer Is a Preventable Disease That Requires Major Lifestyle Changes," *Pharmaceutical Research* 25, no. 9 (September 2008): 2097–116, doi:10.1007/s11095-008-9661-9; Thomas N. Seyfried, Roberto E. Flores, Angela M. Poff, and Dominic P. D'Agostino, "Cancer as a Metabolic Disease: Implications for Novel Therapeutics," *Carcinogenesis* 35, no. 3 (December 2013): 515–27, doi:10.1093/carcin/bgt480.

3. Gordana Supic, Maja Jagodic, and Zvonko Magic, "Epigenetics: A New Link between Nutrition and Cancer," *Nutrition and Cancer* 65, no. 6 (August 2, 2013): 781–92, doi:10.1080 /01635581.2013.805794.

4. NIH, "What Are Single Nucleotide Polymorphisms (SNPs)?" Genetics Home Reference, https://ghr.nlm.nih.gov/primer/genomicresearch/snp.

5. Mojgan Hosseini, Massoud Houshmand, and Ahmad Ebrahimi, "MTHFR Polymorphisms and Breast Cancer Risk," Archives of Medical Science 7, no. 1 (February 2011): 134–37, doi:10.5114/aoms.2011.20618.

6. Hannah Landecker, "Food as Exposure: Nutritional Epigenetics and the New Metabolism," *Biosocieties* 6, no. 2 (June 2011): 167–94, doi:10.1057/biosoc.2011.1.

7. Cindy D. Davis and Eric O. Uthus, "DNA Methylation, Cancer Susceptibility, and Nutrient Interactions," *Experimental Biology and Medicine* 229 (November 2004): 988–95, http://journals.sagepub.com/doi/abs/10.1177/153537020422901002.

8. Maddalena Rossi, Alberto Amaretti, and Stefano Raimondi, "Folate Production by Probiotic Bacteria," *Nutrients* 3, no.1 (January 2011): 118–34, doi:10.3390/nu3010118.

9. D. P. Bezerra, J. F. Marinho Filho, A. P. Alves, C. Pessoa, M. O. de Moraes, O. D. Pessoa, M. C. Torres, E. R. Silveira, F. A. Viana, and L. V. Costa-Lotufo, "Antitumor Activity of The Essential Oil from the Leaves of Croton regelianus and Its Component Ascaridole," *Chemistry and Biodiversity* 6, no. 8 (August 2009): 1224–31, doi:10.1002/cbdv.200800253.

10. EdiTh Perez and Joanne Mortimer, *Journal of Clinical Oncology* 32, no. 30 (October 20, 2014).

11. Benjamin F. Voight, Sridhar Kudaravalli, Xiaoquan Wen, and JonaThan K. Pritchard, "A Map of Recent Positive Selection in The Human Genome," PLOS Biology 4, no. 3 (March

7, 2006): 446–58, doi:10.1371/journal.pbio.0040072.

12. Daniel Lieberma, *The Story of the Human Body: Evolution, Health, and Disease* (New York: PanTheon Books, 2013).

13. Jared M. Diamond, *Guns, Germs, and Steel* (New York: Spark Publications, 2003).

14. The Norwegian University of Science and Technology (NTNU), "Feed Your Genes: How Our Genes Respond to the Foods We Eat," *ScienceDaily*, September 20, 2011, http://www. sciencedaily.com/releases/2011/09/110919073845.htm.

15. Angela Harras, *Cancer Rates and Risks*, 4th ed. (Washington, DC: National Institutes of Health, 1996), NIH Publication no. 96-691.

16. Patrick J. Stover, "Influence of Human Genetic Variation on Nutritional Requirements," *American Journal of Clinical Nutrition* 83, no. 2, supplement (February 2006): 436s–42.

17. M. Lorenzi, D. F. Montisano, S. Toledo, A. Barrieux, "High Glucose Induces DNA Damage in Cultured Human Endothelial Cells," *Journal of Clinical Investigation* 77, no. 1 (January 1986): 322–25, doi:10.1172/JCI112295.

18. Haibo Liu and Anthony P. Heaney, "Refined Fructose and Cancer," *Expert Opinion on Therapeutic Targets* 15, no. 9 (September 2011): 1049–59, doi:10.1517/14728222.2011. 588208; Eiji Furuta, Hiroshi Okuda, Aya Kobayashi, and Kounosuke Watabe, "Metabolic Genes in Cancer: Their Roles in Tumor Progression and Clinical Implications," Biochimica et biophysica acta (BBA) 1805, no. 2 (April 2010): 141–52, doi:10.1016/j .bbcan.2010.01.005.

19. Ali M.Ardekani and Sepideh Jabbari, "Nutrigenomics and Cancer," *Avicenna Journal of Medical Biotechnology* 1, no. 1 (April–June 2009): 9–17, http://www.ncbi.nlm.nih.gov / pmc/articles/PMC3558114.

20. Gray Graham, Deborah Kesten, and Larry Scherwitz, Pottenger's Prophecy: *How Food Resets Genes for Wellness or Illness* (Amherst, MA: White River Press, 2011).

21. Gijs A. Kleter, Ad A. C. M. Peijnenburg, and Henk J. M. Aarts, "Health Considerations Regarding Horizontal Transfer of Microbial Transgenes Present in Genetically Modified Crops," *Journal of Biomedicine and Biotechnology* 2005, no. 4 (2005): 326–52, doi:10.1155/jbb.2005.326.

22. "New Cancer Cases Rise Globally, but Death Rates Are Declining in Many Countries," Institute for Health Metrics and Evaluation, accessed November 3, 2016, http://www. healthdata.org/news-release/new-cancer-cases-rise-globally-death-rates-are-declining-many-countries.

23. Anthony Samsel and Stephanie Seneff, "Glyphosate, Pathways to Modern Diseases II: Celiac Sprue and Gluten Intolerance," *Interdisciplinary Toxicology* 6, no. 4 (December 2013): 159–84, doi:10.2478/intox-2013-0026.

24. Leah Schinasi and Maria E. Leon, "Non-Hodgkin Lymphoma and Occupational Exposure to Agricultural Pesticide Chemical Groups and Active Ingredients: A Systematic Review and Meta-Analysis," *International Journal of Environmental Research and Public Health*

11, no.4 (April 23, 2014): 4449–527, doi:10.3390/ijerph110404449.

25. Sándor Spisák, Norbert Solymosi, Péter Ittzés, András Bodor, Dániel Kondor, Gábor Vattay, Barbara K. Barták, et al., "Complete Genes May Pass from Food to Human Blood," *PLOS ONE* 8, no. 7 (July 30, 2013): e69805, doi:10.1371/journal.pone.0069805.

26. Chris D. Meletis and Kimberly Wilkes, "Mitochondria: Overlooking These Small Organelles Can Have Huge Clinical Consequences in Treating Virtually Every Disease," *Townsend Letter*, June 2015, http://www.townsendletter.com/June2015/mito0615.html.

27. "GM Crops List," International Service for The Acquisition of Agri-Biotech Applications, accessed November 3, 2016, http://www.isaaa.org/gmapprovaldatabase/cropslist.

28. Kelsey L. Tinkum, Kristina M. Stemler, Lynn S. White, Andrew J. Loza, Sabrina Jeter-Jones, Basia M. Michalski, Catherine Kuzmicki, et al., "Fasting Protects Mice from Lethal DNA Damage by Promoting Small Intestinal Epithelial Stem Cell Survival," *Proceedings of the National Academy of Sciences of the United States of America* 112, no. 51 (December 22, 2015): e7148–54, doi:10.1073/pnas.1509249112.

29. Michael T. Murray, *How to Prevent and Treat Cancer with Natural Medicine* (New York: Riverhead Books, 2002).

30. Kumar S. D. Kothapalli, Kaixiong Ye, Maithili S. Gadgil, Susan E. Carlson, Kimberly O. O'Brien, Ji Yao Zhang, Hui Gyu Park, et al., "Positive Selection on a Regulatory Insertion-Deletion Polymorphism in FADS2 Influences Apparent Endogenous Synthesis of Arachidonic Acid," *Molecular Biology and Evolution* 33, no. 7 (July 2016): 1726–39, doi:10.1093/molbev/msw049.

31. Rima Obeid, "The Metabolic Burden of Methyl Donor Deficiency with Focus on the Betaine Homocysteine Methyltransferase Pathway," *Nutrients* 5, no. 9 (September 9, 2013): 3481–95, doi:10.3390/nu5093481.

32. Stuart A. S. Craig, "Betaine in Human Nutrition," *American Journal of Clinical Nutrition* 80, no. 3 (September 2004): 539–49, http://ajcn.nutrition.org/content/80/3/539.full.

33. H. Pellanda, "Betaine Homocysteine Methyltransferase (BHMT)–Dependent Remethylation Pathway in Human Healthy and Tumoral Liver," *Clinical Chemistry and Laboratory Medicine* 51, no. 3 (March 1, 2013): 617–21, doi:10.1515/cclm-2012-0689.

34. Ana Lúcia Vargas Arigony, Iuri Marques de Oliveira, Miriana Machado, Diana Lilian Bordin, Lothar Bergter, Daniel Prá, and João Antonio Pêgas Henriques, "The Influence of Micronutrients in Cell Culture: A Reflection on Viability and Genomic Stability," *BioMed Research International* 2013 (May 2013): 1–22, doi:10.1155/2013/597282.

35. Keith Block, C. Gyllenhaal, L. Lowe, A. Amedei, A. R. Amin, A. Amin, K. Aquillano, et al., "Designing a Broad-Spectrum Integrative Approach for Cancer Prevention and Treatment." *Seminars in Cancer Biology* 35, supplement (December 2015): s276–304, doi:10.1016/j.semcancer.2015.09.007.

36. Avinash M. Topè and Phyllis F. Rogers, "Evaluation of Protective Effects of Sulforaphane on DNA Damage Caused by Exposure to Low Levels of Pesticide Mixture Using Comet

Assay," *Journal of Environmental Science and Health, Part B* 44, no. 7 (September 4, 2009): 657–62, doi:10.1080/03601230903163624.

37. Yolanda Lorenzo, Aamia Azqueta, Luisa Luna, Félix Bonilla, Gemma Dominguez, and Andrew R. Collins, "The Carotenoid β-Cryptoxanthin Stimulates the Repair of DNA Oxidation Damage in Addition to Acting as an Antioxidant in Human Cells," *Carcinogenesis* 30, no. 2 (December 4, 2008): 308–14, doi:10.1093/carcin/bgn270.

38. Pesticide Action Network, "Sweet Bell Peppers," What's on My Food?, accessed November 3, 2016, http://whatsonmyfood.org/food.jsp?food=PP.

第四章　糖、癌症和生酮饮食法

1. Lise Alschuler and Karolyn A. Gazella, *The Definitive Guide to Cancer: An Integrative Approach to Prevention, Treatment, and Healing* (New York: Celestial Arts, 2010).

2. Wanxing Duan, Xin Shen, Jianjun Lei, Quinhong Xu, Yongtian Yu, Rong Li, Erxi Wu, and Qingyong Ma, "Hyperglycemia, a Neglected Factor during Cancer Progression," *BioMed Research International* 2014, no. 4176 (February 2014): 1–10, doi:10.1155/2014/461917.

3. Joseph E. Pizzorno and Michael T. Murray, *Textbook of Natural Medicine* (St. Louis, MO: Churchill Livingstone Elsevier, 2006).

4. Rachel K. Johnson, Lawrence J. Appel, Michael Brands, Barbara V. Howard, Michael Lefevre, Robert H. Lustig, Frank Sacks, et al., "Dietary Sugars Intake and Cardiovascular HealTh: A Scientific Statement from the American Heart Association," *Circulation* 120, no. 11 (August 24, 2009): 1011–20, doi:10.1161/CIRCULATIONAHA.109.192627.

5. George A. Bray, Samara Joy Nielsen, and Barry M. Popkin, "Consumption of High-Fructose Corn Syrup in Beverages May Play a Role in the Epidemic of Obesity," *American Journal of Clinical Nutrition* 79, no. 4 (April 2004): 537–43, http://ajcn.nutrition.org / content/79/4/537.abstract.

6. Zhong Q. Wang, Aamir R. Zuberi, Xian H. Zhang, Jacalyn Macgowan, Jianhua Qin, Xin Ye, Leslie Son, Qinglin Wu, Kun Lian, and William T. Cefalu, "Effects of Dietary Fibers on Weight Gain, Carbohydrate Metabolism, and Gastric Ghrelin Gene Expression in Mice Fed a High-Fat Diet," *Metabolism* 56, no. 12 (December 2007): 1635–42, doi:10.1016/ j.metabol.2007.07.004.

7. NIH, "Lactose Intolerance," *Genetics Home Reference*, accessed November 20, 2016, https://ghr.nlm.nih.gov/condition/lactose-intolerance.

8. Susanna Larsson, Leif Bergkvist, and Alicja Wolk, "Milk and Lactose Intakes and Ovarian Cancer Risk in the Swedish Mammography Cohort," *American Journal of Clicnical Nutrition* 80, no. 5 (November 2004): 1353–57, http://ajcn.nutrition.org/content/80 /5/1353. full.

9. Andrew Curry, "Archaeology: The Milk Revolution," *Nature* 500, no. 7460 (July 31, 2013): 20–22, doi:10.1038/500020a.

10. Kei Nakajima, Tohru Nemoto, Toshitaka Muneyuki, Masafumi Kakei, Hiroshi Fuchigami, and Hiromi Munakata, "Low Serum Amylase in Association with Metabolic Syndrome and Diabetes: A Community-Based Study," *Cardiovascular Diabetology* 10 (April 17, 2011): 34, doi:10.1186/1475-2840-10-34.

11. Pinna Rolfes and Whitney Rolfes, *Understanding Normal and Clinical Nutrition* (Brooks Cole, 2011).

12. NIH, "Overweight and Obesity Statistics," US Department of Health and Human Services, accessed January 12, 2017, https://www.niddk.nih.gov/health-information /health-statistics/ Documents/stat904z.pdf.

13. Edward Giovannucci, David M. Harlan, Michael C. Archer, Richard M. Bergenstal, Susan M. Gapstur, Laurel A. Habel, Michael Pollak, JudiTh G. Regensteiner, and Douglas Yee, "Diabetes and Cancer: A Consensus Report," *Diabetes Care* 33, no. 7 (July 2010): 1674–85, doi:10.2337/dc10-0666.

14. Rainer J. Klement and Ulrike Kämerer, "Is There a Role for Carbohydrate Restriction in the Treatment and Prevention of Cancer?" *Nutrition and Metabolism* 8 (2011): 75, doi:10.1186/1743-7075-8-75.

15. Yasuhito Onodera, Jin-Min Nam, and Mina J. Bissell, "Increased Sugar Uptake Promotes Oncogenesis via EPAC/RAP1 and O-GlcNAc Pathways," *Journal of Clinical Investigation* 124, no. 1 (January 2, 2014): 367–84, doi:10.1172/jci63146.

16. Yong Wu, Joy Lin, Landon G. Piluso, and Xuan Liu, "High Glucose Inhibits p53 Function via Thr55 Phosphorylation," *FASEB Journal* 24, no. 1, supplement 503.5 (April 2010), http://www.fasebj.org/content/24/1_Supplement/503.5.abstract.

17. S. A. Bustin and P. J. Jenkins, "The Growth Hormone-Insulin-Like Growth Factor-I Axis and Colorectal Cancer," *Trends in Molecular Medicine* 7, no. 10 (October 2001): 447–54, doi:10.1016/S1471-4914(01)02104-9.

18. Surendra K. Shukla, Teklab Gebregiworgis, Vinee Purohit, Nina V. Chaika, Venugopal Gunda, Prakash Radhakrishnan, Kamiya Mehla, et al., "Metabolic Reprogramming Induced by Ketone Bodies Diminishes Pancreatic Cancer Cachexia," *Cancer and Metabolism* 2 (September 1, 2014): 18, doi:10.1186/2049-3002-2-18.

19. Neil McKinney, *Naturopathic Oncology: An Encyclopedic Guide for Patients and Physicians* (Richmond, BC: Creative Guy Publishing, 2010).

20. Ibid.

21. Wei-Xing Zong, Joshua D. Rabinowitz, and Eileen White, "Mitochondria and Cancer," *Molecular Cell* 61, no. 5 (March 3, 2016): 667–76, doi:10.1016/j.molcel.2016.02.011.

22. Charles W. Schmidt, "Unraveling Environmental Effects on Mitochondria," *Environmental Health Perspectives* 118, no. 7 (July 2010): A292–97, http://www.ncbi.nlm.nih.gov/pmc / articles/PMC2920932.

23. Susana Romero-Garcia, María Maximina B. Moreno-Altamirano, Heriberto Prado-Garcia, and Francisco Javier Sánchez-García, "Lactate Contribution to the Tumor

Microenvironment: Mechanisms, Effects on Immune Cells and Therapeutic Relevance," *Frontiers in Immunology* 7 (February 16, 2016): 52, doi:10.3389 /fimmu.2016.00052.

24. Thomas N. Seyfried, Roberto E. Flores, Angela M. Poff, and Dominic P. D'Agostino, "Cancer as a Metabolic Disease: Implications for Novel Therapeutics," *Carcinogenesis* 35, no. 3 (December 2013): 515–27, doi:10.1093/carcin/bgt480.

25. Bryan G. Allen, Sudershan K. Bhatia, Carryn M. Anderson, Julie M. Eichenberger-Gilmore, Zita A. Sibenaller, Kranti A. Mapuskar, Joshua D. Schoenfeld, John M. Buatti, Douglas R. Spitz, and Melissa A. Fath, "Ketogenic Diets as an Adjuvant Cancer Therapy: History and Potential Mechanism," *Redox Biology* 2 (August 7, 2014): 963–70, doi:10.1016/j.redox.2014.08.002.

26. Stephen D. Hursting, Sarah M. Dunlap, Nikki A. Ford, Marcie J. Hursting, and Laura M. Lashinger, "Calorie Restriction and Cancer Prevention: A Mechanistic Perspective," *Cancer and Metabolism* 1 (March 7, 2013): 10, doi:10.1186/2049-3002-1-10.

第五章 致癌物、癌症和排毒

1. Anne Platt McGinn, "POPs Culture," *World Watch Magazine* 13, no. 2 (March/April 2000), http://www.worldwatch.org/node/485.

2. Xiaomei Ma, Patricia A. Buffler, Robert B. Gunier, Gary Dahl, Martyn T. Smith, Kyndaron Reinier, and Peggy Reynolds, "Critical Windows of Exposure to Household Pesticides and Risk of Childhood Leukemia," *Environmental Health Perspectives* 110, no. 9 (September 2002): 955–60, https://www.ncbi.nlm.nih.gov/pmc/articles /PMC1240997.

3. Michael T. Murray and Joseph E. Pizzorno, *Encyclopedia of Natural Medicine* (Rocklin, CA: Prima Publishing, 1998).

4. Ellen K. Silbergeld, Daniele Mandrioli, and Carl F. Cranor, "Regulating Chemicals: Law, Science, and the Unbearable Burdens of Regulation," *Annual Review of Public Health* 36 (March 2015): 175–195, doi:10.1146/annurev-publhealth-031914-122654.

5. M. T. Smith, K. Z. Guyton, C. F. Gibbons, J. M. Fritz, C. J. Portier, I. Rusyn, D. M. DeMarini, et al., "Key Characteristics of Carcinogens as a Basis for Organizing Data on Mechanisms of Carcinogens," *Environmental Health Perspectives* 124, no. 6 (June 2016): 713–21, doi:10.1289/ehp.1509912.

6. Sharon Ruth Skolnick, "Exposing Airports' Poison Circles," *Earth Island Journal 15*, no. 4 (Winter 2000–2001), http://www.areco.org/ExpAir.pdf.

7. Maria E. Morales, Revecca S. Derbes, Catherine M. Ade, Jonathan C. Ortego, Jeremy Stark, Prescott L. Deininger, and Astrid M. Roy-Engel, "Heavy Metal Exposure Influences Double Strand Break DNA Repair Outcomes," *PLOS ONE* 11, no. 3 (March 11, 2016): e0151367, doi:10.1371/journal.pone.0151367.

8. "Casings," FAO Corporate Document Repository, accessed November 21, 2016, http://www.fao.org/docrep/010/ai407e/AI407E20.htm.

9. Gary D. Friedman, Natalia Udaltsova, James Chan, Charles P. Quesenberry, and Laurel A. Habel, "Screening Pharmaceuticals for Possible Carcinogenic Effects: Initial Positive Results for Drugs Not Previously Screened," *Cancer Causes and Control* 20, no. 10 (December 2009): 1821–35, doi:10.1007/s10552-009-9375-2.

10. John Neustadt and Steve R. Pieczenik, "Medication-Induced Mitochondrial Damage and Disease," *Molecular Nutrition and Food Research* 52, no. 7 (July 2008): 780–88, doi:10.1002 /mnfr.200700075.

11. Henry Delincée and Beatrice-Louise Pool-Zobel, "Genotoxic Properties of 2-Dodecylcyclo-butanone, a Compound Formed on Irradiation of Food Containing Fat," *Radiation Physics and Chemistry* 52, no. 1 (June 1998): 39–42, doi:10.1016/S0969-806X(98)00070-X.

12. Mathieu Boniol, Philippe Autier, Peter Boyle, and Sara Gandini, "Cutaneous Melanoma Attributable to Sunbed Use: Systematic Review and Meta-Analysis," *BMJ* 345 (July 24, 2012): e4757, doi:10.1136/bmj.e4757.

13. William E. Sumner, Leonidas G. Koniaris, Sarah E. Snell, Seth Spector, Jodeen Powell, Eli Avisar, Frederick Moffat, Alan S. Livingstone, and Dido Franceschi, "Results of 23,810 Cases of Ductal Carcinoma-in-Situ," *Annals of Surgical Oncology* 14, no. 5 (May 2007): 1638–43, doi:10.1245/s10434-006-9316-1.

14. Joseph E. Pizzorno, and Michael T. Murray, *Textbook of Natural Medicine* (St. Louis, MO: Churchill Livingstone Elsevier, 2006).

15. John C. Cline, "Nutritional Aspects of Detoxification in Clinical Practice," *Alternative Therapies in Health and Medicine*, May/June 2015, https://issuu.com/presspad /docs/ i14004.

16. Katrina Blair, *The Wild Wisdom of Weeds: 13 Essential Plants for Human Survival* (White River Junction, VT: Chelsea Green Publishing, 2014).

17. Vasil Georgiev Georgiev, Jost Weber, Eva-Maria Kneschke, Petko Nedyalkov Denev, Thomas Bley, and Atanas Ivanov Pavlov, "Antioxidant Activity and Phenolic Content of Betalain Extracts from Intact Plants and Hairy Root Cultures of The Red Beetroot *Beta vulgaris* cv. Detroit Dark Red," *Plant Foods for Human Nutrition* 65, no. 2 (June 2010): 105–11, doi:10.1007/s11130-010-0156-6.

18. M. N. Gould, "Cancer Chemoprevention and Therapy by Monoterpenes," *Environmental Health Perspectives* 105, supplement 4 (June 1997): 977–79, http://www.ncbi.nlm.nih.gov/ pmc/articles/PMC1470060.

19. Emey Suhana Mohd Azamai, Suhaniza Sulaiman, Shafina Hanim Mohd Habib, Mee Lee Looi, Srijit Das, Nor Aini Abdul Hamid, Wan Zurinah Wan Ngah, and Yasmin Anum Mohd Yusof, "*Chlorella vulgaris* Triggers Apoptosis in Hepatocarcinogenesis-Induced Rats," *Journal of Zhejiang University Science B*, 10, no. 1 (January 2009): 14–21, doi:10.1631/ jzus.B0820168.

20. Patricia A. Egner, Jin-Bing Wang, Yuan-Rong Zhu, Bau-Chu Zhang, Yan Wu, Qi-Nan Zhang, Geng-Sun Qian, et al., "Chlorophyllin Intervention Reduces Aflatoxin-DNA

Adducts in Individuals at High Risk for Liver Cancer," *Proceedings of the National Academy of Science of the United States of America* 98, no. 25 (December 4, 2001): 14601–6, doi: 10.1073/pnas.251536898.

21. Stefania Miccadei, Donato Di Venere, Angela Cardinali, Ferdinando Romano, Alessandra Durazzo, Maria Stella Foddai, Rocco Fraioli, Sohrab Mobarhan, and Giuseppe Maiani, "Antioxidative and Apoptotic Properties of Polyphenolic Extracts from Edible Part of Artichoke (*Cynara scolymus* L.) on Cultured Rat Hepatocytes and on Human Hepatoma Cells," *Nutrition and Cancer* 60, no. 2 (March 2008): 276–83, doi:10.1080/01635580801891583.

22. Lizzia Raffaghello, Changhan Lee, Fernando M. Safdie, Min Wei, Federica Madia, Giovanna Bianchi, and Valter D. Longo, "Starvation-Dependent Differential Stress Resistance Protects Normal but Not Cancer Cells against High-Dose Chemotherapy," *Proceedings of the National Academy of Sciences of the United States of America* 105, no. 24 (June 17, 2008): 8215–20, doi:10.1073/pnas.0708100105.

23. Stephen D. Hursting, Jackie A. Lavigne, David Berrigan, Susan N. Perkins, and J. Carl Barrett, "Calorie Restriction, Aging, and Cancer Prevention: Mechanisms of Action and Applicability to Humans," *Annual Review of Medicine* 54 (February 2003): 131–52, doi:10.1146/annurev.med.54.101601.152156.

第六章　强大的微生物群：体质要素的核心

1. Scott J. Bultman, "Emerging Roles of the Microbiome in Cancer," *Carcinogenesis* 35, no. 2 (February 2014): 249–55, doi:10.1093/carcin/bgt392.

2. Fredrik Bäkhed, Ruth E. Ley, Justin L. Sonnenburg, Daniel A. Peterson, and Jeffery I. Gordon, "Host-Bäcterial Mutualism in the Human Intestine," *Science* 307, no. 5717 (March 25, 2005): 1915–20, doi:10.1126/science.1104816.

3. Ian F. N. Hung and Benjamin C. Y. Wong, "Assessing the Risks and Benefits of Treating *Helicobacter pylori* Infection," *Therapeutic Advances in Gastroenterology* 2, no. 3 (May 2009): 141–47, doi:10.1177/1756283x08100279.

4. Tina J. Hieken, Jun Chen, Tanya L. Hoskin, Marina Walther-Antonio, Stephen Johnson, Sheri Ramaker, Jian Xiao, et al., "The Microbiome of Aseptically Collected Human Breast Tissue in Benign and Malignant Disease," *Scientific Reports* 6 (August 3, 2016): 30751, doi:10.1038/srep30751.

5. Josef Neu and Jona Rushing, "Cesarean Versus Vaginal Delivery: Long-Term Infant Outcomes and the Hygiene HypoThesis," *Clinics in Perinatology* 38, no. 2 (June 2011): 321–31, doi:10.1016/j.clp.2011.03.008.

6. Bidisha Paul, Stephen Barnes, Wendy Demark-Wahnefried, Casey Morrow, Carolina Salvador, Christine Skibola, and Trygve O. Tollefsbol, "Influences of Diet and the Gut Microbiome on Epigenetic Modulation in Cancer and Other Diseases," *Clinical Epigenetics*

7, no. 1 (October 16, 2015): 112, doi:10.1186/s13148-015-0144-7.

7. Laura B. Bindels and Jean-Paul Thissen, "Nutrition in Cancer Patients with Cachexia: A Role for the Gut Microbiota?" *Clinical Nutrition Experimental* 6 (April 2016): 74–82, doi:10.1016/j.yclnex.2015.11.001.

8. "Microbes in the Human Body," The Marshall Protocol Knowledge Base, accessed August 21, 2016, http://mpkb.org/home/pathogenesis/microbiota.

9. Maureen P. Corry, "The Cost of Having a Baby in the United States," *Childbirth Connections*, May 9, 2013, http://www.medscape.com/viewarticle/803426_2.

10. Meredith Betz, "C-Section Trends Out of Control in South Florida," *Nonprofit Quarterly*, October 12, 2015, https://nonprofitquarterly.org/2015/10/12/c-section-trends-out-of-control-in-south-florida.

11. Neu and Rushing, "Cesarean Versus Vaginal Delivery: Long-Term Infant Outcomes and The Hygiene Hypothesis."

12. Alison Stuebe, "The Risks of Not Breastfeeding for Mothers and Infants," *Reviews in Obstetrics and Gynecology* 2, no. 4 (Fall 2009): 222–31, http://www.ncbi.nlm.nih.gov/pmc / articles/PMC2812877.

13. Antonio M. Persico and Valerio Napolioni, "Urinary P-Cresol in Autism Spectrum Disorder," *Neurotoxicology and Teratology* 36 (March 2013): 82–90, doi:10.1016/ j.ntt.2012.09.002.

14. Gordon E. Schutze, Rodney E. Willoughby, Michael T. Brady, Carrie L. Byington, H. Dele Davies, Kathryn M. Edwards, Mary P. Glode, et al., "Clostridium Difficile Infection in Infants and Children," *Pediatrics* 131, no. 1 (January 1, 2013): 196–200, doi:10.1542/ peds.2012-2992.

15. Anthony Samsel and Stephanie Seneff, "Glyphosate, Pathways to Modern Diseases II: Celiac Sprue and Gluten Intolerance," *Interdisciplinary Toxicology* 6, no. 4 (December 2013): 159–84, doi:10.2478/intox-2013-0026.

16. Benoit Chassaing, Omry Koren, Julia K. Goodrich, Angela C. Poole, Shanthi Srinivasan, Ruth E. Ley, and Andrew T. Gewirtz, "Dietary Emulsifiers Impact the Mouse Gut Microbiota Promoting Colitis and Metabolic Syndrome," *Nature* 519, no. 7541 (March 5, 2015): 92–96, doi:10.1038/nature14232.

17. Sameer Kalghatgi, Catherine S. Spina, James C. Costello, Marc Liesa, J. Ruben Morones-Ramirez, Shimyn Slomovic, Anthony Molina, Orian S. Shirihai, and James J. Collins, "Bactericidal Antibiotics Induce Mitochondrial Dysfunction and Oxidative Damage in Mammalian Cells," *Science Translational Medicine* 5, no. 192 (July 3, 2013): 192ra85, doi:10.1126/scitranslmed.3006055.

18. Jo Robinson, *Eating on the Wild Side: The Missing Link to Optimum Health* (New York: Little, Brown and Company, 2013).

19. Surajit Karmakar, Subhasree Roy Choudhury, Naren L. Banik, and Swapan K. Ray, "Molecular Mechanisms of Anti-Cancer Action of Garlic Compounds in Neuroblastoma,"

Anti-Cancer Agents in Medicinal Chemistry 11, no. 4 (May 2011): 398–407, doi:10.2174/187152011795677553.

20. Bharat B. Aggarwal and Debora Yost, *Healing Spices: How to Use 50 Everyday and Exotic Spices to Boost Health and Beat Disease* (New York: Sterling Publishing, 2011).

21. Georgetown University Medical Center, "Oregano Oil May Protect Against Drug-Resistant Bacteria, Georgetown Researcher Finds," *ScienceDaily*, October 11, 2001, https:// www.sciencedaily.com/releases/2001/10/011011065609.htm.

22. Sue C. Chao, D. Gary Young, and Craig J. Oberg, "Effect of a Diffused Essential Oil Blend on Bacterial Bioaerosols," *Journal of Essential Oil Research* 10, no. 5 (September 1998): 517–23, doi:10.1080/10412905.1998.9700958.

23. Zhanguo Gao, Jun Yin, Jin Zhang, Robert E. Ward, Roy J. Martin, Michael Lefevre, William T. Cefalu, and Jianping Ye, "Butyrate Improves Insulin Sensitivity and Increases Energy Expenditure in Mice," *Diabetes* 58, no. 7 (July 2009): 1509–17, doi:10.2337/db08-1637.

24. Sunisa Siripongvutikorn, Ruttiya Asksonthong, and Worapong Usawakesmanee, "Evaluation of Harmful Heavy Metal (Hg, Pb and Cd) Reduction Using *Halomonas elongata and Tetragenococcus halophilus* for Protein Hydrolysate Product," *Functional Foods in Health and Disease* 6, no. 4 (April 27, 2016): 195–205, http://ffhdj.com/index.php/ffhd/article/view/240.

25. J. Beuth, H. L. Ko, K. Oette, G. Pulverer, K. Roszkowski, and G. Uhlenbruck, "Inhibition of Liver Metastasis in Mice by Blocking Hepatocyte Lectins with Arabinogalactan Infusions and D-Galactose," *Journal of Cancer Research and Clinical Oncology* 113, no. 1 (February 1987): 51–55, doi:10.1007/BF00389966.

26. Hyunnho Cho, Hana Jung, Heejae Lee, Hae Chang Yi, Ho-kyung Kwak, and Keum Taek Hwang, "Chemopreventive Activity of Ellagitannins and Their Derivatives from Black Raspberry Seeds on HT-29 Colon Cancer Cells," *Food and Function* 6, no. 5 (May 2015): 1675–83, doi:10.1039/c5fo00274e.

第七章　免疫功能：保持深度营养

1. Adit A. Ginde, Mark C. Liu, and Carlos A. Camargo, "Demographic Differences and Trends of Vitamin D Insufficiency in the US Population, 1988–2004," *Archives of Internal Medicine* 169, no. 6 (March 23, 2009): 626–32, doi:10.1001/archinternmed.2008.604.

2. Marina Rode von Essen, Martin Kongsbak, Peter Scherling, Klaus Olgaard, Niels Ødum, and Carsten Geisler, "Vitamin D Controls T Cell Antigen Receptor Signaling and Activation of Human T Cells," *Nature Immunology* 11 (2010): 334–49, doi:10.1038/ni.1851.

3. A. Katharina Simon, Georg A. Hollander, and Andrew McMichael, "Evolution of the Immune System in Humans from Infancy to Old Age," *Proceedings of the Royal Society B: Biological Sciences* 282, no. 1821 (December 22, 2015): 20143085, doi:10.1098/rspb.

2014.3085.

4. Keith Block. *Life over Cancer: The Block Center Program for Integrative Cancer Treatment* (New York: Bantam Dell, 2009).

5. Dicken Weatherby and Scott Ferguson, *Blood Chemistry and CBC Analysis: Clinical Laboratory Testing from a Functional Perspective* (Jacksonville, OR: Bear Mountain Publishing, 2002).

6. Alessio Fasano, "Zonulin, Regulation of Tight Junctions, and Autoimmune Diseases," *Annals of the New York Academy of Sciences* 1258, no. 1 (July 2012): 25–33, doi:10.1111 / j.1749-6632.2012.06538.x.

7. Marco Skardelly, Franz Paul Armbruster, Jürgen Meixensberger, Heidegard Hilbig, "Expression of Zonulin, C-Kit, Glial Fibrillary Acidic Protein in Human Gliomas," *Translational Oncology* 2, no. 3 (September 2009): 117–20, doi:10.1593/tlo.09115.

8. A. Fasano, "Zonulin and Its Regulation of Intestinal Barrier Function: The Biological Door to Inflammation, Autoimmunity, and Cancer," *Physiological Reviews* 91, no. 1 (January 2011): 151–75, doi:10.1152/physrev.00003.2008.

9. Aristo Vojdani, "Lectins, Agglutinins, and Their Roles in Autoimmune Reactivities," *Alternative Therapies in Health and Medicine* 21, supplement 1 (2015): 46–51, https:// www .ncbi.nlm.nih.gov/pubmed/25599185.

10. Margit Brottveit, Ann-Christin R. Beitnes, Stig Tollefsen, Jorunn E. Bratlie, Frode L. Jahnsen, Finn-Eirik Johansen, Ludvig M. Sollid, and Knut E. A. Lundin, "Mucosal Cytokine Response after Short-Term Gluten Challenge in Celiac Disease and Non-Celiac Gluten Sensitivity," *American Journal of Gastroenterology* 108, no. 5 (May 2013): 842–50, doi:10.1038/ajg.2013.91.

11. R. K. Chandra, "Nutrition and the Immune System: An Introduction," *American Journal of Clinical Nutrition* 66, no. 2 (August 1997): 460s–63, https://www.ncbi.nlm.nih.gov / pubmed/9250133.

12. Joseph E. Pizzorno and Michael T. Murray, *Textbook of Natural Medicine* (St. Louis, MO: Churchill Livingstone Elsevier, 2006).

13. Andrew L. Kau, Philip P. Ahern, Nicholas W. Griffin, Andrew L. Goodman, and Jeffrey I. Gordon, "Human Nutrition, the Gut Microbiome, and Immune System," *Nature* 474, no. 7351 (June 15, 2011): 327–36, doi:10.1038/nature10213.

14. John M. Daly, John Reynolds, Robert K. Sigal, Jian Shou, and Michael D. Liberman, "Effect of Dietary Protein and Amino Acids on Immune Function," *Critical Care Medicine* 18, supplement 2 (February 1990): s86–93, https://www.ncbi.nlm.nih.gov/pubmed/2105184.

15. Peng Li, Yu-Long Yin, Defa Li, Sung Woo Kim, and Guoyao Wu, "Amino Acids and Immune Function," *British Journal of Nutrition* 98, no. 2 (August 2007): 237–52, doi:10. 1017/S000711450769936X.

16. R. K. Chandra, "Protein-Energy Malnutrition and Immunological Responses," *Journal of Nutrition* 122, supplement 3 (March 1992): 597–600, https://www.ncbi.nlm.nih.gov /

pubmed/1542017.

17. Pizzorno and Murray, *Textbook of Natural Medicine*.

18. K. Pino-Lagos, M. J. Benson, and R. J. Noelle, "Retinoic Acid in the Immune System," *Annals of the New York Academy of Sciences* 1143 (November 2008): 170–87, doi:10.1196 / annals.1443.017.

19. Katherine Zerdin, Michael L. Rooney, and Joost Vermuë, "The Vitamin C Content of Orange Juice Packed in an Oxygen Scavenger Material," *Food Chemistry* 82, no. 3 (August 2003): 387–95, doi:10.1016/s0308-8146(02)00559-9.

20. Hafeez Ullah Janjua, Munir Akhtar, and Fayyaz Hussain, "Effects of Sugar, Salt and Distilled Water on White Blood Cells and Platelet Cells," *Journal of Tumor* 4, no. 1 (February 2, 2016): 354–58, http://www.ghrnet.org/index.php/JT/article/view/1340.

21. Michael T. Murray, *Encyclopedia of Nutritional Supplements: The Essential Guide for Improving Your Health Naturally* (Rocklin, CA: Prima Health, 1996).

22. E. S. Wintergerst, S. Maggini, and D. H. Hornig, "Contribution of Selected Vitamins and Trace Elements to Immune Function," *Annals of Nutrition and Metabolism* 51, no. 4 (September 2007): 301–23, doi:10.1159/000107673.

23. Cynthia Aranow. "Vitamin D and the Immune System," *Journal of Investigative Medicine* 59, no. 6 (August 2011): 881–86, doi:10.231/JIM.0b013e31821b8755.

24. Johan Moan, Zoya Lagunova, Øyvind Bruland, and Asta Juzeniene, "Seasonal Variations of Cancer Incidence and Prognosis," *Dermato-Endocrinology* 2, no. 2 (April 2010): 55–57, doi:10.4161/derm.2.2.12664.

25. Lisa A. Houghton and Reinhold Vieth, "The Case against Ergocalciferol (Vitamin D2) as a Vitamin Supplement," *American Journal of Clinical Nutrition* 84, no. 4 (October 2006): 694–97, http://ajcn.nutrition.org/content/84/4/694.long.

26. Ruth Sánchez-Martínez, Alberto Zambrano, Ana I. Castillo, and Ana Aranda, "Vitamin D–Dependent Recruitment of Corepressors to Vitamin D / Retinoid X Receptor Heterodimers," *Molecular and Cellular Biology,* 28, no. 11 (March 24, 2008): 3817–29, doi:10.1128/MCB.01909-07.

27. Cedric F. Garland, Frank C. Garland, Edward D. Gorham, Marin Lipkin, Harold Newmark, Sharif B. Mohr, and Michael F. Holick, "The Role of Vitamin D in Cancer Prevention," *American Journal of Public Health* 96, no. 2 (February 2006): 252–61, doi:10.2105/ AJPH.2004.045260.

28. Elzbieta Kowalska, Steven A. Narod, Tomasz Huzarski, Stanislaw Zajaczek, Jowita Huzarska, Bohdan Gorski, and Jan Lubinski, "Increased Rates of Chromosome Breakage in BRCA1 Carriers Are Normalized by Oral Selenium Supplementation," *Cancer Epidemiology, Biomarkers and Prevention* 14, no. 5 (May 13, 2005): 1302–6, doi:10.1158/1055-9965.EPI-03-0448.

29. A. H. Shankar and A. S. Prasad, "Zinc and Immune Function: The Biological Basis of Altered Resistance to Infection," *American Journal of Clinical Nutrition* 68, supplement 2

(August 1998): 447s–63, https://www.ncbi.nlm.nih.gov/pubmed/9701160.

30. Janet R. K. Hunt. "Bioavailability of Iron, Zinc, and Other Trace Minerals from Vegetarian Diets," *American Journal of Clinical Nutrition* 78, no. 3 (September 2003): 633s–639, http://ajcn.nutrition.org/content/78/3/633S.full.

31. Mitchell R. McGill, Matthew R. Sharpe, C. David Williams, Mohammad Taha, Steven C. Curry, and Hartmut Jaeschke, "The Mechanism Underlying Acetaminophen-Induced Hepatotoxicity in Humans and Mice Involves Mitochondrial Damage and Nuclear DNA Fragmentation," *Journal of Clinical Investigation* 122, no. 4 (April 2, 2012): 1574–83, doi:10.1172/JCI59755.

32. Seema Patel and Arun Goyal, "Recent Developments in Mushrooms as Anti-Cancer Therapeutics: A Review," *3 Biotech 2*, no. 1 (March 2012): 1–15, doi:10.1007/s13205-011-0036-2.

33. Carolyn J. Torkelson, Erine Sweet, Mark R. Martzen, Masa Sasagawa, Cynthia A. Wenner, Juliette Gay, Amy Putiri, and Leanna J. Standish, "Phase 1 Clinical Trial of *Trametes versicolor* in Women with Breast Cancer," *ISRN Oncology* 2012 (May 30, 2012): 251632, doi:10.5402/2012/251632.

34. Alena G. Guggenheim, Kirsten M. Wright, and Heather L. Zwickey, "Immune Modulation from Five Major Mushrooms: Application to Integrative Oncology," *Integrative Medicine* 13, no. 1 (February 2014): 32–44, https://www.ncbi.nlm.nih.gov/pmc/articles/PMC4684115.

35. Xiaoshuang Dai, Joy M. Stanilka, Cheryl A. Rowe, Elizabethe A. Esteves, Carmelo Nieves, Samuel J. Spaiser, Mary C. Christman, Bobbi Langkamp-Henken, and Susan S. Percival, "Consuming *Lentinula edodes* (Shiitake) Mushrooms Daily Improves Human Immunity: A Randomized Dietary Intervention in Healthy Young Adults," *Journal of the American College of Nutrition* 34, no. 6 (2015): 478–87, doi:10.1080/07315724.2014.950391.

36. Sissi Wachtel-Galor, John Yuen, John A. Buswell, and Iris F. F. Benzie, "*Ganoderma lucidum* (Lingzhi or Reishi): A Medicinal Mushroom," chap. 9 in Iris F. F. Benzie and Sissi Wachtel- Galor, eds., *Herbal Medicine: Biomolecular and Clinical Aspects*, 2nd ed. (Boca Raton, FL: CRC Press, 2011). Available from https://www.ncbi.nlm.nih.gov/books/NBK92757.

37. Patel and Goyal, "Recent Developments in Mushrooms as Anti-Cancer Therapeutics: A Review."

38. Bao-qin Lin and Shao-ping Li, "Cordyceps as an Herbal Drug," chap. 5 in Benzie and Wachtel-Galor, eds., *Herbal Medicine: Biomolecular and Clinical Aspects*. Available at https://www.ncbi.nlm.nih.gov/books/NBK92758.

39. Qing Li, "Effect of Forest Bathing Trips on Human Immune Function," *Environmental Health and Preventive Medicine* 15, no. 1 (January 2010): 9–17, doi:10.1007/s12199-008-0068-3.

40. A. Mooventhan and L. Nivethitha, "Scientific Evidence-Based Effects of Hydrotherapy on Various Systems of the Body," *North American Journal of Medical Sciences* 6, no. 5 (May

2014): 199–209, doi:10.4103/1947-2714.132935.

第八章　炎症-氧化关系：用食物扑灭癌症之火

1. Subrata Kumar Biswas, "Does the Interdependence between Oxidative Stress and Inflammation Explain the Antioxidant Paradox?" *Oxidative Medicine and Cellular Longevity* 2016, no. 12 (January 2016): 1–9, doi:10.1155/2016/5698931.

2. Udo Erasmus, *Fats That Heal, Fats That Kill: The Complete Guide to Fats, Oils, Cholesterol and Human Health* (Burnaby, BC: Alive Books, 1996).

3. Daniel Weber, *Inflammation and the Seven Stochastic Events of Cancer* (Alexandria, NSW: Panaxea Publishing, 2010).

4. Mary M. Murphy, Leila M. Barraj, Dena Herman, Xiaoyu Bi, Rachel Cheatham, and R. Keith Randolph, "Phytonutrient Intake by Adults in the United States in Relation to Fruit and Vegetable Consumption," *Journal of the Academy of Nutrition and Dietetics* 112, no. 2 (February 2012): 222–29, doi:10.1016/j.jada.2011.08.044.

5. "Omega-6 Polyunsaturated Fatty Acids and DNA Adducts," *Food and Chemical Toxicology* 35, no. 10–11 (October/November 1997): 1131, doi:10.1016/s0278-6915(97)90098-3.

6. Jian-Hua Yi, Dong Wang, Zhi-Yong Li, Jun Hu, Xiao-Feng Niu, and Xiao-Lin Liu, "C-Reactive Protein as a Prognostic Factor for Human Osteosarcoma: A Meta-Analysis and Literature Review," *PLOS ONE* 9, no. 5 (May 6, 2014): doi:10.1371/journal.pone.0094632.

7. Jill K. Onesti and Denis C. Guttridge, "Inflammation Based Regulation of Cancer Cachexia," *BioMed Research International* 2014 (May 4, 2014): 1–7, doi:10.1155/2014/168407.

8. Norleena P. Gullett, Vera C. Mazurak, Gautam Hebbar, and Thomas R. Ziegler, "Nutritional Interventions for Cancer-Induced Cachexia," *Current Problems in Cancer* 35, no. 2 (March/April 2011): 58–90, doi:10.1016/j.currproblcancer.2011.01.001.

9. Surendra K. Shukla, Teklab Gebregiworgis, Vinee Purohit, Nina V. Chaika, Venugopal Gunda, Prakash Radhakrishnan, Kamiya Mehla, et al., "Metabolic Reprogramming Induced by Ketone Bodies Diminishes Pancreatic Cancer Cachexia," *Cancer and Metabolism* 2, no. 1 (September 1, 2014): 18, doi:10.1186/2049-3002-2-18.

10. David F. Horrobin, "Loss of Delta-6-Sesaturase Activity as a Key Factor in Aging," *Medical Hypotheses* 7, no. 9 (1981): 1211–20, doi:10.1016/0306-9877(81)90064-5; Federica Tosi, Filippo Sartori, Patrizia Guarini, Oliviero Olivieri, and Nicola Martinelli, "Delta-5 and Delta-6 Desaturases: Crucial Enzymes in Polyunsaturated Fatty Acid-Related Pathways with Pleiotropic Influences in Health and Disease," *Advances in Experimental Medicine and Biology* 824 (2014): 61–81, doi:10.1007/978-3-319-07320-0_7.

11. R. A. Kunin, "Snake Oil," *Western Journal of Medicine* 151, no. 2 (August 1989): 208, https://www.ncbi.nlm.nih.gov/pmc/articles/PMC1026931.

12. Paulette Mehta, "TNF-α Inhibitors: Are They Carcinogenic?" *Drug, Healthcare and Patient Safety* 2 (2010): 241–47, doi:10.2147/dhps.s7829.

13. Tzung-Jiun Tsai and Ping-I Hsu, "Low-Dose Aspirin-Induced Upper Gastrointestinal Injury—Epidemiology, Management and Prevention," *Journal of Blood Disorders and Transfusion* 6 (December 26, 2015): 327, doi:10.4172/2155-9864.1000327.

14. Daniel Arango, Kengo Morohashi, Alper Yilmaz, Kouji Kuramochi, Arti Parihar, Bledj Brahimaj, Erich Grotewold, and Andrea I. Doseff, "Molecular Basis for the Action of a Dietary Flavonoid Revealed by the Comprehensive Identification of Apigenin Human Targets," *Proceedings of the National Academy of Sciences* 110, no. 24 (May 2013): e2153–62, doi:10.1073/pnas.1303726110.

15. Saebyeol Jang, Keith W. Kelley, and Rodney W. Johnson, "Luteolin Reduces IL-6 Production in Microglia by Inhibiting JNK Phosphorylation and Activation of AP-1," *Proceedings of the National Academy of Sciences* 105, no. 21 (March 5, 2008): 7534–39, doi:10.1073/pnas.0802865105.

16. Michelle L. Boland, Aparajita H. Chourasia, and Kay F. Macleod, "Mitochondrial Dysfunction in Cancer," *Frontiers in Oncology* 3 (December 2, 2013): 292, doi:10.3389/fonc.2013.00292.

17. Guoyao Wu, Yun-Zhong Fang, Sheng Yang, Joanne R. Lupton, and Nancy D. Turner, "Glutathione Metabolism and Its Implications for Health," *Journal of Nutrition* 134, no. 3 (March 2004): 489–92, https://www.ncbi.nlm.nih.gov/pubmed/14988435.

18. Hu Wang, Tin Khor, Limin Shu, Zheng-Yuan Su, Francisco F. Fuentes, Jong Hun Lee, and Ah-Ng Tony Kong, "Plants vs. Cancer: A Review on Natural Phytochemicals in Preventing and Treating Cancers and Their Druggability," *Anti-Cancer Agents in Medicinal Chemistry* 12, no. 10 (May 2012): 1281–305, doi:10.2174/187152012803833026.

19. Massimo Fantini, Monica Benvenuto, Laura Masuelli, Giovanni Vanni Frajese, Ilaria Tresoldi, Andrea Modesti, and Roberto Bei, "In Vitro and in Vivo Antitumoral Effects of Combinations of Polyphenols, or Polyphenols and Anticancer Drugs: Perspectives on Cancer Treatment," *International Journal of Molecular Sciences* 16, no. 5 (May 2015): 9236–82, doi:10.3390/ijms16059236.

20. Ching-Chow Chen, Man-Ping Chow, Wei-Chien Huang, Yi-Chu Lin, and Ya-Jen Chang, "Flavonoids Inhibit Tumor Necrosis Factor-α-Induced Up-Regulation of Intercellular Adhesion Molecule-1 (ICAM-1) in Respiratory Epithelial Cells through Activator Protein-1 and Nuclear Factor-κB: Structure-Activity Relationships," *Molecular Pharmacology* 66, no. 3 (October 2004): 683–93, https://www.ncbi.nlm.nih.gov/pubmed/15322261.

21. Xiangsheng Xiao, Dingbo Shi, Liqun Liu, Jingshu Wang, Xiaoming Xie, Tiebang Kang, and Wuguo Deng, "Quercetin Suppresses Cyclooxygenase-2 Expression and Angiogenesis through Inactivation of P300 Signaling," *PLOS ONE* 6, no. 8 (August 8, 2011): e22934, doi:10.1371/journal.pone.0022934; Iris Erlund, Jukka Marniemi, Paula Hakala, G. Alfthan, E. Meririnne, and A. Aro, "Consumption of Black Currants, Lingonberries and Bilberries Increases Serum Quercetin Concentrations," *European Journal of Clinical Nutrition* 57, no. 1 (February 2003): 37–42, doi:10.1038/sj.ejcn.1601513.

22. J. Vlachojannis, F. Magora, and S. Chrubasik, "Willow Species and Aspirin: Different Mechanism of Actions," *Phytotherapy Research* 25, no. 7 (2011): 1102–04, doi:10.1002/ptr.3386.

23. Reason Wilken, Mysore S. Veena, Marilene B. Wang, and Eri S. Srivatsan, "Curcumin: A Review of Anti-Cancer Properties and Therapeutic Activity in Head and Neck Squamous Cell Carcinoma," *Molecular Cancer* 10, no. 1 (February 2011): 12, doi:10.1186/1476-4598-10-12.

24. Mark Barton Frank, Qing Yang, Jeanette Osban, Joseph T. Azzarello, Marcia R. Saban, Ricardo Saban, Richard A. Ashley, et al., "Frankincense Oil Derived from *Boswellia carteri* Induces Tumor Cell Specific Cytotoxicity," *BMC Complementary and Alternative Medicine* 9 (March 18, 2009): 6, doi:10.1186/1472-6882-9-6.

25. John Kallas, *Edible Wild Plants: Wild Foods from Dirt to Plate* (Layton, UT: Gibbs Smith, 2010).

26. S. D. Bhale, Z. Xu, W. Prinyawiwatkul, Joan M. King, and J. S. Godber, "Oregano and Rosemary Extracts Inhibit Oxidation of Long-Chain N-3 Fatty Acids in Menhaden Oil," *Journal of Food Science* 72, no. 9 (December 2007): C504–8, doi:10.1111/j.1750-3841.2007.00569.x.

27. I. Andújar, M. C. Recio, R. M. Giner, and J. L. Ríos, "Cocoa Polyphenols and Their Potential Benefits for Human Health," *Oxidative Medicine and Cellular Longevity* 2012 (October 24, 2012): 1–23, doi:10.1155/2012/906252.

28. Andrea Rosanoff, Connie M. Weaver, and Robert K. Rude, "Suboptimal Magnesium Status in the United States: Are the Health Consequences Underestimated?" *Nutrition Reviews* 70, no. 3 (March 2012): 153–64, doi:10.1111/j.1753-4887.2011.00465.x.

29. Robert Whang, "Magnesium Deficiency: Pathogenesis, Prevalence, and Clinical Implications," *American Journal of Medicine* 82, no. 3A (April 1987): 24–29, doi:10.1016/0002-9343(87)90129-x.

30. James L. Oschman, Gaétan Chevalier, and Richard Brown, "The Effects of Grounding (Earthing) on Inflammation, the Immune Response, Wound Healing, and Prevention and Treatment of Chronic Inflammatory and Autoimmune Diseases," *Journal of Inflammation Research* 8 (March 4, 2015): 83–96, doi:10.2147/jir.s69656.

第九章 癌细胞生长和扩散：血管生成和转移

1. Christopher I. Li, Janet R. Daling, Mei-Tzu Tang, Kara L. Haugen, Peggy L. Porter, and Kathleen E. Malone, "Use of Antihypertensive Medications and Breast Cancer Risk among Women Aged 55 to 74 Years," *JAMA Internal Medicine* 173, no. 17 (September 23, 2013): 1629–37, https://www.ncbi.nlm.nih.gov/pubmed/23921840.

2. Peter Carmeliet, "Angiogenesis in Health and Disease," *Nature Medicine* 9, no. 6 (June 2003): 653–60, doi:10.1038/nm0603-653.

3. Robert R. Langley and Isaiah J. Fidler, "The Seed and Soil Hypothesis Revisited—The Role of Tumor-Stroma Interactions in Metastasis to Different Organs," *International Journal of Cancer* 128, no. 11 (June 1, 2011): 2527–35, doi:10.1002/ijc.26031.

4. Shalom Madar, Ido Goldstein, and Varda Rotter, "'Cancer Associated Fibroblasts'— More than Meets the Eye," *Trends in Molecular Medicine* 19, no. 8 (August 2013): 447–53, doi:10.1016/j.molmed.2013.05.004.

5. Raghu Kalluri and Michael Zeisberg, "Fibroblasts in Cancer," *Nature Reviews Cancer* 6, no. 5 (May 2006): 392–401, doi:10.1038/nrc1877.

6. Neta Erez, Morgan Truitt, Peter Olson, S. T. Arron, and Douglas Hanahan, "Cancer-Associated Fibroblasts Are Activated in Incipient Neoplasia to Orchestrate Tumor-Promoting Inflammation in an NF-κB-Dependent Manner," *Cancer Cell* 17, no. 2 (February 17, 2010): 135–47, doi:10.1016/j.ccr.2009.12.041.

7. Katsuyuki Miura, Hideaki Nakagawa, Hirotsugu Ueshima, Akira Okayama, Shikeyuki Saitoh, J. David Curb, Beatriz L. Rodriguez, et al., "Dietary Factors Related to Higher Plasma Fibrinogen Levels of Japanese-Americans in Hawaii Compared with Japanese in Japan," *Arteriosclerosis, Thrombosis, and Vascular Biology* 26, no. 7 (July 2006): 1674–79, doi:10.1161/01.atv.0000225701.20965.b9.

8. Zeinab Tahmasebi Birgani, Nazli Gharraee, Angad Malhotra, Clemens A. Van Blitterswijk, and Pamela Habibovic, "Combinatorial Incorporation of Fluoride and Cobalt Ions into Calcium Phosphates to Stimulate Osteogenesis and Angiogenesis," *Biomedical Materials* 11, no. 1 (February 29, 2016): 015020, doi:10.1088/1748-6041/11 /1/015020.

9. Daniel J. Goldstein and Jose A. Halperin, "Mast Cell Histamine and Cell Dehydration Thirst," *Nature* 267, no. 5608 (May 19, 1977): 250–52, doi:10.1038/267250a0.

10. Aletta D. Kraneveld, Seil Sagar, Johan Garssen, and Gert Folkerts, "The Two Faces of Mast Cells in Food Allergy and Allergic Asthma: The Possible Concept of Yin Yang," *Biochimica Et Biophysica Acta* (BBA) 1822, no. 1 (January 2012): 93–99, doi:10.1016 /j.bbadis.2011.06.013.

11. Liuliang Qin, Dezheng Zhao, Jianfeng Xu, Xianghui Ren, Ernest F. Terwilliger, Sareh Parangi, Jack Lawler, Harold F. Dvorak, and Huiyan Zeng, "The Vascular Permeabilizing Factors Histamine and Serotonin Induce Angiogenesis through TR3/Nur77 and Subsequently Truncate It through Thrombospondin-1," *Blood* 121, no. 11 (March 14, 2013): 2154–164, doi:10.1182/blood-2012-07-443903.

12. Rebekah Beaton, Wendy Pagdin-Friesen, Christa Robertson, Cathy Vigar, Heather Watson, and Susan R. Harris, "Effects of Exercise Intervention on Persons with Metastatic Cancer: A Systematic Review," *Physiotherapy Canada* 61, no. 3 (2009): 141–53, doi:10.3138/physio.61.3.141.

13. Centers for Disease Control and Prevention, "One in Five Adults Meet Overall Physical Activity Guidelines," CDC Newsroom, May 2, 2013, https://www.cdc.gov/media /releases/2013/p0502-physical-activity.html.

14. Steven C. Moore, I-Min Lee, and Elisabete Weiderpass, "Association of Leisure-Time Physical Activity with Risk of 26 Types of Cancer in 1.44 Million Adults," *JAMA Internal Medicine* 176, no. 6 (June 1, 2016): 816–25, doi:10.1001/jamainternmed.2016.1548.

15. Huiqi Xie and Y. James Kang, "Role of Copper in Angiogenesis and Its Medicinal Implications," *Current Medicinal Chemistry* 16, no. 10 (February 2009): 1304–14, doi:10.2174/092986709787846622.

16. Varsha P. Brahmkhatri, Chinmayi Prasanna, and Hanudatta S. Atreya, "Insulin-Like Growth Factor System in Cancer: Novel Targeted Therapies," *BioMed Research International* 2015 (2015): 1–24, doi:10.1155/2015/538019.

17. Tian Lei and Xie Ling, "IGF-1 Promotes the Growth and Metastasis of Hepatocellular Carcinoma via the Inhibition of Proteasome-Mediated Cathepsin B Degradation," *World Journal of Gastroenterology* 21, no. 35 (September 21, 2015): 10137–49, doi:10.3748/wjg.v21.i35.10137.

18. Chia-Wei Cheng, Gregor B. Adams, Laura Perin, Min Wei, Xiaoying Zhou, Ben S. Lam, Stefano Da Sacco, et al., "Prolonged Fasting Reduces IGF-1/PKA to Promote Hematopoietic-Stem-Cell-Based Regeneration and Reverse Immunosuppression," *Cell Stem Cell* 14, no. 6 (June 5, 2014): 810–23, doi:10.1016/j.stem.2014.04.014.

19. Angela M. Poff, Csilla Ari, Thomas N. Seyfried, and Dominic P. D'Agostino, "The Ketogenic Diet and Hyperbaric Oxygen Therapy Prolong Survival in Mice with Systemic Metastatic Cancer," *PLOS ONE* 8, no. 6 (June 5, 2013): e65522, doi:10.1371/journal.pone.0065522.

20. Charlotte Ornstein, "Popular Blood Thinner Causing Deaths, Injuries in Nursing Homes," *Washington Post, July* 13, 2015. Available at https://www.pharmacist.com /popular-blood-thinner-causing-deaths-injuries-nursing-homes.

21. Caiguo Zhang, "Essential Functions of Iron-Requiring Proteins in DNA Replication, Repair and Cell Cycle Control," *Protein and Cell* 5, no. 10 (October 2014): 750–60, doi:10.1007/s13238-014-0083-7.

22. "Micronutrient Deficiencies: Iron Deficiency Anaemia," World Health Organization, accessed September 30, 2016, http://www.who.int/nutrition/topics/ida/en.

23. Louis Harrison and Kimberly Blackwell, "Hypoxia and Anemia: Factors in Decreased Sensitivity to Radiation Therapy and Chemotherapy?" *Oncologist* 9, supplement 5 (November 2004): 31–40, doi:10.1634/theoncologist.9-90005-31.

24. Janet R. Hunt, "Bioavailability of Iron, Zinc, and Other Trace Minerals from Vegetarian Diets," *American Journal of Clinical Nutrition* 78, no. 3 (September 2003): 633s–39, http://ajcn.nutrition.org/content/78/3/633S.full.

25. Adrian R. West, "Mechanisms of Heme Iron Absorption: Current Questions and Controversies," *World Journal of Gastroenterology* 14, no. 26 (July 14, 2008): 4101–10, doi:10.3748/wjg.14.4101.

26. Ahmed A. Alkhateeb and James R. Connor, "The Significance of Ferritin in Cancer: Anti-

Oxidation, Inflammation and Tumorigenesis," *Biochimica Et Biophysica Acta* (BBA) 1836, no. 2 (December 2013): 245–54, doi:10.1016/j.bbcan.2013.07.002.

27. L. K. Ferrarelli, "Iron Fuels Glioblastoma Growth," *Science Signaling* 8, no. 400 (October 27, 2015): ec311, doi:10.1126/scisignal.aad7099.

28. Maria José Oliveira, Josef Van Damme, Tineke Lauwaet, Veerle De Corte, Georges De Bruyne, Gerda Verschraegen, et al., "β-Casein-Derived Peptides, Produced by Bacteria, Stimulate Cancer Cell Invasion and Motility," *EMBO Journal* 22, no. 22 (November 17, 2003): 6161–73, doi:10.1093/emboj/cdg586.

29. Gangjun Du, Lingtao Jin, Xiaofen Han, Zihui Song, Hongyan Zhang, and Wei Liang, "Naringenin: A Potential Immunomodulator for Inhibiting Lung Fibrosis and Metastasis," *Cancer Research* 69, no. 7 (April 1, 2009): 3205–12, doi:10.1158/0008-5472.can-08-3393.

30. Hu Wang, Tin Khor, Limin Shu, Zheng-Yuan Su, Francisco F. Fuentes, Jong Hun Lee, and Ah-Ng Tony Kong, "Plants vs. Cancer: A Review on Natural Phytochemicals in Preventing and Treating Cancers and Their Druggability," *Anti-Cancer Agents in Medicinal Chemistry* 12, no. 10 (May 2012): 1281–305, doi:10.2174/187152012803833026.

31. Ke Zu, Lorelei Mucci, Bernard A. Rosner, Steven K. Clinton, Massimo Loda, Meir J. Stampfer, and Edward Giovannucci, "Dietary Lycopene, Angiogenesis, and Prostate Cancer: A Prospective Study in the Prostate-Specific Antigen Era," *Journal of the National Cancer Institute* 106, no. 2 (February 2014): djt430, doi:10.1093/jnci/djt430.

32. Daniel Man-Yuen Sze and Godfrey Chi-Fung Chan, "Effects of Beta-Glucans on Different Immune Cell Populations and Cancers," *Advances in Botanical Research* 62 (December 2012): 179–96, doi:10.1016/b978-0-12-394591-4.00011-8.

33. Jeong-Ki Min, "Capsaicin Inhibits in Vitro and in Vivo Angiogenesis," *Cancer Research* 64, no. 2 (January 2004): 644–51, doi:10.1158/0008-5472.can-03-3250.

34. Jun Lv, Lu Qi, Canqing Yu, Ling Yang, Yu Guo, Yiping Chen, Zheng Bian, et al., "Consumption of Spicy Foods and Total and Cause Specific Mortality: Population Based Cohort Study," *BMJ* 2015 (August 4, 2015): 351, doi:10.1136/bmj.h3942.

35. Slobodan Vukicevic, Vishwas M. Paralkar, and A. H. Reddi, "Extracellular Matrix and Bone Morphogenetic Proteins in Cartilage and Bone Development and Repair," *Advances in Molecular and Cell Biology* 6 (1993): 207–24, doi:10.1016/s1569-2558(08)60203-9.

36. Viktor Chesnokov, Chao Sun, and Keiichi Itakura, "Glucosamine Suppresses Proliferation of Human Prostate Carcinoma DU145 Cells through Inhibition of STAT3 Signaling," *Cancer Cell International* 9, no. 1 (September 10, 2009): 25, doi:10.1186 /1475-2867-9-25.

37. Maharjan H. Radha and Nampoothiri P. Laxmipriya, "Evaluation of Biological Properties and Clinical Effectiveness of *Aloe vera*: A Systematic Review," *Journal of Traditional and Complementary Medicine* 5, no. 1 (December 23, 2014): 21–26, doi:10.1016/j.jtcme. 2014.10.006.

38. Naghma Khan and Hasan Mukhtar, "Cancer and Metastasis: Prevention and Treatment by Green Tea," *Cancer and Metastasis Reviews* 29, no. 3 (September 2010): 435–45,

doi:10.1007/s10555-010-9236-1.

39. Shihong Chen, Zhijun Wang, Ying Huang, Stephen A. O'Barr, Rebecca A. Wong, Steven Yeung, and Moses Sing Sum Chow, "Ginseng and Anticancer Drug Combination to Improve Cancer Chemotherapy: A Critical Review," *Evidence-Based Complementary and Alternative Medicine* 2014 (2014): 1–13, doi:10.1155/2014/168940.

40. Émilie C. Lefort and Jonathan Blay, "Apigenin and Its Impact on Gastrointestinal Cancers," *Molecular Nutrition and Food Research* 57, no. 1 (January 2013): 126–44, doi:10.1002 / mnfr.201200424.

第十章　平衡你的激素

1. Michael K. Brawer, "Testosterone Replacement in Men with Andropause: An Overview," *Reviews in Urology* 6, supplement 6 (2004): s9–15, http://www.ncbi.nlm.nih.gov/pmc / articles/PMC1472881.

2. Robert H. Carlson, "Targeting Estrogen to Modulate Angiogenesis," *Oncology Times* 29, no. 8 (April 25, 2007): 56, doi:10.1097/01.COT.0000269640.65146.7e.

3. Brian E. Henderson and Heather Spencer Feigelson, "Hormonal Carcinogenesis," *Carcinogenesis* 21, no. 3 (March 1, 2000): 427–33, doi:10.1093/carcin/21.3.427.

4. Medline Plus, "Tamoxifen," US National Library of Medicine, last updated September 1, 2010, accessed August 04, 2016, https://www.nlm.nih.gov/medlineplus/druginfo /meds/ a682414.html.

5. Petra Hååg, Jasmin Bektic, Gerog Bartsch, Helmut Klocker, and Iris E. Eder, "Androgen Receptor Down Regulation by Small Interference RNA Induces Cell Growth Inhibition in Androgen Sensitive as well as in Androgen Independent Prostate Cancer Cells," *Journal of Steroid Biochemistry and Molecular Biology* 96, no. 3–4 (August 2005): 251–58, doi:10.1016/j.jsbmb.2005.04.029.

6. Michelle Whirl-Carrillo, Ellen M. McDonagh, J. M. Hebert, Ii Chun Gong, K. Sangkuhl, C. F. Thorn, Russ B. Altman, and T. E. Klein, "Pharmacogenomics Knowledge for Personalized Medicine," *Clinical Pharmacology and Therapeutics* 92, no. 4 (October 2012): 414–17, doi:10.1038/clpt.2012.96.

7. Heather Greenlee, Yu Chen, Geoffrey C. Kabat, Qiao Wang, Muhammad G. Kibriya, Irina Gurvich, Daniel W. Sepkovic, et al., "Variants in Estrogen Metabolism and Biosynthesis Genes and Urinary Estrogen Metabolites in Women with a Family History of Breast Cancer," *Breast Cancer Research and Treatment* 102, no. 1 (March 2007): 111–17, doi:10.1007/s10549-006-9308-7.

8. H. L. Bradlow and M. A. Zeligs, "Diindolylmethane (DIM) Spontaneously Forms from Indole-3-Carbinol (I3C) during Cell Culture Experiments," *In Vivo* 24, no. 4 (July/August 2010): 387–91, https://www.ncbi.nlm.nih.gov/pubmed/20668304.

9. C. C. Capen, "Mechanisms of Chemical Injury of Thyroid Gland," *Progress in Clinical and*

Biological Research 387 (February 1994): 173–91.

10. Chandradhar Dwivedi, Wendy J. Heck, Alan A. Downie, Saroj Larroya, and Thomas E. Webb, "Effect of Calcium Glucarate on β-glucuronidase Activity and Glucarate Content of Certain Vegetables and Fruits," *Biochemical Medicine and Metabolic Biology* 43, no. 2 (1990): 83–92, doi:10.1016/0885-4505(90)90012-p.

11. L. D. Cowan, L. Gordis, J. A. Tonascia, and G. S. Jones, "Breast Cancer Incidence in Women with a History of Progesterone Deficiency," *American Journal of Epidemiology* 114, no. 2 (August 1981): 209–17, https://www.ncbi.nlm.nih.gov/pubmed/7304556.

12. Reini W. Bretveld, Chris M. G. Thomas, Paul T. J. Scheepers, Gerhard A. Zielhuis, and Nel Roeleveld, "Pesticide Exposure: The Hormonal Function of the Female Reproductive System Disrupted?" *Reproductive Biology and Endocrinology* 4 (May 31, 2006): 30, doi:10.1186/1477-7827-4-30.

13. Hitomi Takemura, Harue Uchiyama, Takeshi Ohura, Hiroyuki Sakakibara, Ryoko Kuruto, Takashi Amagai, and Kayoko Shimoi, "A Methoxyflavonoid, Chrysoeriol, Selectively Inhibits the Formation of a Carcinogenic Estrogen Metabolite in MCF-7 Breast Cancer Cells," *Journal of Steroid Biochemistry and Molecular Biology* 118, no. 1–2 (January 2010): 70–76, doi:10.1016/j.jsbmb.2009.10.002.

14. Romilly E. Hodges and Deanna M. Minich, "Modulation of Metabolic Detoxification Pathways Using Foods and Food-Derived Components: A Scientific Review with Clinical Application," *Journal of Nutrition and Metabolism* 2015 (2015): 1–23, doi: 10.1155/2015/760689.

15. Wendee Holtcamp, "Obesogens: An Environmental Link to Obesity," *Environmental Health Perspectives* 120, no. 2 (February 2012): a62–68, doi:10.1289/ehp.120-a62.

16. Barbara Hammes and Cynthia J. Laitman, "Diethylstilbestrol (DES) Update: Recommendations for the Identification and Management of DES-Exposed Individuals," *Journal of Midwifery and Women's Health* 48, no. 1 (January/February 2003): 19–29, doi:10.1016/s1526-9523(02)00370-7.

17. "EU Tests Confirm Health Risk of Using Growth Hormones," EurActiv, April 23, 2002, http://www.euractiv.com/section/health-consumers/news/eu-tests-confirm-health-risk-of-using-growth-hormones.

18. Renée Johnson, "The US-EU Beef Hormone Dispute," Congressional Research Service, January 14, 2015, https://fas.org/sgp/crs/row/R40449.pdf.

19. Y. Handa, H. Fujita, S. Honma, H. Minakami, and R. Kishi, "Estrogen Concentrations in Beef and Human Hormone-Dependent Cancers," *Annals of Oncology* 20, no. 9 (July 23, 2009): 1610–11, doi:10.1093/annonc/mdp381.

20. V. Beral, D. Bull, R. Doll, T. Key, R. Peto, G. Reeves, E. E. Calle, et al., "Breast Cancer and Hormone Replacement Therapy: Collaborative Reanalysis of Data from 51 Epidemiological Studies of 52,705 Women with Breast Cancer and 108,411 Women without Breast Cancer," *Lancet* 350, no. 9084 (October 11, 1997): 1047–59, doi:10.1016/S0140-6736(97)08233-0.

21. NIH, "WHI Follow Up Study Confirms Health Risks of Long-Term Combination Hormone Therapy Outweigh Benefits for Postmenopausal Women," US National Library of Medicine, March 4, 2008, https://www.nih.gov/news-events/news-releases /whi-follow-study-confirms-health-risks-long-term-combination-hormone-therapy-outweigh-benefits-postmenopausal-women.

22. Jane Higdon, Victoria J. Drake, and David E. Williams, "Indole-3-Carbinol," Micronutrient Information Center, Linus Pauling Institue,Oregon State University, last updated December 2008, http://lpi.oregonstate.edu/mic/dietary-factors/phytochemicals /indole-3-carbinol; Probo Y. Nugrahedi, Budi Midianarko, Matthijs Dekker, Ruud Vekerk, and Teresa Oliviero, "Retention of Glucosinolates during Fermentation of Brassica juncea: A Case Study on Production of *Sayur Asin*," *European Food Research and Technology* 240, no. 3 (March 2015): 559–65, doi:10.1007/s00217-014-2355-0.

23. Neil McKinney, *Naturopathic Oncology: An Encyclopedic Guide for Patients and Physicians* (Richmond, BC: Creative Guy Publishing, 2010).

24. L. Bacciottini, Alberto Falchetti, B. Pampaloni, E. Bartolini, A. Carossino, and M. Brandi, "Phytoestrogens: Food or Drug?" chap. 24 in Andrea R. Genazzani, *Postmenopausal Osteopoersis: Hormones and Other Therapies* (Boca Raton, FL: CRC Press, 2006): 219–31, doi:10.1201/b14631-25.

25. M. J. Glade, "Food, Nutrition, and the Prevention of Cancer: A Global Perspective. American Institue for Cancer Research / World Cancer Research Fund, American Institute for Cancer Research, 1997," *Nutrition* 15, no. 6 (June 1999): 523–26.

26. Joseph E. Pizzorno and Michael T. Murray, *Textbook of Natural Medicine* (St. Louis, MO: Churchill Livingstone Elsevier, 2006).

27. Peter B. Kaufman, James A. Duke, Harry Brielmann, John Boik, and James E. Hoyt, "A Comparative Survey of Leguminous Plants as Sources of the Isoflavones, Genistein and Daidzein: Implications for Human Nutrition and Health," *Journal of Alternative and Complementary Medicine* 3, no. 1 (February 1997): 7–12, doi:10.1089/acm.1997.3.7.

28. Charlotte Atkinson, Katherine M. Newton, Frank Stanczyk, Kim C. Westerlind, Lin Li, and Johanna W. Lampe, "Daidzein-Metabolizing Phenotypes in Relation to Serum Hormones and Sex Hormone Binding Globulin, and Urinary Estrogen Metabolites in Premenopausal Women in the United States," *Cancer Causes and Control* 19, no. 10 (December 2008): 1085–93, doi:10.1007/s10552-008-9172-3.

29. Fen-Jin He and Jin-Qiang Chen, "Consumption of Soybean, Soy Foods, Soy Isoflavones and Breast Cancer Incidence: Differences between Chinese Women and Women in Western Countries and Possible Mechanisms," *Food Science and Human Wellness* 2, no. 3–4 (September–December 2013): 146–61, doi:10.1016/j.fshw.2013.08.002.

30. Lilian U. Thompson, Jian Min Chen, Tong Li, Kathrin Strasser-Weippl, and Paul E. Goss, "Dietary Flaxseed Alters Tumor Biological Markers in Postmenopausal Breast Cancer," *Clinical Cancer Research* 11, no. 10 (May 15, 2005): 3828–35, doi:10.1158/1078-0432.

CCR-04-2326.

31. Mitsuo Namiki, "Nutraceutical Functions of Sesame: A Review," *Critical Reviews in Food Science and Nutrition* 47, no. 7 (February 2007): 651–73, doi:10.1080/ 10408390600919114.

32. Yasuo Imai, Satomi Tsukahara, Sakiyo Asada, and Yoshikazu Sugimoto, "Phytoestrogens/ Flavonoids Reverse Breast Cancer Resistance Protein/ABCG2-Mediated Multidrug Resistance," *Cancer Research* 64, no. 12 (June 2004): 4346–52, doi:10.1158/0008-5472. can-04-0078.

33. Emir Bozkurt, Harika Atmaca, Asli Kisim, Selim Uzunoglu, Ruchan Uslu, and Burcak Karaca, "*Effects of Thymus serpyllum* Extract on Cell Proliferation, Apoptosis and Epigenetic Events in Human Breast Cancer Cells," *Nutrition and Cancer* 64, no. 8 (November 19, 2012): 1245–50, doi:10.1080/01635581.2012.719658.

第十一章 压力和昼夜节律：保持宁静，恢复自然周期

1. "2015 Stress in America Snapshot," American Psychological Association, accessed November 22, 2016, http://www.apa.org/news/press/releases/stress/2015/snapshot.aspx.

2. Myrthala Moreno-Smith, Susan K. Lutgendorf, and Anil K. Sood, "Impact of Stress on Cancer Metastasis," *Future Oncology* 6, no. 12 (December 2010): 1863–81, doi:10.2217/ fon.10.142.

3. Bo Christensen, "Melatonin Could Be an Overlooked Treatment for Cancer," *Science Nordic,* June 1, 2015, http://sciencenordic.com/melatonin-could-be-overlooked-treatment-cancer.

4. Angela Spivey, "Light Pollution: Light at Night and Breast Cancer Risk Worldwide," *Environmental Health Perspectives* 118, no. 12 (December 2010): A525, doi:10.1289/ ehp.118-a525.

5. Quentin Fottrell, "55% of American Workers Don't Take All Their Paid Vacation," *MarketWatch,* June 19, 2016, http://www.marketwatch.com/story/55-of-american-workers-dont-take-all-their-paid-vacation-2016-06-15.

6. Torbjørn Elvsåshagen, Linn B. Norbom, Per Ø. Pedersen, Sophia H. Quraishi, Atle Bjørnerud, Ulrik F. Malt, Inge R. Groote, and Lars T. Westlye, "Widespread Changes in White Matter Microstructure after a Day of Waking and Sleep Deprivation," *PLOS ONE* 10, no. 5 (May 28, 2015): e0127351, doi:10.1371/journal.pone.0127351.

7. Sheldon Cohen, Denise Janicki-Deverts, William J. Doyle, Gregory E. Miller, Ellen Frank, Bruce S. Rabin, and Ronald B. Turner, "Chronic Stress, Glucocorticoid Receptor Resistance, Inflammation, and Disease Risk," *Proceedings of the National Academy of Science of the United States of America* 109, no. 16 (April 17, 2012): 5995–99, doi:10.1073/ pnas.1118355109.

8. Lawrence S. Sklar and Hymie Anisman, "Stress and Cancer," *Psychological Bulletin* 89, no. 3 (May 1981): 369–406, doi:10.1037/0033-2909.89.3.369.

9. E. Mavoungou, Marielle K. Bouyou-Akotet, and P. G. Kremsner, "Effects of Prolactin and Cortisol on Natural Killer (NK) Cell Surface Expression and Function of Human Natural Cytotoxicity Receptors (NKp46, NKp44 and NKp30)," *Clinical and Experimental Immunology* 139, no. 2 (March 2005): 287–96, doi:10.1111/j.1365-2249.2004.02686.x.

10. Sefirin Djiogue, Armel Hervé Nwabo Kamdje, Lorella Vecchio, Maulilio John Kipanyula, Mohammed Farahna, Yousef Aldebasi, and Paul Faustin Seke Etet, "Insulin Resistance and Cancer: The Role of Insulin and IGFs," *Endocrine-Related Cancer* 20 no. 1 (February 1, 2013): R1–17, doi:10.1530/ERC-12-0324.

11. Afaf Girgis, Sylvie Lambert, Claire Johnson, Amy Waller, and David Currow, "Physical, Psychosocial, Relationship, and Economic Burden of Caring for People with Cancer: A Review," *Journal of Oncology Practice* 9, no. 4 (July 2013): 197–202, doi:10.1200 / jop.2012.000690.

12. Pesticide Action Network North America, "Apples," What's on My Food?, accessed November 12, 2016, http://www.whatsonmyfood.org/food.jsp?food=AP.

13. Henry McGrath, *Traditional Chinese Medicine Approaches to Cancer: Harmony in the Face of the Tiger* (London: Singing Dragon, 2009).

14. Zhigang Lu, Jingjing Xie, Guojin Wu, Jinhui Shen, Robert Collins, Weina Chen, Xunlei Kang, et al., "Fasting Selectively Blocks Development of Acute Lymphoblastic Leukemia via Leptin-Receptor Upregulation," *Nature Medicine* 23 (December 2016): 79–90, doi:10.1038/nm.4252.

15. Daniel F. Kripke, Robert D. Langer, and Lawrence E. Kline, "Hypnotics' Association with Mortality or Cancer: A Matched Cohort Study," *BMJ Open* 2, no. 1 (February 27, 2012): e00850, doi:10.1136/bmjopen-2012-000850.

16. NIH, "Why Is Sleep Important?" US Department of Health and Human Services, last updated February 22, 2012, https://www.nhlbi.nih.gov/health/health-topics/topics /sdd/why.

17. Lisa Chopin, Carina Walpole, Inge Seim, Peter Cunningham, Rachael Murray, Eliza Whiteside, Peter Josh, and Adrian Herington, "Ghrelin and Cancer," *Molecular and Cellular Endocrinology* 340, no. 1 (June 20, 2011): 65–69, doi:10.1016/j.mce.2011.04.013.

18. "Allergies and Sleep," National Sleep Foundation, accessed November 15, 2016, https:// sleepfoundation.org/sleep-topics/sleep-related-problems/allergic-rhinitis-and-sleep.

19. Erina Nakamura, Ken-ichi Kozaki, Hitoshi Tsuda, Emina Suzuki, Atiphan Pimkhaokham, Gou Yamamoto, Tarou Irie, et al., "Frequent Silencing of a Putative Tumor Suppressor Gene Melatonin Receptor 1 A (MTNR1A) in Oral Squamous-Cell Carcinoma," *Cancer Science* 99, no. 7 (July 2008): 1390–400, doi:10.1111/j.1349-7006.2008.00838.x.

20. T. S. Wiley and Bent Formby, *Lights Out: Sleep, Sugar, and Survival* (New York: Pocket Books, 2000).

21. Antonio Cutando, Antonio López-Valverde, Salvador Arias-Santiago, Joaquin de Vicente Buendia, and Rafael Gómez de Diego, "Role of Melatonin in Cancer Treatment," *Anticancer Research* 32, no. 7 (July 2012): 2747–53.

22. Russel J. Reiter, Du-Xian Tan, Rosa M. Sainz, Juan Carlos Mayo, Silvia Lopez-Burillo, "Melatonin: Reducing the Toxicity and Increasing the Efficacy of Drugs," *Journal of Pharmacy and Pharmacology* 54, no. 10 (November 2002): 1299–321, doi:10.1211/002235702760345374.

23. J. Christian Gillin, "How Long Can Humans Stay Awake?" accessed November 15, 2016, https://www.scientificamerican.com/article/how-long-can-humans-stay.

24. Jennifer A. Mohawk, Carla Beth Green, and Joseph S. Takahashi, "Central and Peripheral Circadian Clocks in Mammals," *Annual Review of Neuroscience* 35, no. 1 (April 2012): 445–62, doi:10.1146/annurev-neuro-060909-153128.

25. Saurabh Sahar and Paolo Sassone-Corsi, "Metabolism and Cancer: The Circadian Clock Connection," *Nature Reviews Cancer* 9, no. 12 (December 2009): 886–96, doi:10.1038 / nrc2747.

26. Jens Freese, Daniel J. Pardi, Begoña Ruiz-Núñez, Sebastian Schwarz, Regula Heynck, Robert Renner, Philipp Zimmer, and Helmut Lötzerich, "Back to the Future. Metabolic Effects of a 4-Day Outdoor Trip under Simulated PaleoliThic Conditions—New Insights from The Eifel Study," *Journal of Evolution and Health* 1, no. 1 (October 24, 2016): doi:10.15310/2334-3591.1035.

27. Mark P. Mattson, "Hormesis Defined," *Ageing Research Reviews* 7, no. 1 (January 2008): 1–7, doi:10.1016/j.arr.2007.08.007.

28. Mark P. Mattson and Aiwu Cheng, "Neurohormetic Phytochemicals: Low-Dose Toxins That Induce Adaptive Neuronal Stress Responses," *Trends in Neurosciences* 29, no. 11 (November 2006): 632–39, doi:10.1016/j.tins.2006.09.001.

29. Vikneswaran Murugaiyah and Mark P. Mattson, "Neurohormetic Phytochemicals: An Evolutionary-Bioenergetic Perspective," *Neurochemistry International* 89 (October 2015): 271–80, doi:10.1016/j.neuint.2015.03.009.

30. Prasad R. Dandawate, Dharmalingam Subramaniam, Subhash B. Padhye, and Shrikant Anant, "Bitter Melon: A Panacea for Inflammation and Cancer," *Chinese Journal of Natural Medicines* 14, no. 2 (February 2016): 81–100, doi:10.1016/S1875-5364(16)60002-X.

31. Kenneth G. Collins, Gerald F. Fitzgerald, Catherine Stanton, and R. Paul Ross, "Looking Beyond the Terrestrial: The Potential of Seaweed Derived Bioactives to Treat Non-Communicable Diseases," *Marine Drugs* 14, no. 3 (March 18, 2016), doi:10.3390/md14030060.

32. Alexander Panossian, Marina Hambardzumyan, Areg Hovhanissyan, and Georg Wikman, "The Adaptogens Rhodiola and Schizandra Modify the Response to Immobilization Stress in Rabbits by Suppressing the Increase of Phosphorylated Stress-Activated Protein Kinase, Nitric Oxide and Cortisol," *Drug Target Insights* 2 (February 16, 2007): 39–54, http://www.ncbi.nlm.nih.gov/pmc/articles/PMC3155223.

33. Zhongbo Liu, Xuesen Li, Anne R. Simoneau, Mahtab Jafari, and Xiaolin Zi, "Rhodiola Rosea Extracts and Salidroside Decrease the Growth of Bladder Cancer Cell Lines via Inhibition of the mTOR Pathway and Induction of Autophagy," *Molecular Carcinogenesis*

51, no. 3 (March 2012): 257–67, doi:10.1002/mc.20780.

34. Neil McKinney, *Naturopathic Oncology: An Encyclopedic Guide for Patients and Physicians* (Richmond, BC: Creative Guy Publishing, 2016).

35. Tomohiro Shimizu, María P. Torres, Subhankar Chakraborty, Joshua J. Souchek, Satyanarayana Rachagani, Sukhwinder Kaur, Muzafar Macha, et al., "Holy Basil Leaf Extract Decreases Tumorigenicity and Metastasis of Aggressive Human Pancreatic Cancer Cells in Vitro and in Vivo: Potential Role in Therapy," *Cancer Letters* 336, no. 2 (August 19, 2013): 270–80, doi:10.1016/j.canlet.2013.03.017.

36. O. Igarashi, "The Significance of the Issuance of the 5th Revision of the Japanese Standard Tables of Food Components on Study and Research on Vitamins and Diseases," 36th Vitamin Information Center Press Seminar, Tokyo, Japan, 2001.

37. Jo Robinson, *Eating on the Wild Side: The Missing Link to Optimum Health* (New York: Little, Brown and Company, 2013).

第十二章　精神和情绪健康：最强效的药物

1. Michael K. Skinner and Carlos Guerrero-Bosagna, "Environmental Signals and Transgenerational Epigenetics," *Epigenomics* 1, no. 1 (October 2009): 111–117, doi:10.2217/epi.09.11.

2. Thomas Jessy, "Immunity Over Inability: The Spontaneous Regression of Cancer," *Journal of Natural Science, Biology, and Medicine* 2, no. 1 (January 2011): 43–49, doi:10.4103/0976-9668.82318.

3. Jerome Sarris, Alan C. Logan, Tasnime N. Akbaraly, G. Paul Amminger, Vicent Balanzá-Martínez, Marlene P. Freeman, Joseph Hibbeln, et al., "Nutritional Medicine as Mainstream in Psychiatry," *Lancet Psychiatry* 2, no. 3 (March 2015): 271–74, doi:10.1016 /S2215-0366(14)00051-0.

4. Pedro Rada, N. M. Avena, and B. G. Hoebel, "Daily Bingeing on Sugar Repeatedly Releases Dopamine in the Accumbens Shell," *Neuroscience* 134, no. 3 (February 2005): 737–44, doi:10.1016/j.neuroscience.2005.04.043.

5. UCSF Benioff Children's Hospital Oakland, "Omega-3 Fatty Acids, Vitamin D May Control Brain Serotonin, Affecting Behavior and Psychiatric Disorders," *ScienceDaily*, February 25, 2015, https://www.sciencedaily.com/releases/2015/02/150225094109.htm.

6. Liang-Jen Wang, Sheng-Yu Lee, Shiou-Lan Chen, Yun-Hsuan Chang, Po See Chen, San-Yuan Huang, Nian-Sheng Tzeng, et al., "A Potential Interaction between COMT and MTHFR Genetic Variants in Han Chinese Patients with Bipolar II Disorder," *Scientific Reports* 5 (March 6, 2015): 8813, doi:10.1038/srep08813.

7. Simon N. Young, "Folate and Depression—A Neglected Problem," *Journal of Psychiatry and Neuroscience* 32, no. 2 (March 2007): 80–82, http://www.ncbi.nlm.nih.gov/pmc / articles/PMC1810582.

8. NIH, "COMT Gene," Genetics Home Reference, January 24, 2017, https://ghr.nlm.nih. gov/gene/COMT.

9. H. J. Baltrusch, W. Stangel, and I. Titze, "Stress, Cancer and Immunity. New Developments in Biopsychosocial and Psychoneuroimmunologic Research," *Acta Neurolgical (Napoli)* 13, no. 4 (August 1991): 315–27, https://ncbi.nlm.nih.gov/labs/articles/1781308.

10. M. A. Visintainer, J. R. Volpicelli, and M. E. P. Seligman, "Tumor Rejection in Rats after Inescapable or Escapable Shock," *Science* 216, no. 4544 (May 1982): 437–39, doi:10.1126/ science.7200261.

11. Marilia Carabotti, Annunziata Scirocco, Maria Antonietta Maselli, and Carola Severi, "The Gut-Brain Axis: Interactions between Enteric Microbiota, Central and Enteric Nervous Systems," *Annals of Gastroenterology* 28, no. 2 (April–June 2015): 203–9, http:// www. ncbi.nlm.nih.gov/pmc/articles/PMC4367209.

12. Anastasiya Slyepchenko, Andre F. Carvalho, Danielle S. Cha, Siegfried Kasper, and Roger S. McIntyre, "Gut Emotions—Mechanisms of Action of Probiotics as Novel Therapeutic Targets for Depression and Anxiety Disorders," *CNS and Neurological Disorders Drug Targets* 13, no. 10 (2014): 1770–86.

13. Liya Qin, Xuefei Wu, Michelle L. Block, Yuxin Liu, George R. Breese, Jau-Shyong Hong, Darin J. Knapp, and Fulton T. Crews, "Systemic LPS Causes Chronic Neuroinflammation and Progressive Neurodegeneration," *Glia* 55, no. 5 (April 1, 2007): 453–62, doi:10.1002/ glia.20467.

14. A. E. Kalaydjian, W. Eaton, N. Cascella, and A. Fasano, "The Gluten Connection: The Association between Schizophrenia and Celiac Disease," *Acta Psychiatrica Scandinavica* 113, no. 2 (February 2006): 82–90, doi:10.1111/j.1600-0447.2005.00687.x.

15. Richard J. Farrell and Ciarán P. Kelly, "Celiac Sprue," *New England Journal of Medicine* 346, no. 3 (January 17, 2002): 180–88, doi:10.1056/NEJMra010852.

16. Wanyi Tai, Zhijin Chen, and Kun Cheng, "Expression Profile and Functional Activity of Peptide Transporters in Prostate Cancer Cells," *Molecular Pharmaceutics* 10, no. 2 (February 4, 2013): 477–87. doi:10.1021/mp300364k.

17. Sandra Zoghbi, Aurélien Trompette, Jean Claustre, Mahmoud El Homsi, Javier Garzón, Gérard Jourdan, Jean-Yves Scoazec, and Pascale Plaisancié, "β-Casomorphin-7 Regulates the Secretion and Expression of Gastrointestinal Mucins through a μ-Opioid Pathway," *American Journal of Physiology—Gastrointestinal and Liver Physiology* 290, no. 6 (May 10, 2006): G1105–1, doi:10.1152/ajpgi.00455.2005; Katarzyna Gach, Anna Wyrebska, Jakub Fichna, and Anna Janecka, "The Role of Morphine in Regulation of Cancer Cell Growth," *Naunyn-Schmiedeberg's Archives of Pharmacology* 384, no. 3 (September 2011): 221–30, doi:10.1007/s00210-011-0672-4.

18. Flore Depeint, W. Robert Bruce, Nandita Shangari, Rhea Mehta, and Peter J. O'Brien, "Mitochondrial Function and Toxicity: Role of the B Vitamin Family on Mitochondrial Energy Metabolism," *Chemico-Biological Interactions* 163, no. 1–2 (November 2006):

94–112, doi:10.1016/j.cbi.2006.04.014.

19. Edward H. Tobe, "Mitochondrial Dysfunction, Oxidative Stress, and Major Depressive Disorder," *Neuropsychiatric Disease and Treatment* 9 (2013): 567–73, doi:10.2147/NDT. S44282.

第十三章　在厨房里调控体质要素

1. William Davis, *Wheat Belly: Lose the Wheat, Lose the Weight, and Find Your Path Back to Health* (Emmaus, PA: Rodale, 2011).

2. James R. Roberts, Catherine J. Karr, Jerome A. Paulson, Alice C. Brock-Utne, Heather Brumber, Carla C. Campbell, Bruce P. Lanphear, et al., "Pesticide Exposure in Children," *Pediatrics* 130, no. 6 (December 2012): e1757–63, doi:10.1542/peds.2012-2757.

3. W. R. Phipps, M. C. Martini, J. W. Lampe, J. L. Slavin, and M. S. Kurzer, "Effect of Flax Seed Ingestion on the Menstrual Cycle," *Journal of Clinical Endocrinology and Metabolism* 77, no. 5 (November 1993): 1215–19, doi:10.1210/jcem.77.5.8077314.